1型糖尿病の治療マニュアル

Therapeutic Manual for Type 1 Diabetes Mellitus
© Taro Maruyama, Chizuko Maruyama, 2010
Published by Nankodo Co., Ltd., Tokyo, 2010

1型糖尿病の治療マニュアル

編集 | 丸山 太郎
　　 | 丸山 千寿子

南江堂

■ 編集者

丸山　太郎	まるやま　たろう	前埼玉社会保険病院内科　副院長
丸山千寿子	まるやま　ちずこ	日本女子大学　名誉教授

■ 執筆者（執筆順）

丸山　太郎	まるやま　たろう	前埼玉社会保険病院内科　副院長
川村　智行	かわむら　ともゆき	大阪市立大学医学部発達小児医学教室　講師
黒田　暁生	くろだ　あきお	徳島大学糖尿病臨床・研究開発センター　准教授
丸山千寿子	まるやま　ちずこ	日本女子大学　名誉教授
尾本（石橋）尚子	おもと　なおこ	フリー管理栄養士　日本糖尿病療養指導士
柏木（石橋）理恵子	かしわぎ　りえこ	フリー管理栄養士
北園（古賀）晶子	きたぞの　あきこ	横浜南共済病院栄養指導科　管理栄養士
松井　貞子	まつい　さだこ	日本女子大学家政学部食物学科　准教授
福田　ふみ	ふくだ　ふみ	Nottingham University Hospitals NHT Trust, Department of Dietetics and Nutrition, Diabetes Dietitian

序　文

　1型糖尿病と2型糖尿病は本質的に異なる疾病であり，治療の考え方もそれぞれに適した方法によらなければなりません．しかしながら，わが国は2型糖尿病大国であり，1型糖尿病患者数は2型糖尿病のそれと比べると，きわめて少ないのは周知のとおりです．そのために，糖尿病専門医であっても1型糖尿病患者の治療に2型糖尿病治療の考え方を当てはめてしまうことが少なくないのではないかと思うことがあります．1型糖尿病の治療を2型糖尿病治療の考え方で行っても，患者の血糖コントロールはよくならず，患者のストレスを高めてしまい，かえって血糖コントロールを悪化させることも少なくありません．

　絶対数でみると1型糖尿病の患者数はわが国でも決して少なくはありません．しかしながら，今までわが国には1型糖尿病治療に特化した教科書といえるものはありませんでした．今回，私たちは1型糖尿病の治療について，最新の考え方を知っていただくことを目的として，本書「1型糖尿病の治療マニュアル」を企画いたしました．

　本書は，1型糖尿病におけるインスリン療法の基本，食事療法の考え方，そして，治療に伴うさまざまな問題について今日からの治療に役立つ内容を目指して編纂いたしました．本書が1型糖尿病患者の血糖コントロールの改善に少しでも役立ってくれることを祈念いたします．

　本書には，他にも2つの特徴があります．ひとつは，血糖コントロールの非常に上手な1型糖尿病の患者さんたちに糖尿病治療に対する考え方や「うら技」を披露してもらったことです．素晴らしい血糖コントロールと高いQOLを両立させている患者さんたちはさまざまな工夫を凝らしています．医療関係者はそうした患者さんから学ばなければならないことがたくさんありますが，学ぶ機会はあまりありません．患者さんたちが，どのようにして血糖コントロールとQOLを両立させているかを知ることのできる貴重な教科書と思います．

　もうひとつの特徴は，患者さんにも理解できる内容を目指したことにあります．糖尿病は教育の病気ともいわれます．患者さん自身が糖尿病についてよく学び，病態と治療法について正しく理解していなければ良好な血糖コントロールを得ることはできません．本書は，医師，コメディカルに読んでいただくと同時に，医師，コメディカルによる患者教育のためのテキストとしてもお使いいただくことを念頭に作成いたしました．そのため，一部はワークブック形式となっています．本書を通じて，医師，コメディカル，患者さんが共通の理解のもとに最善の治療を実践していただければ編者としてこのうえない幸せです．

2010年12月

丸山　太郎
丸山千寿子

目 次

第1部 病気と治療法を理解する

A. 1型糖尿病とは ……丸山太郎……1
1. 異常はどこに起きているのか ……2
1. 1型糖尿病とは ……2
2. 1型糖尿病の原因は何か ……2
3. 1型糖尿病の臨床的分類 ……3

2. 異常によってどのような代謝異常が起こるのか ……4
1. インスリンの働き ……4
2. インスリンの不足により起こる炭水化物（糖）代謝の異常（高血糖）……4
3. インスリンの欠乏により起こるその他の代謝異常 ……6
4. 代謝異常の結果起こる症状 ……7

3. 異常はどのように改善できるのか ……9
1. 異常を改善するための考え方 ……9
2. 血糖コントロールの目標 ……9

4. 治療上の問題，未解決の問題 ……12
1. C-ペプチドの意義 ……12
2. 過剰なインスリンが動脈硬化を促進する？ ……13
3. パルス状のインスリン分泌を再現できない ……13
4. 高血糖，低血糖は長期的に悪影響を与えるのか ……13

B. 1型糖尿病におけるインスリン療法と栄養 ……15
1. 1型糖尿病におけるインスリン療法の基本 ……16
1. 1型糖尿病におけるインスリン投与法 ……丸山太郎……16
2. 強化インスリン療法とは ……丸山太郎……17
3. 強化インスリン療法の実際 ……丸山太郎……17
4. インスリン療法を実践するうえで必要な知識 ……丸山太郎……28
5. 正しいインスリン注射手技 ……丸山太郎……33
6. インスリンポンプ療法 ……川村智行……34

2. 治療の目標 ……黒田暁生……41
1. 最終目標 ……41
2. 一般目標（中期目標）……41
3. 個別行動目標（短期目標）……42

第2部　病気と取り組む（実践編）

A. 基礎編：病気と向き合う ……………………………………………………川村智行……47
- 1 病気と向き合うポジティブな状態 ……………………………………………………48
- 2 病気と向き合う否定的な気持ち ………………………………………………………48
- 3 血糖管理をするうえで障害となるその他の気持ち …………………………………51

B. 実践編❶：治療を始める ……………………………………………………………55

1. 正しいインスリン注射法を決めるには　　　　　　　　　　　　　丸山太郎……56
   - 1 基礎分泌・追加分泌はこう決める ……………………………………………………56
   - 2 入院時に最低限教えること …………………………………………………………57
2. 血糖値へ影響を与える栄養素の名称を言える　　　　　　　　　丸山千寿子……59
   - 1 栄養素とは何か ………………………………………………………………………59
   - 2 血糖値に影響する栄養素には何がある？ ……………………………………………60
3. 各栄養素の血糖への影響の特徴を説明できる　　　　　　　　　丸山千寿子……64
   - 1 白飯（理想的な1食分）を食べて血糖を測る …………………………………………66
   - 2 白飯（理想的な1食分）＋主菜（卵1個と豆腐100g）を食べて血糖を測る ……………68
   - 3 白飯（理想的な1食分）＋主菜（卵1個と豆腐100g）＋油 約10g（マヨネーズ15g）を食べて血糖を測る …………………………………………………………………………70
   - 4 白飯（理想的な1食分）＋主菜（卵1個と豆腐100g）＋油 約10g（マヨネーズ15g）＋副菜（野菜120g＝食物繊維4.4g）を食べて血糖を測る ……………………………72
4. 糖質，タンパク質，脂質，食物繊維を主に供給する食品を言える　丸山千寿子……75
   - 1 白飯（理想的な1食分）に相当する糖質供給食品の名称と量 ………………………75
   - 2 タンパク質10g（卵1個と豆腐100g）に相当するタンパク質供給食品の名称と量 ………76
   - 3 植物油10gに相当する脂質供給食品の名称と量 ……………………………………79
   - 4 食物繊維2gに相当する食品の名称と量 ……………………………………………80
5. 理想的な食事のパターンを知る　　　　　　　　　　　　　　　丸山千寿子……83
6. 主食＋主菜＋副菜の組み合わせで食べて血糖を測る　　　　　　丸山千寿子……87
7. 運動・労働に見合ったチャージ（補食）の方法を知る　　　　　尾本（石橋）尚子……90
   - 1 学校では ………………………………………………………………………………90
   - 2 ビジネスマンの場合 …………………………………………………………………94
   - 3 立ち仕事の場合 ………………………………………………………………………91
   - 4 肉体労働の場合 ………………………………………………………………………95
   - 5 夜間勤務の場合 ………………………………………………………………………95
   - 6 専業主婦の場合 ………………………………………………………………………95
8. 不足に備えてチャージ（補食）する　　　　　　　　　　　　　黒田暁生……98
   - 1 低血糖でのチャージの目安 …………………………………………………………98
   - 2 チャージの際のインスリン量の調節 ………………………………………………98
   - 3 糖質をどう摂るか ……………………………………………………………………99
   - 4 血糖値が著しく低い場合 ……………………………………………………………99

⑤ 胃腸運動障害がある場合 ………………………………………………………………… 99
　⑥ グルカゴン注射の使い方 ……………………………………………………………… 100

C. 実践編❷：レベルを上げる ……………………………………………………………… 103

1. いろいろな食事のパターンがあることを知る　………柏木（石橋）理恵子，丸山千寿子 … 104
　① 主に主食だけ，または，ほとんど糖質の食事 ………………………………………… 107
　② ほとんど糖質に食物繊維が加わった食事 ……………………………………………… 108
　③ 主に主食と主菜だけ，あるいは，主に糖質とタンパク質の食事 …………………… 109
　④ 油脂の多い主食だけ，あるいは，糖質と脂質の食事 ………………………………… 110
　⑤ 主に主食（糖質）と主菜（タンパク質）と油（油脂）の食事 ……………………… 111
　⑥ 主に主食（糖質）と主菜（タンパク質）と油（油脂）と野菜類（食物繊維）の食事 … 112

2. 食事のパターンに合わせて食前に打つインスリンの量を変えることができる
　　　　　　　　　　　　　　　　　　　　　　黒田暁生，料理モデル：北園（古賀）晶子 … 119
　① 糖質と食物繊維だけ（山菜なめこそば）〜少しアレンジしたほうがよい場合 ……… 120
　② 糖質と脂質（デニッシュペストリー，カレーパン，ジュース） …………………… 121
　③ 脂質が多い（洋風定食野菜なし）〜少しアレンジしたほうがよい場合 …………… 122
　④ アルコールつき（居酒屋メニュー）〜少しアレンジしたほうがよい場合 ………… 124

D. 実践編❸：エキスパートになる＝病気とつきあう ………………………………… 127

1. 血糖値に影響を及ぼす因子を説明できる ……………………………………黒田暁生 … 128
　① 摂取糖質量 …………………………………………………………………………… 128
　② インスリン注射部位の硬結 ………………………………………………………… 128
　③ 不適正な基礎インスリンの補充 …………………………………………………… 129
　④ 活動量の変化 ………………………………………………………………………… 130
　⑤ 胃排泄運動の低下 …………………………………………………………………… 131
　⑥ 低血糖への対応 ……………………………………………………………………… 132

2. ベテラン患者にきく血糖コントロールのコツと考え方 …………………………… 135
　❶ インスリンはどこに置く ………………………………………………内田まゆみ … 135
　❷ インスリンはいつ，どこで打つ？（外食時など） …………………内田まゆみ … 136
　❸ 血糖はいつ，どこで測定するか？ ……………………………………坂本真理子 … 137
　❹ 間食を食べるとき ………………………………………………………田村あゆみ … 138
　❺ 不規則な食事時間 ………………………………………………………田村あゆみ … 139
　❻ 会食・宴会のパターン …………………………………………………平山大徹 … 140
　❼ アルコールを飲むとき …………………………………………………平山大徹 … 141
　❽ 旅行先で（海外旅行など） ……………………………………………平山大徹 … 142
　❾ 車の運転 …………………………………………………………………荒岡純孝 … 143
　❿ 夜勤のとき ………………………………………………………………中村　泉 … 144
　⓫ 激しいスポーツをするとき ……………………………………………佐々木秀樹 … 145
　⓬ 血糖自己測定器の針はいつ替えるのか？ ……………………………坂本辰蔵 … 146
　⓭ 女性ならではの困りごと ………………………………………………岩佐多津子 … 147
　⓮ 決めておくとよいこと・自分なりのルール …………………………坂本辰蔵 … 148

3. トラブルに対応する（周囲のサポート） ………………………………………黒田暁生 …149
   1 低血糖のときの対処方法 ………………………………………………………………149
   2 周囲の人に知らせることの重要性 ……………………………………………………149

■ コラム

1. 2型糖尿病の食事療法との共通点・相違点 …………………………………松井貞子 …151
2. 食品交換表をどのように利用するか …………………………………………松井貞子 …152
3. GIとは何か？ 低GIの落とし穴 ……………………………………………松井貞子 …154
4. カーボカウントの有用性と注意点 ……………………………………………福田ふみ …156
5. 英国の教育カリキュラム ………………………………………………………福田ふみ …158
6. インクレチン療法について ……………………………………………………川村智行 …159
7. CGMとは …………………………………………………………………………川村智行 …160

索引 ……………………………………………………………………………………………161

> **謹告** 著者ならびに出版社は，本書に記載されている内容について最新かつ正確であるよう最善の努力をしております．しかし，薬の情報および治療法などは医学の進歩や新しい知見により変わる可能性があります．薬の使用や治療に際しては，読者ご自身で十分に注意を払われることを要望いたします．
>
> 株式会社　南江堂

第1部
病気と治療法を理解する

A. 1型糖尿病とは

第1部　A. 1型糖尿病とは

1　異常はどこに起きているのか

1　1型糖尿病とは

　1型糖尿病は膵島β(ベータ)細胞の破壊によるインスリンの不足を成因とする糖尿病と定義されています．膵島β細胞はインスリンを産生する細胞で，これが破壊された結果，インスリンをつくることができなくなり糖尿病を起こします．図1は急性発症の典型的な1型糖尿病患者の発症直後の膵島の顕微鏡写真です．膵島にリンパ球の浸潤（膵島炎と呼ばれます）が認められ，膵島数ならびにインスリン産生細胞はかなり減少しています．インスリンの不足は高血糖を招き，高血糖は，眼，腎臓，神経の障害や動脈硬化を促進する原因となります．

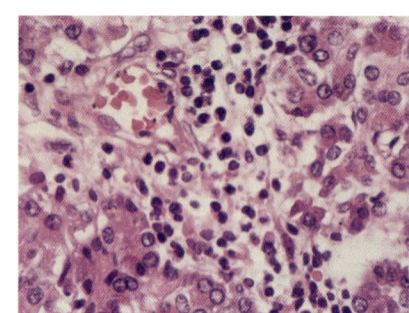
ヘマトキシリン・エオジン染色
（HE染色）

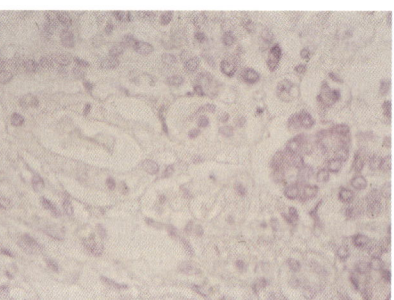
インスリン染色

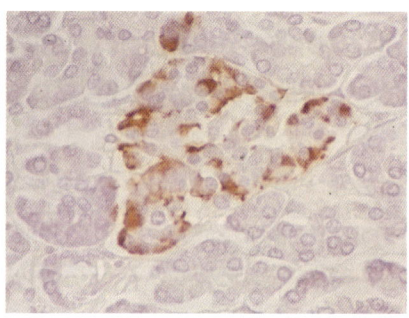
グルカゴン染色

図1：発症後，7日目に死亡した1型糖尿病患者の膵島顕微鏡写真
　HE染色では膵島に対するリンパ球浸潤（膵島炎）が認められ，インスリンに対する抗体で染色するとインスリンはほとんど消失しています．グルカゴン含有細胞は残存しています．膵島数も減少し，膵島の大きさも小さくなっています．

2　1型糖尿病の原因は何か

　膵島β細胞が破壊される原因としては，①自己免疫によるもの[脚注1]と，②その他の原因によるもの，が想定されています．1型糖尿病では発症早期に膵島β細胞に対する自己抗体（膵島関連自己抗体）[脚注2]が認められることが多く，自己抗体が認められる1型糖尿病は自己免疫性1型糖尿病と呼ば

れます．自己免疫性の 1 型糖尿病は，何らかの原因で免疫系に異常が起こり，リンパ球をはじめとする免疫細胞が膵島 β 細胞を外敵と誤認して攻撃し破壊すると考えられています．一方，病気の経過を通じて，まったく膵島関連自己抗体が認められない 1 型糖尿病もあり，その原因は不明ですが，特発性 1 型糖尿病と呼ばれています（表 1）．

> ☞脚注 1：免疫とは生物が外敵から身を守る仕組みで，体外から侵入したウイルスや体内で発生した癌細胞などを外敵と認識し，攻撃排除する仕組みです．自己免疫とは，この仕組みに狂いが生じ，守らなければならない自身の組織を外敵と誤認してしまうことをいいます．その結果起こる疾患を自己免疫疾患といい，1 型糖尿病も自己免疫疾患と考えられています．
> ☞脚注 2：自己免疫が生ずると，攻撃する細胞成分に対する抗体ができます．これを自己抗体といいます．1 型糖尿病では 30 種類以上の自己抗体の存在が報告されていますが，それらのうち，GAD 抗体，IA-2 抗体，インスリン自己抗体（IAA），ZnT8 抗体が 1 型糖尿病の診断，発症予知に有用とされています．健康保険で調べられるのは，GAD 抗体と IA-2 抗体（現時点では若い人のみ）です．

表 1：1 型糖尿病の分類

成因による分類 \ 発症様式による分類	劇症	急性発症	緩徐進行
自己免疫性	?	自己免疫性急性発症 1 型糖尿病	緩徐進行 1 型糖尿病
特発性	劇症 1 型糖尿病	特発性急性発症 1 型糖尿病	?

劇症 1 型糖尿病は現時点では全例特発性（原因不明）と考えられています．自己抗体陰性の緩徐進行特発性 1 型糖尿病は 2 型糖尿病の末期像と鑑別がつかないため，現時点では緩徐進行 1 型糖尿病は自己抗体陽性例のみを 1 型糖尿病としています．

3　1 型糖尿病の臨床的分類

1 型糖尿病は，発症の様式によって，①劇症，②急性発症，③緩徐進行に分類されます．①劇症 1 型糖尿病は日単位できわめて急激に β 細胞が破壊されて起こる糖尿病，②急性発症 1 型糖尿病は週もしくは月単位で β 細胞が破壊されて起こる糖尿病，③緩徐進行 1 型糖尿病は発症時には β 細胞はかなり残っており，年単位で破壊が進行する 1 型糖尿病です．いずれのタイプであっても，大部分は経過とともに膵島 β 細胞破壊が進行し，インスリン依存（生命の維持のためにインスリン注射を必要とする状態）に至ります．

第1部　A. 1型糖尿病とは

2 異常によってどのような代謝異常が起こるのか

1型糖尿病は膵島β細胞の破壊によりインスリンの欠乏をきたすために起こる疾病です．1型糖尿病における代謝異常は，すべてインスリンの欠乏が原因となります．

1 インスリンの働き

インスリンは主に炭水化物（糖）の代謝にかかわるホルモンですが，脂質やタンパク質の代謝などにも関与しています．

インスリンは炭水化物の代謝においては，骨格筋や脂肪組織におけるブドウ糖の取り込みと利用促進，肝臓での糖新生の抑制，グリコーゲンの合成促進の働きを示します．脂質代謝においては，脂肪の合成促進，タンパク代謝に関しては骨格筋におけるタンパク質の合成促進作用を示します．

インスリンの欠乏はこれらの代謝に異常を与えますが，最も重要なのは炭水化物の代謝異常です．

2 インスリンの不足により起こる炭水化物（糖）代謝の異常（高血糖）

a ブドウ糖と血糖値の関係

人間は生命を維持するためにさまざまな栄養素をエネルギー源として利用しています．その中で最も大切な栄養素がブドウ糖です．ブドウ糖はごはん，パンなどの炭水化物をはじめ，さまざまな食品に含まれています．ごはんやパンなどを食べると，それらに含まれている炭水化物は消化されてブドウ糖となり，小腸で血液中に吸収されます．吸収されたブドウ糖は血液の流れに乗って体の隅々へ運ばれ，細胞に取り込まれて貯蓄・利用されます．

血糖とは血液中のブドウ糖を指す言葉です．健常者では，ブドウ糖の貯蓄と利用がスムーズに行われ，その結果，血糖値（血液中のブドウ糖濃度）は一定の範囲☞脚注1に保たれます（図1）．

☞脚注1：血糖値は，空腹時には70〜100mg/dL，食後でも130mg/dLくらいまでが正常と考えられています．

b ブドウ糖はどのように調節されているのか

血糖の調節には，肝臓，筋肉，脳・神経の細胞などが関与していますが，最も重要な役割を担っているのは肝臓です．私たちの身体は起きているときも寝ているときも，24時間，ブドウ糖を利用しています．脳細胞も心筋も呼吸筋も休みを取ることなく働いているわけですが，そのエネルギー源はブドウ糖です．では，そのブドウ糖はどこから供給されるのでしょう．食事をしたあとは食物に含まれ

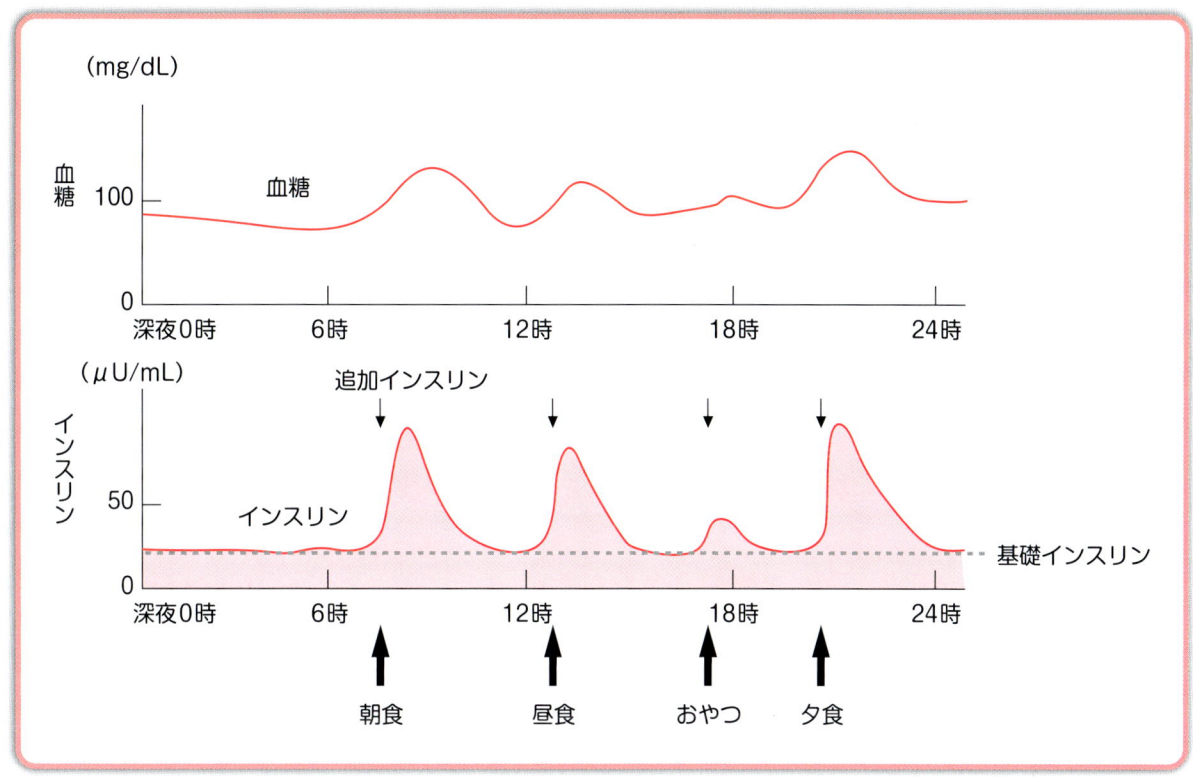

図1：健常者における血糖とインスリンの日内変動
　空腹時にはごく少量のインスリンが分泌されることによって血糖は一定の範囲に維持されます．空腹時の血糖を調節しているインスリンを基礎インスリンと呼びます．血糖値は食事のたびに少し上昇しますが，インスリンが速やかに分泌されることで，約2時間後には空腹時のレベルに戻ります．この食後の血糖上昇を空腹時のレベルに低下させるために分泌されるインスリンを追加インスリンと呼びます．

ている炭水化物がブドウ糖に分解され吸収されて利用されますが，1日の大部分の時間帯は肝臓でつくられたブドウ糖が血液中を運ばれてブドウ糖を必要とする細胞で利用されています（肝臓がブドウ糖をつくり出し，血液中に放出することを肝糖産生もしくは糖新生と呼びます）．健常者の場合，空腹時には肝臓が放出するブドウ糖の量は体重1kgあたり毎分1.0〜1.2mgであることがわかっています．ごはんやパン，芋やうどん，そばなど，炭水化物を含む食事を摂取すると，消化されてブドウ糖となり，小腸で血液中に吸収されます．その結果，血糖は上昇し始めますが，これに応じて肝臓はブドウ糖の産生を直ちに中止して貯蓄を始めます．また，筋肉もブドウ糖の貯蓄を始めます．その結果，血糖はわずかに上昇するものの，食事の2時間後には空腹時の数値に戻ります．この，肝臓におけるブドウ糖の産生，筋肉や脂肪組織におけるブドウ糖の利用と貯蓄を調節しているのがインスリンなのです（図2）．

c 基礎インスリンと追加インスリン（図1，図2）

　健常者では，「基礎インスリン（基礎分泌）」と呼ばれるごく少量のインスリンが血液中に流れており，そのごく少量のインスリンによって肝臓がブドウ糖を産生する量と，筋肉などがブドウ糖を利用する量が調節されています．血糖が高くなるとインスリンがわずかに増え，血糖が下がってくるとインスリンがわずかに減ることによって血糖を正常範囲に維持しますが，その変化の幅はきわめて小さく，基礎インスリンの血中濃度は24時間にわたってほぼ一定です．

　食事を摂り，血糖の上昇が始まると急激に多量のインスリンが膵臓から分泌されます．これを「追加インスリン（追加分泌）」と呼びます．この，追加インスリンによって肝臓はブドウ糖の産生を中止して貯蓄を始め，筋肉や脂肪も血液からブドウ糖を取り込み貯蓄を始めます．これによって血糖値は

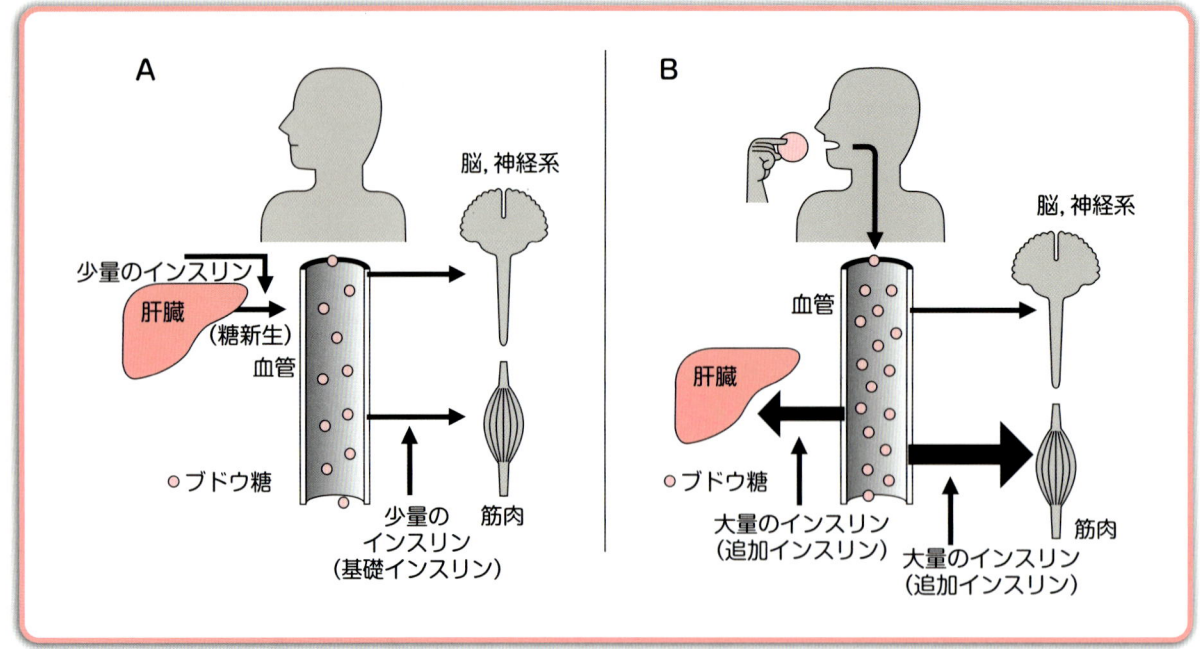

図2：空腹時と食後の血糖の流れ
　A：空腹時の血糖の流れ．空腹時には肝臓でブドウ糖が産生され（糖新生），血液中に放出されます．このブドウ糖が血液中を運ばれ，脳・神経系や筋肉など全身の臓器（末梢組織）で利用されます．この調整を行っているのが基礎インスリンで，肝臓からの糖新生と末梢組織におけるブドウ糖の利用を調節して血糖を正常範囲に維持します．
　B：食後の血糖の流れ．食事をすると食品に含まれる炭水化物がブドウ糖として吸収されます．吸収されたブドウ糖は追加インスリンの働きによって肝臓に貯蓄されたり，筋肉中に貯蔵されます．それによって，血糖は食後2時間後には空腹時のレベルに戻ります．
　（順天堂大学，河盛隆造先生考案の図を改変）

空腹時の状態に低下するのです．

ⓓ インスリン作用不足による高血糖

　インスリンの働きが不足すると，糖代謝がうまく調節できず血糖を正常に保てなくなります．このとき，血糖がどのくらい高くなるかは，インスリン作用不足の程度によります．
　1型糖尿病の場合，最終的にはβ細胞は完全に破壊されインスリンをまったくつくれなくなってしまいます．インスリンの欠乏が高度になると，肝臓における糖新生を正常に維持できなくなり，肝臓はブドウ糖をどんどん産生して血液中に放出するようになります．また，末梢組織ではブドウ糖をまったく利用できなくなります．その結果，血糖は際限なく上昇していきます．

3 インスリンの欠乏により起こるその他の代謝異常

　インスリンの欠乏状態では，脂肪の分解とタンパク質の異化[脚注2]が起こります．同時に，インスリンの絶対的欠乏状態ではインスリン拮抗ホルモン[脚注3]であるグルカゴン，カテコールアミン，コルチゾールなどの上昇が認められ，それにより代謝異常が修飾され，インスリンのさらなる欠乏状態を引き起こします．

> 脚注2：タンパク質の異化→筋肉などを構成するタンパク質の分解
> 脚注3：インスリン拮抗ホルモン→インスリンの働きを弱めるホルモン

これらのインスリン拮抗ホルモンの上昇は，肝臓における糖新生をいっそう誘導します．高コルチゾール血症はタンパク異化を亢進してアミノ酸の産生を誘導しますが，このアミノ酸は糖新生によるブドウ糖産生の原料となります．また，カテコールアミンは末梢組織でのブドウ糖の取り込みを抑制します．こうした結果，インスリン欠乏状態では高血糖が進展する悪循環状態が形成されていきます．脂肪代謝においては，インスリンの欠乏は脂肪の分解に働き，その結果，遊離脂肪酸（free fatty acid：FFA）が産生されます．インスリンの欠乏が高度のときには，高カテコールアミン血症がFFAの放出をさらに亢進させます．FFAは肝臓に取り込まれ，アセチルCoAが生成されますが，肝臓では大量のアセチルCoAを処理することはできないため，処理できないアセチルCoAはアセト酢酸，3-ヒドロキシ酪酸，アセトンなどのケトン体と呼ばれる物質に転化され，血液中にケトン体が大量に貯留してきます．この状態を「ケトーシス」と呼びます．ケトン体は酸性の物質のため，ケトン体の貯留が高度になると，体液は酸性に傾きます．これを「ケトアシドーシス[脚注4]」と呼びます．さらに，高血糖は浸透圧利尿によって腎臓から水分と電解質の喪失をもたらします．その結果，高度の脱水，電解質の異常，体液の酸性化（アシドーシス[脚注4]）などがもたらされ，生命は危機にさらされます．このような状態になると意識も混濁してくるため，「糖尿病昏睡」と呼ばれます．1型糖尿病はインスリン治療なしには生命を維持できなくなるため，以前は「インスリン依存型糖尿病」と呼ばれていました．

> 脚注4：アシドーシスとは，体液中に酸（アシッド）が貯留する状態で，体液が酸化した状態です．
> ケトアシドーシスは，アシッドのひとつであるケトン体の貯留によるアシドーシスです．

4 代謝異常の結果起こる症状

a 一般的な急性症状

糖尿病では，口渇，多飲，多尿，体重減少などの症状が起こります．これらの症状は，インスリン作用不足の結果生じる代謝異常が原因ですが，症状が起こる原因を2つに分けて考えるとわかりやすいと思います．

第1は，高血糖の結果として起こる症状です．高血糖は浸透圧利尿という機序によって腎臓からの水分の排泄量を増加させます．これが多尿です．尿量が増えれば，当然，喉が渇きます（口渇）から水をたくさん飲む（多飲）ようになります．糖尿病患者の中には喉が渇くのが先で，水をたくさん飲むため尿が増えると思っている人がいますが，これは間違いです．

第2は，栄養素の利用障害と脂肪の分解，タンパクの異化などによって起こる症状です．インスリンの欠乏状態では，炭水化物を利用・貯蔵できないだけでなく，タンパク質の合成や脂肪の合成も阻害され，さらに，脂肪の分解，タンパクの異化が起こり，その結果，体重が減少します．そのほか，体がだるい，疲れやすいといった症状もエネルギー栄養素の利用障害を原因として引き起こされます．

b 糖尿病昏睡

インスリンの欠乏がきわめて高度になると，糖尿病昏睡に至ります．これは，高血糖，アシドーシス（体液の酸性化），脱水により形成される病態です（図3）．

絶対的なインスリンの欠乏があると，肝臓では糖新生が亢進し，高血糖にもかかわらず，肝臓はブドウ糖を産生して血中に放出するようになります．一方，筋肉や脂肪組織ではブドウ糖の利用障害が高度になり，さらにインスリンに拮抗するホルモンの血中濃度も増加することで，血糖は死に至る濃度まで上昇します．

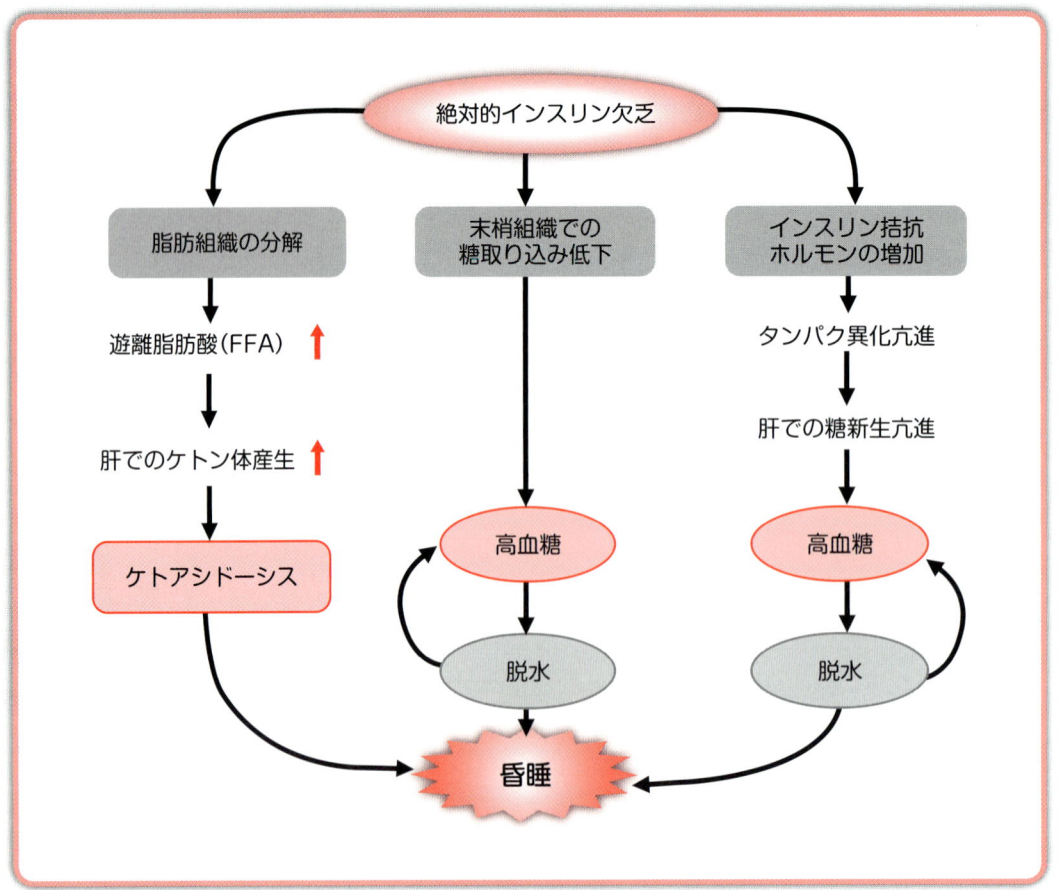

図3：糖尿病ケトアシドーシス（糖尿病昏睡）の起きる仕組み

　一方，脂質代謝においては，インスリンの高度な欠乏は脂肪組織の分解を促進し，ケトアシドーシスが引き起こされます．

　加えて，高血糖による浸透圧利尿は重篤な脱水と電解質の異常をもたらします．その結果，著明な，口渇，多尿，脱水，意識障害，体重減少が生じます．糖尿病昏睡の原因はインスリン注射の中断や感染症が最も多いものです．インスリン注射は決して中断してはなりません．

ⓒ 慢性合併症

　自覚症状の有無にかかわらず，慢性の高血糖が長期間持続すると，細動脈と呼ばれる細い血管に動脈硬化が起こります．これを細小血管症（細小血管障害；microangiopathy）と呼んでいます．糖尿病の三大合併症とされる糖尿病網膜症，糖尿病腎症，糖尿病神経障害は細小血管症を原因とするものです．また，高血糖は脳卒中や心筋梗塞のリスクとなることも知られています．糖尿病治療の目的は，健常者と同様の社会生活を営み，健常者同様の寿命を得ることにありますが，そのためには，良好な血糖コントロールによって慢性合併症を起こさないようにしなければなりません．

第1部 A. 1型糖尿病とは

3 異常はどのように改善できるのか

1 異常を改善するための考え方

　1型糖尿病にみられる異常は，すべてインスリンの欠乏を根本的な原因としています．ですから，インスリンを適切に補えばすべての異常を改善することができます．言葉を換えていえば，インスリン注射によって健常者のようなインスリン分泌パターンを再現することができれば，異常は完全に改善し正常化するはずです．1型糖尿病のインスリン療法はこのような考えに基づいて行われています．

　しかしながら，現在のインスリン療法では健常者のインスリン分泌パターンを完璧に再現することは不可能です．健常者の場合，インスリンの分泌は，たとえば，完全無欠なコンピュータによって制御されており，空腹時には血糖が80～100 mg/dL くらいに保たれるように，食事を摂っても血糖が120～130 mg/dL くらいにしか上がらないように直ちにインスリンが分泌され，血糖が下がってくると下がり過ぎないように自動的に調節されています［第1部-A-2の図1（p5）参照］．すなわち，生活に合わせてインスリンを分泌しているのです．また，健常者ではインスリンは膵臓から門脈と呼ばれる血管中に分泌されます．血流に乗ったインスリンは，まず肝臓に到達し糖の産生を調節します．そして，末梢組織に運ばれてさまざまな作用を発揮するのです．ところが，注射で投与するインスリンは，末梢で血液中に吸収され，身体全体をめぐったのちに肝臓へ到達します．このように健常者のインスリン分泌とインスリン注射では，インスリンの働く順序が異なっています．

　現時点ではインスリン療法を健常者と同じように自動化することはできません．また，インスリンを門脈に直接投与することもできません．しかし，それでも現行のインスリン療法で重大な合併症を起こすことなく，寿命を全うすることが可能になってきました．

　そのためには，インスリンを適切に補い，血糖をできるだけ正常化する必要があります．現在，血糖コントロールの指標としては，血糖自己測定（self-monitoring of blood glucose：SMBG）の結果得られた血糖値，グリコヘモグロビン（ヘモグロビン A1c；HbA1c），グリコアルブミン（GA）などが用いられており，これらを一定の水準に保つことによって治療の目的（合併症を起こすことなく，健常者同様の社会生活を送り，寿命を全うすること）を達成できると考えられています．

2 血糖コントロールの目標

　これらの指標の中で最も重視されているのがHbA1cです．HbA1cは，体内に酸素を運ぶ役目をしている赤血球の成分であるヘモグロビンと，血液中のブドウ糖が結合したものです．グリコヘモグロビン（糖化ヘモグロビン）ともいい，血糖値が高いほどHbA1cが形成されやすくなりますので，血糖が高い状態が続くほどHbA1c値は高くなります．赤血球の寿命は約120日間なので，採血した日からさかのぼって1～2ヵ月間の血糖値の平均的な状態を知ることができます．

日本糖尿病学会の血糖コントロールの目標では，合併症予防のために HbA1c（NGSP）7.0％未満になるように血糖をコントロールすることが目標とされています（表1）．しかし，現行のインスリン療法で HbA1c（NGSP）7.0％未満に到達することは困難です．図1 は糖尿病データマネージメント研究会による日本人1型糖尿病の血糖コントロール状態の調査成績ですが，HbA1c（NGSP）6.2％［HbA1c（JDS）5.8％］未満の患者さんは全1型糖尿病患者の5％未満であり，HbA1c（NGSP）6.9％［HbA1c（JDS）6.5％］未満の良好な患者さんも20％いないのが現状です．一方，欧米では，1型糖尿病の血糖コントロール目標は年齢によって異なり，成人の場合は HbA1c（NGSP）7.0％未満とされています（表2）．その根拠は HbA1c（NGSP）7.0％未満を達成すれば糖尿病性合併症の出現進行が抑えられることが多くの研究で証明されているからです．また，血糖コントロールの難しい小児や思春期の患者で到達目標は HbA1c（NGSP）7.5％とされています．インスリン分泌が欠如しコント

表1：血糖コントロール目標

目　標	血糖正常化を目指す際の目標 注1)	コントロール目標値 注4) 合併症予防のための目標 注2)	治療強化が困難な際の目標 注3)
HbA1c（％）	6.0未満	7.0未満	8.0未満

治療目標は年齢，罹病期間，臓器障害，低血糖の危険性，サポート体制などを考慮して個別に設定する．
注1）適切な食事療法や運動療法だけで達成可能な場合，または薬物療法中でも低血糖などの副作用なく達成可能な場合の目標とする．
注2）合併症予防の観点からHbA1cの目標値を7％未満とする．対応する血糖値としては，空腹時血糖値130mg/dL未満，食後2時間血糖値180mg/dL未満をおおよその目安とする．
注3）低血糖などの副作用，その他の理由で治療の強化が難しい場合の目標とする．
注4）いずれも成人に対しての目標値であり，また妊娠例は除くものとする．
（日本糖尿病学会編・著：糖尿病治療ガイド2022-2023，文光堂，東京，p34，2022より）

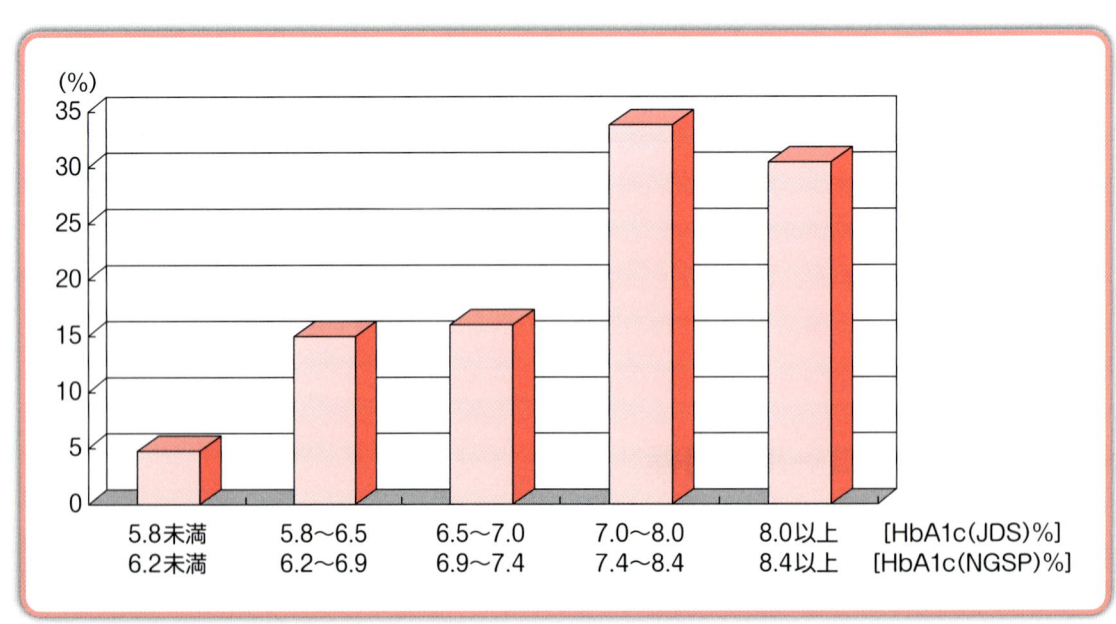

図1：日本人1型糖尿病患者の血糖コントロール状態の実態
　　6.2％未満を達成している患者はわずかに4.9％，6.9未満も20％に満たない．
　　［糖尿病データマネージメント研究会調査結果，小児・思春期インスリン治療研究会（2008年7月，大阪），富山大学付属病院　小林　正先生発表資料より一部改変］

表2：米国糖尿病協会の1型糖尿病の血糖コントロール目標*

年齢		HbA1c（NGSP）
小児，思春期（18歳未満）		～7.5%
成人	非妊婦	～7.0%
	妊婦	～7.5%
高齢者	健康（併存疾患なし，長寿が期待できる）の場合	～7.5%
	治療がやや難しい場合	～8.0%
	治療が大変難しい場合	～8.5%

*ただし血糖コントロール目標は個々の患者ごとに決めることが望ましい
（Chiang JL et al：Diabetes Care **37**：2034-2054, 2014より引用）

ロールの難しい患者の場合，まずは，HbA1c（NGSP）7.5%未満となるように治療を始め，それからHbA1c（NGSP）7.0%を目指すのが現実的と思われます．

ただし，1型糖尿病でも発症早期には内因性インスリン分泌（自分の膵臓から分泌されるインスリン）がかなり残っていることがあります．このような時期にはHbA1cを6.0%未満（NGSP）にすることも困難ではありません．良好な血糖コントロールは発症後の膵島β細胞の破壊を抑制する可能性があることが多くの研究からわかっています．6.0%未満（NGSP）にできるときには6.0%未満（NGSP）を目指しましょう．

血糖についても日本糖尿病学会ではコントロールの目標を定めています（表1）．しかし，この目標を達成することはHbA1cの目標以上に困難であり，現在のインスリン療法では一部の患者しか達成できません．血糖に関しては，極端な高血糖がなく，低血糖を起こさないことを目標とすればよいと思います．グリコアルブミンはHbA1cに代わる検査として調べられることが多くなりました．グリコアルブミンは採血時から1～2週間とHbA1cよりも近い時期の血糖の平均を反映する検査です．グリコアルブミンの検査結果の数値を3で割る（除する）とHbA1cの数値になるとされており，グリコアルブミンをHbA1cと同時に調べるとより精緻な血糖コントロールができるようになることがあります．ただし，1型糖尿病の場合には血糖のバラツキが大きいので，3.3くらいで割ったほうがより正確に病態を反映することもあります．

なお，脂質代謝やタンパク代謝などの異常も，適切なインスリン療法によって改善することができます．

第1部 A. 1型糖尿病とは

4 治療上の問題，未解決の問題

　現行のインスリン療法では，健常者の生理的インスリン分泌を完全に模倣することはできませんが，代謝異常を改善し，慢性合併症を予防しうる血糖コントロールを得ることは可能になってきました．しかし，いくつかの未知の問題があります．

1 C-ペプチドの意義

　インスリンは 21 個のアミノ酸からなる A 鎖と 30 個のアミノ酸からなる B 鎖が結合した構造をしています（図1）．膵島 β 細胞でインスリンがつくられるときには，まず，86 個のアミノ酸よりなる 1 本の鎖（ペプチドと呼ばれます）が作成されます．インスリンは β 細胞から血液中に分泌される直前に，その鎖が 2 箇所で切り離されて生成されます．そのとき，インスリンに使用されない余ったアミノ酸の鎖も血液中に放出されますが，この鎖を「C-ペプチド」と呼んでいます．1 型糖尿病では C-ペ

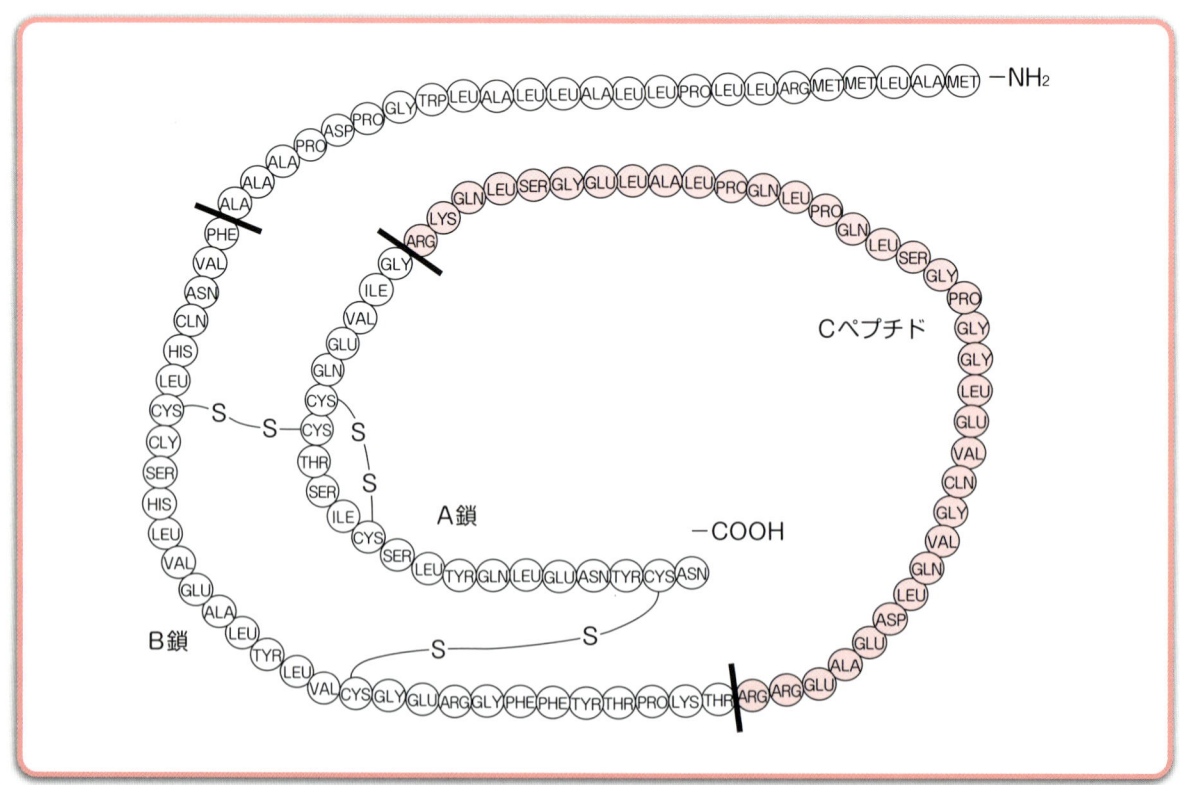

図1：インスリンとC-ペプチドの関係
　インスリンは86個のアミノ酸からなるプロインスリンが太線で示される部位で切断されることによって，C-ペプチドとともに生成されます．

プチドも産生されません．現在のところ，C-ペプチドの役割はまったく解明されていませんが，何らかの役割を有している可能性があり，今後，その意義が解明されるとC-ペプチドの補充も必要になるかもしれません．

2 過剰なインスリンが動脈硬化を促進する？

健常者ではインスリンは膵臓から分泌され，まず肝臓における糖の産生を調整するのに対し，インスリン注射療法ではインスリンは皮下に注射され肝臓へは最後に到達します．肝臓で十分なインスリン作用を発揮させるためには末梢でのインスリンは高濃度になります．2型糖尿病では高濃度のインスリンは動脈硬化を促進しやすく，脳卒中や心筋梗塞の危険因子になるのではないかと考えられています．米国で行われた大規模な1型糖尿病治療に関する前向き研究（Diabetes Control and Complication Trial：DCCT）の結果では，必要十分量のインスリンを投与して血糖コントロールを良好に保った群で動脈硬化の進展が少なかったことが証明されましたが，高濃度のインスリンの影響については今後の研究が必要です．

3 パルス状のインスリン分泌を再現できない

膵臓からのインスリン分泌は，決して一定ではなく，5分間隔でパルス状に（脈打つように）分泌されています．このパルス状の分泌がインスリンの生理作用に重要である可能性も指摘されています．現時点では，生理的なパルス状のインスリン分泌を人工的に再現することはできません．ただし，これを再現する必要があるかについてもわかっていません．

4 高血糖，低血糖は長期的に悪影響を与えるのか

重症低血糖，急激な血糖上昇や低下の影響についての十分な研究結果はありません．少なくとも成長発育期の重症低血糖は脳に障害を与えることがわかっていますし，成人でも不整脈などによって死亡する危険性があります．一方で，高血糖の持続は将来認知症症状を起こす可能性があることが示唆されています．極端な高血糖，低血糖を起こさないように良好な血糖コントロールを目指すことが必要です．

第1部
病気と治療法を理解する

B. 1型糖尿病における
　　インスリン療法と栄養

第1部 B．1型糖尿病におけるインスリン療法と栄養

1 1型糖尿病におけるインスリン療法の基本

　1型糖尿病におけるインスリン療法の基本は，健常者の生理的なインスリンの分泌パターンを模倣し，注射によって投与するインスリンの働きと生活を調和させることにあります．

1 1型糖尿病におけるインスリン投与法

　糖尿病のインスリン療法では，どのようなインスリンを用いるか，いつ，注射をするかをまず決定します．

　現在，使用可能なインスリンは表1に示すように，超速効型インスリン，速効型インスリン，中間型インスリン，持効型インスリン，混合製剤（二相性製剤）に大別できます．これらの中で，超速効型インスリンと速効型インスリンは追加インスリンの補充に，中間型インスリンと持効型インスリンは基礎インスリンの補充に用いられます．混合製剤は速効型もしくは超速効型と中間型インスリンの混合製剤で，両者の特徴を有しています．1型糖尿病でも発症したばかりで内因性インスリン分泌（膵臓から分泌されるインスリン）が残存しているときには，基礎分泌を補充する中間型インスリンや持効型インスリンの1日1回注射，もしくは混合製剤の朝，夕食前の1日2回注射などで良好な血糖コントロールを達成できることがあります．しかし，大部分の1型糖尿病では1日1回もしくは2回の基礎インスリンと毎食前の追加インスリンの補充を行う頻回インスリン注射法（multiple insulin injection）もしくは持続皮下インスリン注入法（continuous subcutaneous insulin infusion：CSII，インスリン

表1：日本で使用可能な主なインスリン製剤

	効果発現までの時間	最大作用時間	効果の持続時間	製品名
超速効型（Q）	0〜20分	30分〜2時間前後	3〜6時間	ヒューマログ®，ノボラピッド®，アピドラ®
速効型（R）	約30分	1〜3時間	6〜8時間	ノボリン®R，ヒューマリン®Rなど
中間型（N, NPH）	約2時間	4〜8時間	16〜24時間	ノボリン®N，ヒューマリン®N，ヒューマログ®Nなど
持効溶解型	1〜2時間	あきらかなピークなし	約24時間	ランタス®，レベミル®，トレシーバ®
混合製剤	〜30分	製剤による	18〜24時間	ノボラピッド®30Mix，ヒューマログ®Mix25，ヒューマログ®Mix50など

ポンプ法）のいずれかを用いた強化インスリン療法が必要です．

2 強化インスリン療法とは

　強化インスリン療法は，頻回注射法もしくは持続インスリン皮下注入法（インスリンポンプ法）に血糖自己測定（self-monitoring of blood glucose：SMBG）を併用し，インスリン注射量を患者自らが調節しながら可能な限り良好な血糖コントロールを目指す治療法です．米国糖尿病協会（American Diabetes Association：ADA）の"Medical management of type 1 diabetes（1型糖尿病の治療）"には，従来の治療法がインスリンに合わせて決められた食事を摂るのに対し，強化インスリン療法は，「生活スタイルに合わせて患者自身がインスリンを調節し良好な血糖コントロールを求める方法」と記載されています．強化インスリン療法は，患者が能動的に「インスリンを生活に合わせて」，自分で調節して良好な血糖コントロールを目指す治療法であり，SMBGと頻回注射法もしくはCSIIを行っていても，毎日決められたインスリンを注射するだけで，患者さんが生活に合わせてインスリンを調節しない治療は強化インスリン療法ではありません．

3 強化インスリン療法の実際

　頻回注射法（basal-bolus療法）を用いた強化インスリン療法では，中間型もしくは持効型インスリンで基礎分泌を補充し，毎食前の速効型もしくは超速効型インスリンで追加分泌を補充します（図1）．

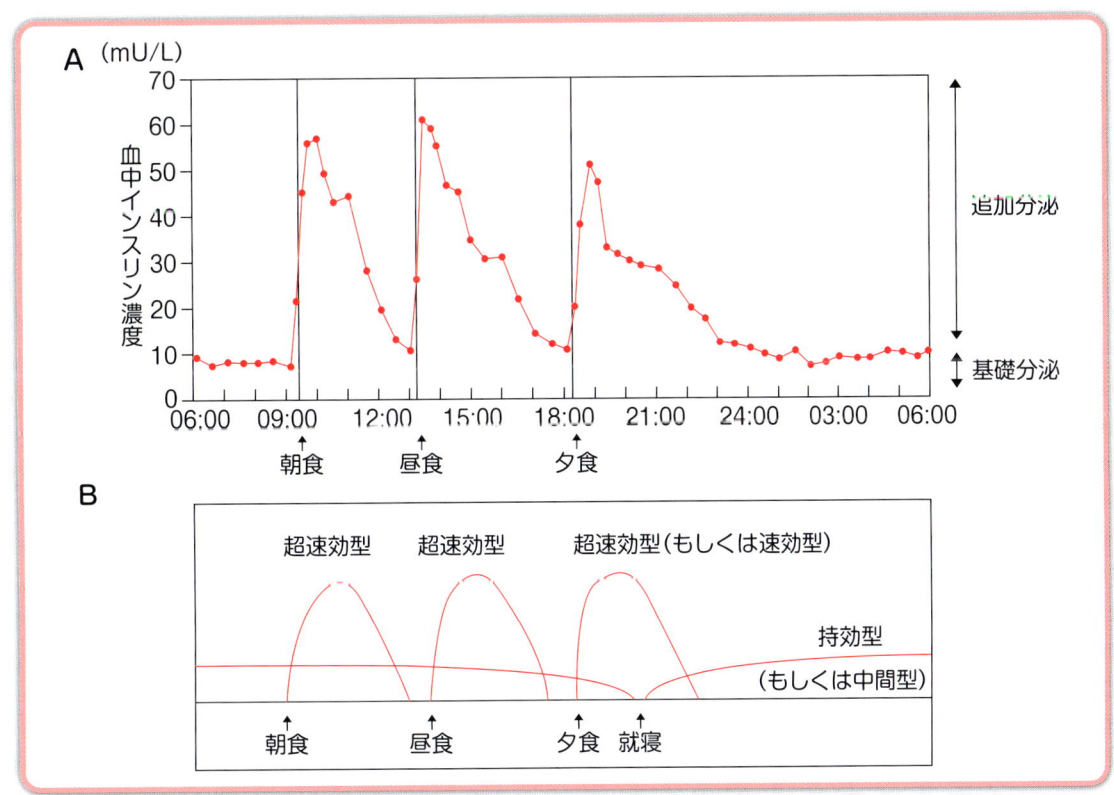

図1：頻回注射法におけるインスリン補充の基本的な考え方
　A：健常者では24時間を通じて安定したほぼ一定のインスリンが分泌され（基礎分泌），食事摂取による急速な血糖上昇に対応する追加分泌は食後1時間以内にピークが発現し，約3時間で基礎値に回復します．
　B：basal-bolus療法では毎食前に速効型もしくは超速効型，就寝前に中間型もしくは持効型を注射して健常者のインスリン分泌パターンを模倣します．
　（Polonsky KS et al：J Clin Invest 81：442-448, 1988 より引用）

強化インスリン療法を実施するうえで重要なポイントは，①安定した途切れることのない基礎分泌を再現すること，②追加分泌に対応したインスリンをタイミングよく過不足なく補充すること，③患者自らが，責任インスリンの考え方に基づいて能動的に治療すること，④教科書にとらわれることなく，一人一人にあったインスリン療法を考えること，の4点に集約できます．

ⓐ 基礎インスリンの補充の仕方

基礎インスリンの主な役割は，24時間にわたって血糖値が一定になるように肝臓における糖の産生と末梢組織（筋肉など）における糖の利用を調節することです．運動などでブドウ糖の消費が増えたりすれば別ですが，基礎インスリン量が適切であれば血糖は上昇することも下降することもなく一定に保たれます．ですから，1型糖尿病の治療にあたっては，適切な量の基礎インスリンを途切れることなく補充しなければなりません．

基礎インスリン補充には，中間型インスリン（NPHインスリン；ノボリン®N，ヒューマリン®N，ヒューマログ®N，など）もしくは持効型溶解インスリンアナログ（グラルギン；ランタス®，デテミル；レベミル®）を使用します．

中間型インスリンは持効型インスリンアナログが登場するまでは基礎インスリン補充のための標準薬でした．しかし，中間型インスリンは，①注射後4～8時間で血糖低下作用が最大になり，16～20時間程度で効果が消失するため，夜間の低血糖が起こりやすく，1日1回の注射では24時間にわたって安定した基礎分泌を再現できない，②注射前に十分に撹拌しないと最大効果出現時間や効果の持続時間が一定にならない，③患者によっては皮下注されたインスリンの吸収動態が一定にならないことがある，などの問題点が指摘されていました．そこで，基礎インスリン補充によりふさわしい製剤として持効型溶解インスリンが開発されました．これらのインスリンのうち，いずれを選択するのがよいか，明確な解答はありません．患者によっては中間型インスリンが合うこともあります．強化インスリン療法全般を通じていえることですが，使用してみて，最もその患者に合った製剤を使いましょう．

1）中間型インスリンで基礎インスリンを補充する場合

中間型インスリンを用いるときは就寝前の注射から開始しますが，1回の注射で十分なコントロールが得られない場合は，2回注射が必要です．中間型インスリンを就寝前に使用する理由は，夜間の低血糖を防ぎ，暁現象☞脚注1を抑制するためです．

> ☞脚注1：暁現象：血糖値は24時間ほぼ変わらないと前述しましたが，詳細にみると，午前3時前後の深夜帯にはやや低値となり，未明から上昇してきます．この，血糖が未明から早朝にかけて上昇する現象を暁現象（dawn phenomenon）と呼びます．

暁現象は，インスリンに拮抗する成長ホルモンやコルチゾールによって起こります．ぐっすり眠っているときには成長ホルモンやコルチゾールは少量しか分泌されませんが，明け方になると身体を目覚めさせるために大量に分泌されます．そのため，深夜は基礎分泌のわずかな過剰で低血糖を起こしやすいのですが，明け方には暁現象を抑えるために多量のインスリンが必要です．健常者では深夜帯には基礎分泌はわずかに昼間よりも少なく，成長ホルモンやコルチゾールの分泌増加に対応して，未明より基礎インスリンの分泌は増加します．中間型インスリンは注射後4～8時間くらいに作用ピークがあるので，夕食前に注射すると深夜最も血糖が下がる時間帯に最大効果が発揮され，低血糖を起こしやすくなります．一方，就寝前の22時や23時，場合によっては24時ころに注射し，中間型インスリンのピークを暁現象の時間帯に合わせることができると，良好な血糖コントロールを得ることができます．

1日1回の注射で24時間にわたって安定した基礎インスリンを再現できないときは1日2回注射

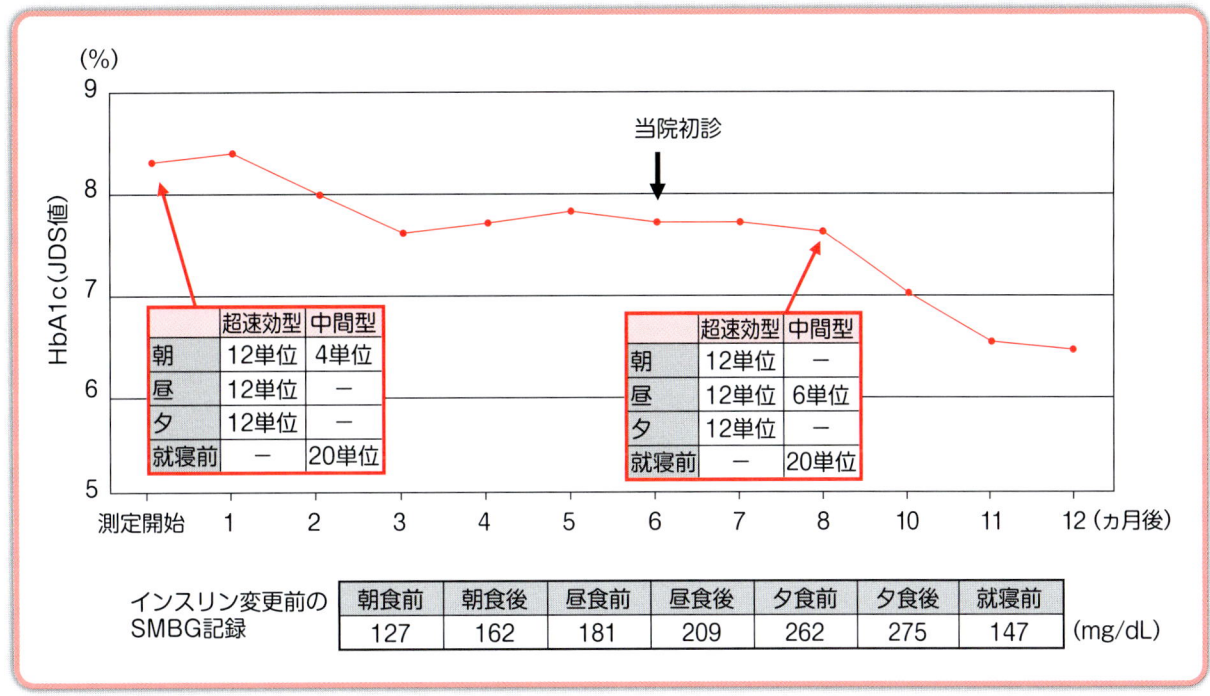

図2：中間型インスリンの注射時間を朝と就寝前から昼と就寝前に変更して血糖コントロールが改善した一例

　SMBGにより1日の血糖を測定させると上記のように夕食前が高値でした．夕食前の血糖が高い原因として，昼の追加分泌が不足している場合と基礎分泌が不足している場合が考えられますが，本例では昼食前と昼食後2時間の血糖値の上昇幅が約30mg/dLと適正であることから基礎分泌が不足していると考えられます．朝の中間型インスリンを増量すると昼過ぎに低血糖を起こす恐れがあるのではないかと考え，昼に注射時間を変更し2単位増量したところHbA1cは劇的に低下しました．

としますが，最適な注射の時間と注射量の割合は患者によって異なります．夕食前の血糖が高い患者では就寝前の注射に加え，少量の中間型インスリンを昼食前に注射すると安定した良好なコントロールを得られることがあります．図2に中間型インスリンを昼食前と就寝前の2回注射に変更することによって良好な血糖コントロールが得られた症例を示します．

　一方，混合製剤の朝，夕2回注射で治療されてきた患者を頻回注射に変更するときは，中間型インスリンの注射時間を朝食前と就寝前にしないと血糖が安定しないことがあります．混合製剤の朝，夕食前2回注射を毎食前の速効型インスリンと就寝前の中間型インスリンに変更したところうまくいかず，中間型インスリンを朝食前に多めに，就寝前に少量注射することで良好な血糖コントロールを得た症例を表2(p23)に示します．混合製剤の2回注射で長期間コントロールされていた患者では，混合製剤の中間型インスリン成分の割合をそのまま朝，夕に配分し，速効型インスリン成分の総量を超速効型もしくは速効型として毎食前に振り分けて，その後，微調整するとうまくいくことが多いようです．

2）持効型溶解インスリンで基礎インスリンを補充する場合

　持効型溶解インスリン製剤（グラルギン）を用いるときは夕食前に開始することを勧めます．グラルギンはピークレスと謳われていますが，注射後5時間ころに小さなピークがあり（図3），そのため，就寝前に注射をすると夜間の低血糖を起こすことがあります．米国糖尿病協会（ADA）では小児の1型糖尿病患者にグラルギンを用いる場合には，夕食前もしくは朝食前に注射をすることを勧め，就寝前の注射は避けるように勧告しています．また日本人の場合，成人でも就寝前に注射すると夜間に低血糖を起こすことがあります．そのため，夕食前に注射することにより，夕食前に注射した超速効型インスリンの効果が切れてくるころにグラルギンによりインスリン濃度が上昇するため安定した血糖コントロールを得やすいという利点があるほか，注射の打ち忘れも少なくなります．ただし，グラルギ

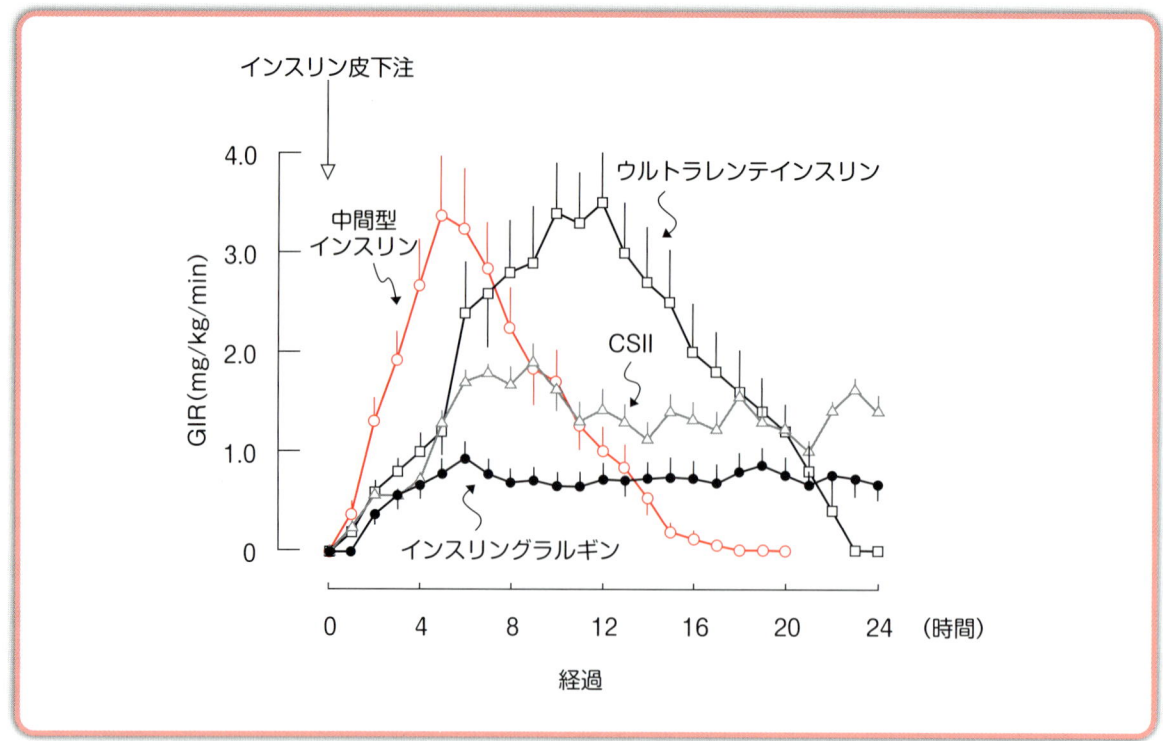

図3：1型糖尿病患者20名にインスリングラルギン（ランタス®），中間型インスリン，ウルトラレンテインスリン（現在は使用されていません），インスリンポンプ（CSII）によって基礎インスリンを投与した場合のインスリンの効果

人工膵島を用いてそれぞれのインスリンを皮下注したときの効果を経時的に観察したところ，中間型インスリンは5～6時間に最大効果を認め，効果の持続は平均16時間でしたが，インスリングラルギンは中間型インスリンに比べるとピークをほとんど認めず，24時間安定した効果が持続しました．しかし，5時間後に小さなピークを認めました．
GIR：インスリンの取り込み（インスリンの効果を示す指標）
（Lepore M et al：Diabetes 49：2142-2148, 2000 より改変）

ンは24時間持続するといわれていますが，患者によってはその効果が持続しない人もいるようです．

夕食前の血糖が高値の場合は，グラルギンが夕食前まで効いていないことを考え，就寝前に注射時間を変更します．就寝前に注射すると夜間の低血糖が起こる場合は朝食前や昼食前を試み，さらに1日1回の注射でうまくいかないときには，1日2回注射に変更します．なお，基礎インスリンの注射時間が毎日違うと，安定した血糖コントロールを得ることはできません．基礎インスリンは毎日できるだけ同じ時間に注射しなければなりません．仕事などに影響されず，注射しやすい時間を注射の時間に設定する配慮も必要です．

持効型溶解インスリン製剤であるデテミル（レベミル®）は血中インスリン濃度の変動が少ないことが特徴です（図4）．グラルギンに比べ，インスリンの効果に若干のピークがあり，18時間以降は効果が減弱するため，1日2回注射が望ましいとされていますが，グラルギンと変わらないという報告もあり，真の評価はこれからです．デテミルを使用するときは，中間型インスリン同様，就寝前で開始することが一般的ですが，グラルギン同様の使い方をしてもかまいません．

3）インスリンポンプ（CSII）への変更

皮下注射で安定した基礎分泌が再現できない患者や暁現象がコントロールできない患者，基礎インスリンを決まった時間に注射できない（しない）患者，人前で注射をすることが嫌で，そのために，追加注射が適切に行えない患者，無自覚性低血糖が起こる患者などにはインスリンポンプが有用です．ただし，インスリンポンプにすればすべての患者の血糖コントロールがよくなるわけではありません．治療に対するモチベーションを持ち，能動的に血糖コントロールに取り組む姿勢なしには良好な血糖

1. 1型糖尿病におけるインスリン療法の基本

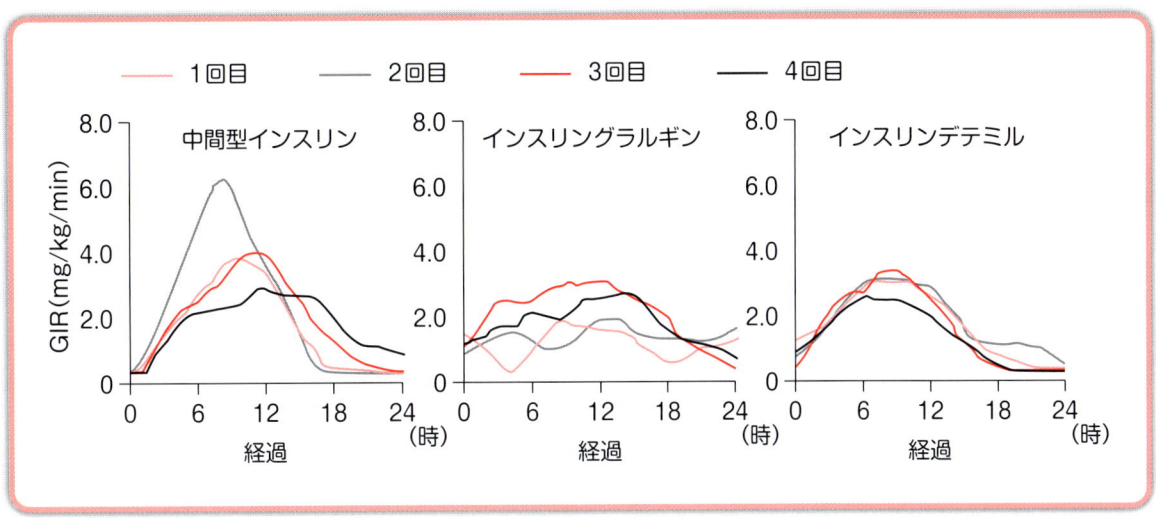

図4：中間型インスリン，インスリングラルギン，インスリンデテミルを4回にわたり皮下注射したときのブドウ糖注入率

同一患者に毎回0.4U/kgを皮下注射し人工膵島を使用してブドウ糖の取り込みを調べました．中間型インスリンは1回ごとにかなり大きな変動を認めました．グラルギンも中間型インスリンに比べると変動は少ないものの，変動を認めました．デテミルは非常に変動が少ないという結果でした．
GIR：インスリンの取り込み（インスリンの効果を示す指標）
(Heise T et al：Diabetes 53：1614-1620, 2004 より改変)

コントロールを得ることはできません．インスリンポンプ療法の実際については本項の「6 インスリンポンプ療法」を参照ください．

b 追加インスリンの補充の仕方

追加インスリンの役割は，食事によって血液中に吸収されたブドウ糖を肝臓や筋肉に貯蓄し，食後の血糖上昇を適正な値に保ち3～4時間後には空腹時の状態に戻すことです．そのためには生理的な追加分泌に対応したインスリンを過不足なく適時に補充できることが求められます．

1）どのインスリン製剤を用いるか

追加インスリンにはかつては速効型インスリンが用いられてきましたが，最近は超速効型インスリンアナログ製剤が第一選択となりました．速効型インスリンは注射後，効果発現まで30分程度を要することや，作用のピークが2時間後と最大効果発現までに時間を要すること，効果の持続が6時間以上と生理的な追加分泌よりも長いという欠点があります．特に，注射量が多くなると最大効果発現時間の遅延と作用時間の延長が起こることが知られており，場合によってはピークが注射後4時間以降，作用の持続は12時間以上に達することがあります（図5）．そのため，食後血糖を正常化しようとすると次の食前や深夜に低血糖が起こりやすく，また，食事に合わせてインスリン量を変更すると基礎分泌を変動させてしまい，安定した血糖コントロールを得ることが難しくなります．おやつのときに注射をしたり，血糖が高いときに追加注射をするのにも向きません．一方，超速効型インスリンアナログ製剤は効果の発現，持続とも生理的な追加分泌に類似しており，食事に合わせてインスリン量を変更したり，おやつのときなどに追加注射をしても基礎分泌を揺れ動かすことが少ない利点があります．

2）超速効型インスリンの使い分け

超速効型インスリンアナログとしてはインスリンリスプロ（ヒューマログ®），インスリンアスパルト（ノボラピッド®），インスリングルリジン（アピドラ®）の3つの製剤が市販されていますが，いずれもほとんど同様の効果を示し，普通は使い分ける必要はありません．ただし，効果の持続時間は，①ア

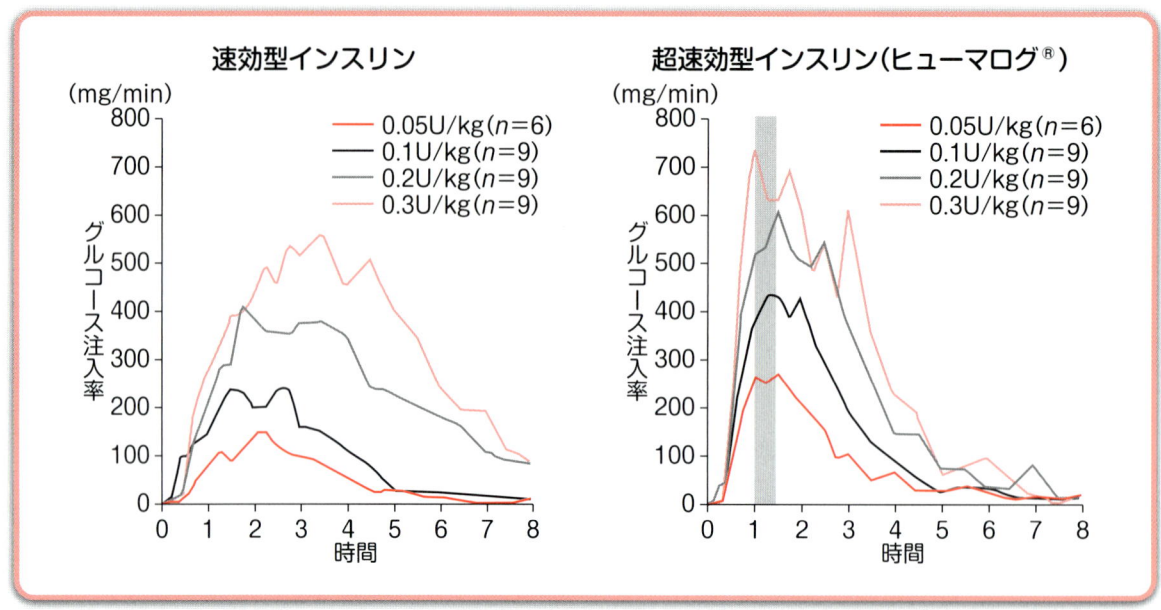

図5：速効型と超速効型の用量と作用時間との関係
　速効型インスリンは注射量が多くなると効果のピークまでの時間が遅延し，効果の持続時間も長くなります．超速効型では投与量による影響は少ないです．
（Woodworth J et al：Diabetes 42 (Suppl 1)：54A より改変）

ピドラ®，②ヒューマログ®，③ノボラピッド®の順にやや速く，短いことが多数例での研究では示されています．インスリンは太っているほど吸収に時間がかかり，痩せている人では吸収が速いことが知られていますので，太っている人にはアピドラ®が向いており，痩せている人にはノボラピッド®が向いているかもしれません．また，血糖の上昇は炭水化物を主体に食べる人では速く，肉や魚をたくさん食べる人では遅いことも知られています．和食党はアピドラ®，洋食党はノボラピッド®，中間はヒューマログ®というような使い分けが可能かもしれません．ただし，多数例での成績はあくまでも一人一人の治療法を決める参考ですので，最終的にはいずれの製剤を使用するかは患者一人一人の血糖自己測定の結果で決定します．まずは，使い慣れている製剤で治療を開始し，うまくいかないときに他の製剤の使用を考えます．

3）速効型インスリンがよい場合

　すでに速効型インスリンで治療されていて良好なコントロールを得ており，患者自身が問題を感じていなければ超速効型インスリンアナログ製剤に変更する必要はありません．なかには，食事の30分前に注射をしてから食事の準備をしたり，前もって注射をしておいて食事に臨むほうが都合がよいという場合もあります．1型糖尿病のインスリン療法は結果がすべてであり，理屈を優先してはなりません．速効型から超速効型に変更することによってコントロールが悪化することも時に経験されます．
　その他，非常に痩せている患者，罹病期間が長く自律神経障害を有する患者では速効型のほうが向いています．非常に痩せていて皮下脂肪の少ない患者ではインスリンの吸収が速いため，超速効型インスリンを使うと食後に低血糖を起こしてしまうことがあります．また，自律神経障害によって胃からの食物の排出が遅くなっているような場合も速効型インスリンのほうが食後の血糖上昇とインスリンの効果を調和させやすいことがあります．患者一人一人にあったインスリンを考えることが大切です．

4）速効型と超速効型を使い分けたほうがよい場合

　速効型インスリンと超速効型インスリンアナログ製剤を使い分けたほうがよいこともあります．たとえば，焼き肉には炭水化物はほとんど含まれていませんから，焼き肉を食べるときに超速効型インスリンを使うと低血糖を起こすことがあります．速効型インスリンならば，そうした心配はなく，食

後血糖を適正に保つことができます．超速効型で焼き肉を食べるときは少量ずつ，数回に分けて注射すればよいのですが速効型ならば1回で済みます．また，夕食前にインスリンの効果が切れやすい患者の場合，昼だけ速効型を用いると夕方の血糖を適正な数値にすることができることもあります．

ⓒ インスリンの使用量とインスリンの配分

　内因性インスリンが枯渇した患者の場合，1日に必要なインスリン量は思春期前の小児や成人では体重（kg）あたり0.6〜1.0単位とされていますが，思春期には体重あたり1.5単位以上を必要とすることもあります．一方，発症早期の患者やハネムーン期（発症後一時的にインスリン分泌が回復する時期．一部の患者に認められる）にはきわめて少ない量のインスリンでコントロール可能です．

　基礎インスリンと追加インスリンの割合は，日本人の場合，基礎インスリンは20〜40％くらいで60〜80％くらいが追加インスリンとなることが多く，欧米の成績と比べると基礎インスリンの使用量が少ないように思われます．一般に基礎インスリン量は痩せている患者や内因性インスリン分泌が残っている患者では少量で済み，太っている患者やインスリン分泌が枯渇した患者では多量に必要とされます．

　基礎インスリンを2回に配分する場合，中間型インスリンでは，一般的には就寝前を多くし，朝食前（昼食前）は少量とします（図2）．ただし，長期間にわたって混合製剤で治療されていた患者を頻回注射法に変更する場合には，朝食前のインスリン量を多く，就寝前を少なくするほうがよいことがあります（表2）．持効型溶解インスリンの場合は，50％ずつを12時間ごとに注射するとよいことが多いようです．

　追加インスリンの朝，昼，夕の割合は教科書的には朝がやや多く必要とされます．その理由は，成

表2：混合製剤の朝，夕食前2回注射からbasal-bolus療法に変更した症例

	投与したインスリン製剤の種類	（変更前）	basal-bolus療法に変更（日付）					
			7月1日	7月2日	7月9日	7月14日	7月16日	7月18日
朝	血糖値（mg/dL）		179	291	243	218	250	158
	速効型インスリン（R）	−	10単位	10単位	12単位	12単位	−	−
	混合製剤（30R）	40単位	−	−	−	−	−	−
	混合製剤（50R）	−	−	−	−	−	28単位	28単位
昼	血糖値（mg/dL）		261	253	170	304	250	111
	速効型インスリン（R）	−	10単位	10単位	12単位	12単位	6単位	6単位
夕	血糖値（mg/dL）		59	52	175	73	96	83
	速効型インスリン（R）	−	10単位	10単位	10単位	10単位	6単位	6単位
	混合製剤（30R）	12単位	−	−	−	−	−	−
就寝前	中間型インスリン（NPH）	−	10単位	10単位	8単位	8単位	5単位	5単位
			↑深夜の低血糖	↑深夜の低血糖	↑深夜の低血糖	↑深夜の低血糖	↑毎食前のR＋就前のNPHから，朝を50R（朝R 14単位 NPH 14単位）へ変更	

30Rの2回注射（朝食前40単位，夕食前12単位）を速効型朝，昼，夕，各10単位，就寝前中間型10単位としましたが，毎晩低血糖が起こりいくら調整してもうまくいかずに失敗．朝食前の50Rを32単位（中間型成分が16単位と速効型16単位），昼食前，夕食前に速効型6単位，就寝前に中間型5単位としたところ，低血糖は起こらなくなり，HbA1c（JDS値）は10％以上から6％台に改善しました．

長ホルモンや副腎皮質ホルモンのようなインスリン拮抗ホルモンが未明から早朝にかけて多量に分泌されるためと考えられています．

しかし，こうした成績はあくまでも参考であり，インスリンの使用量と配分はSMBGの結果得られた実際の血糖値に基づき，「責任インスリンによるアルゴリズム」によって決定しなければなりません．

ⓓ 責任インスリンによるアルゴリズム

責任インスリンによるアルゴリズムとは，ある時間の血糖値に最も大きな影響を与えるインスリン（責任インスリン）を見つけ出し，インスリン量を調節する方法です．たとえば，朝の血糖値が高い原因は，基礎インスリン量の不足かもしれませんし，夕食前の追加インスリンの不足により就寝前の血糖が高くなり，その影響が残っているのかもしれません．場合によっては，夕食前の血糖が高かったのが朝まで影響しているのかもしれません．基礎インスリンの不足が原因であれば，基礎インスリンを増やせば翌日から血糖が下がるはずです．夕食前の追加インスリンが不足しているなら夕食前の追加インスリンを増やせば血糖は高くならないはずです．夕食前の血糖が高いのが原因ならばそれを改善すればよいわけです．

このように，血糖が高い（もしくは低い）ときに，その血糖に最も影響を与えている責任インスリンを見つけ出し，血糖値がを適正になるように調整していくことを「責任インスリンによるアルゴリズム」と呼んでいます．

1）責任インスリンの見つけ方

速効型インスリンを使用する場合と超速効型インスリンを使用する場合で少し異なります．

速効型インスリンを用いている場合は，朝食前の血糖値に最も大きな影響を与えるインスリン（責任インスリン）は就寝前もしくは夕食前の持効型（もしくは中間型）インスリン（基礎インスリン）であり，昼食前や夕食前，就寝前の血糖に対する責任インスリンはそれぞれ朝食前，昼食前，夕食前の速効型インスリンです．そこで，早朝空腹時血糖が高値（低値）であれば，就寝前のインスリンを増量（減量）します．また，昼食前の血糖が高（低）ければ朝食前の速効型インスリンを増（減）量して適切なインスリン量を決定します（図6）．なお，夕食の時間が遅いなど，昼食から夕食までの時間が長い場合には，

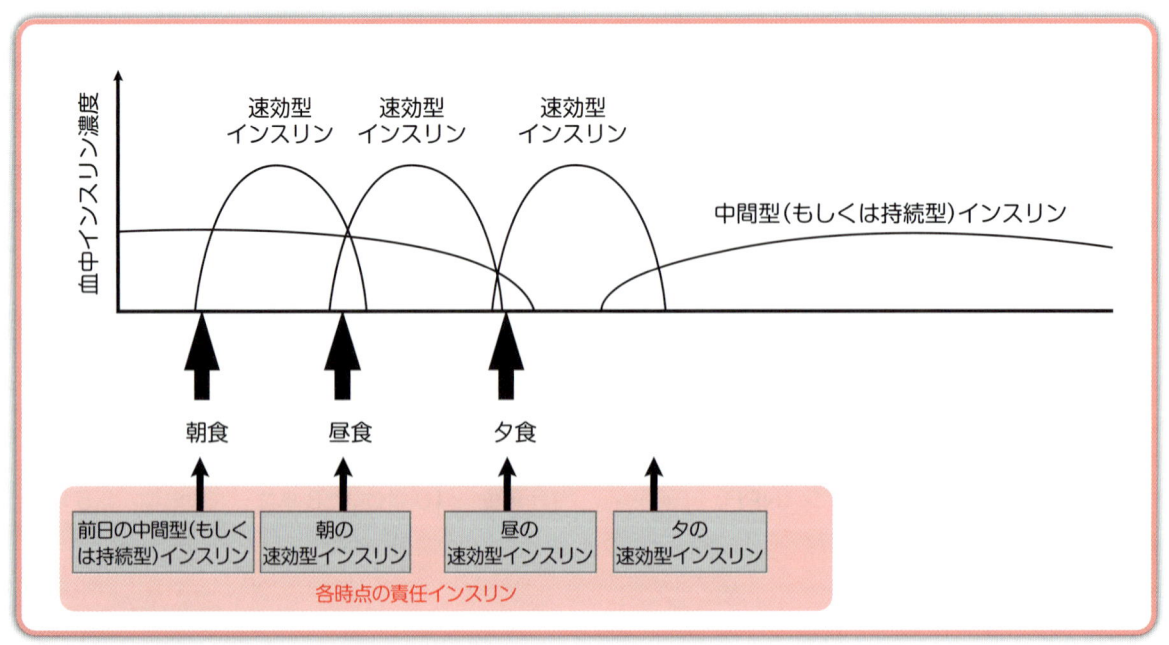

図6：速効型インスリンを用いるときの責任インスリン
速効型インスリンは6時間以上効果が持続するので，昼の血糖に対する責任インスリンは朝食前，夕は昼食前，就寝前は夕食前をまず考えます．朝食前の血糖に対する責任インスリンは前日の基礎インスリンを考えます．

速効型インスリンを使用している場合でも夕食前の血糖に対する責任インスリンは基礎インスリンのことが少なくありません．

　超速効型インスリンを用いている場合には，超速効型インスリンは次の食事まで効果が持続しないため，朝食前だけでなく，昼食前，夕食前，就寝前の血糖値に対しても，多くの場合，基礎インスリンが責任インスリンです．ただし，食前の超速効型インスリンが少な過ぎるために食後血糖が高くなり過ぎて次の食前までに血糖が下がらない場合や，多過ぎて低血糖気味になり，それが続いているため次の食前血糖が低いときには責任インスリンは前の食前の超速効型ということになります（図7，図8，表3）．

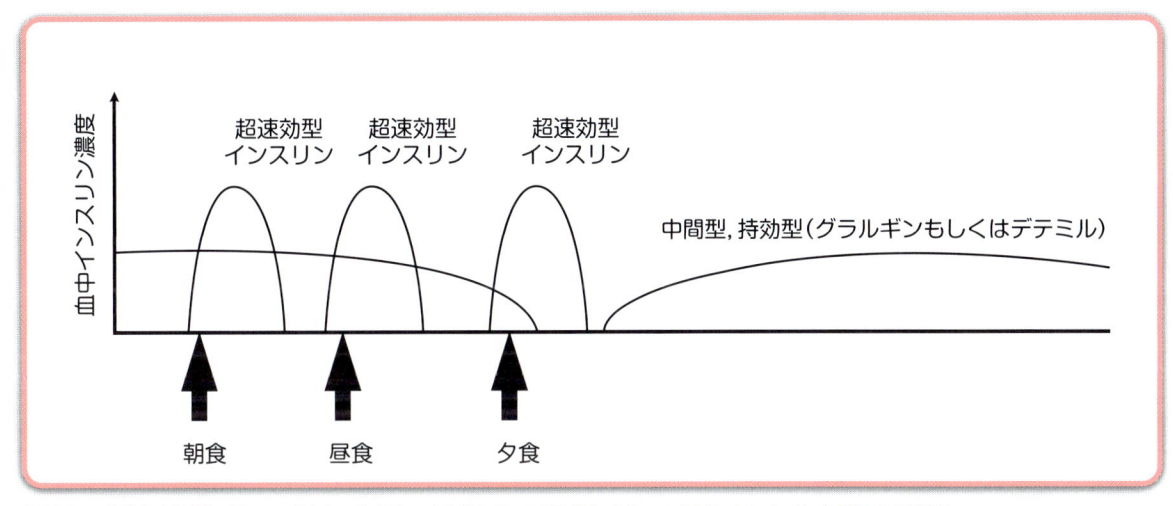

図7：超速効型インスリンを用いる場合の責任インスリンによる血糖の調整
　超速効型インスリンは次の食事まで効果が持続しないことが多いので，超速効型インスリンの注射量が適正ならば，毎食前，就寝前の血糖値に対する責任インスリンは基礎インスリンとなります．食前と食後の血糖値を参考に投与量を決定します（図8参照）．

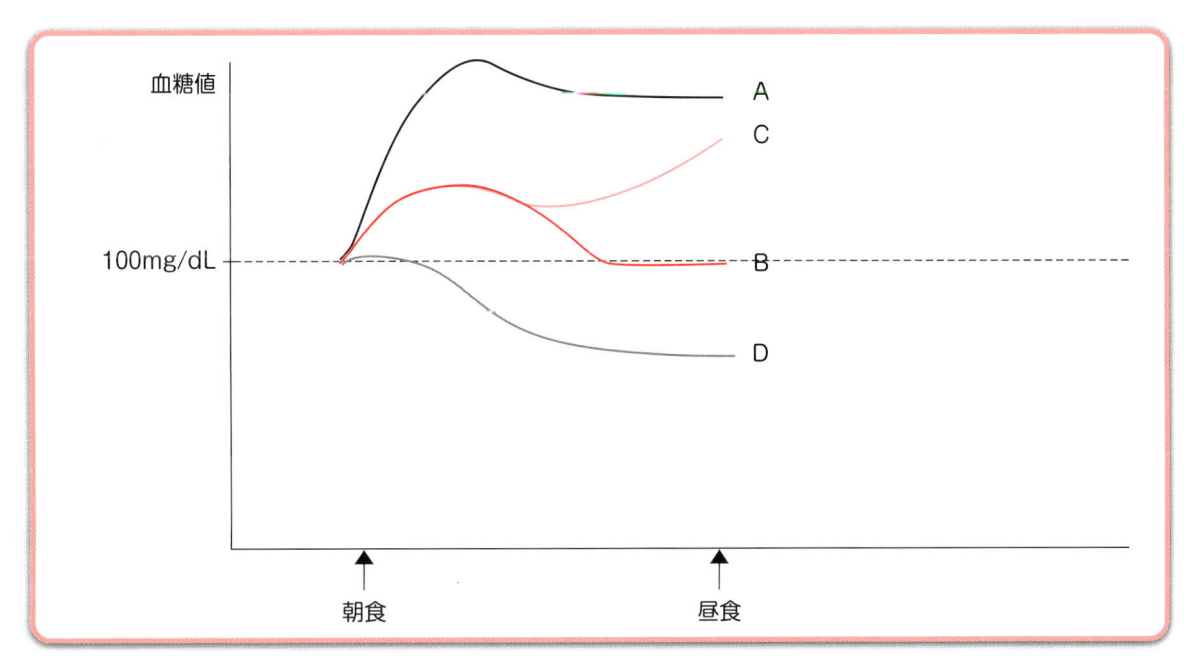

図8：超速効型インスリンと基礎インスリンの血糖に及ぼす影響の考え方
　A：追加インスリンの不足のために食後血糖が十分に低下しないと基礎インスリンの力では血糖を下げられないために次の食前の血糖が高くなってしまいます．
　B：追加インスリンが適正で基礎インスリンも適正ならば次の食前の血糖は正常になります．
　C：追加インスリンが適正でも基礎インスリンが不足していると次の食前の血糖は高値となります．
　D：基礎インスリンが適正でも追加インスリンが多過ぎると低血糖になります．

表3：責任インスリンによるインスリン調整の基本

1. **朝食前の血糖が高いとき**
   - 基礎インスリン（前日の持効型もしくは中間型）の不足
   - 深夜の無自覚性低血糖（Somogii effect）
   - 暁現象
   - 就寝前の血糖が高過ぎた（夕食前の追加分泌の不足，夕食の過剰）

2. **昼食前の血糖が高いとき**
   - 基礎インスリンの不足
   - 朝の追加分泌の不足
   - 朝食や午前中の補食の過剰

3. **夕食前の血糖が高いとき**
   - 基礎インスリンの不足
   - 夕食まで基礎分泌の効果がもたない
   - 昼の追加分泌の不足
   - 昼食や午後の間食の過剰

4. **就寝前の血糖が高いとき**
   - 夕食前の追加分泌の不足
   - 夕食の過剰
   - 夕食前の血糖が高過ぎた
   - 基礎インスリンの不足

例）責任インスリンの考え方（p19図2の症例）

　この患者は夕食前の血糖が高いことが問題です．夕食前の血糖に対する責任インスリンとしては，昼の超速効型インスリン，朝の中間型インスリンが考えられますが，昼食後の血糖上昇は高過ぎることはないこと，超速効型インスリンは夕食の時間まで効いていないことを併せて考えると，責任インスリンは基礎インスリンと考えられました．

2）ソモジー効果と暁現象

　責任インスリンを発見するためにはソモジー効果（Somogii effect）と暁現象（dawn phenomenon）を考慮する必要があります．ソモジー効果とは，夜間の無自覚性低血糖の結果，その反動で早朝空腹時血糖が上昇する現象をいいます．暁現象は，インスリン拮抗ホルモンによって引き起こされる早朝の高血糖です．朝の血糖値が高いときには基礎インスリンの不足，夕食時の追加インスリンの不足だけでなく，インスリンが多過ぎて低血糖を起こした反動（ソモジー効果）ではないか，あるいは，暁現象を抑え切れていないのではないか，なども考えなければなりません．なお，仕事や学校のある平日は良好な血糖値なのに，休日に遅くまで寝ていると血糖が高くなることがありますが，この原因も暁現象です．こうしたことを勘案し，時々は食後2時間前後（食べ始めてから）の血糖も測定し，ソモジー効果や暁現象が疑われるときは深夜2〜3時ころの血糖も測定して，低血糖も高血糖もなくなるように，インスリン量を調整しなければなりません．

3）基礎インスリン量の決定法

　基礎インスリン量の決定は，早朝空腹時血糖が目標範囲を達成し，かつ，就寝時の血糖値と早朝空腹時の血糖がほぼ同じになるように調整することから始めます．注射量が適正であれば，血糖は増加することはなく，ほとんど同じかきわめてわずかに低下します．就寝前より朝食前の血糖が高いときは基礎インスリンの不足を考えて増量します．基礎インスリンを増やしても早朝空腹時血糖が下がらない場合には，ソモジー効果や暁現象を疑い，深夜の血糖を調べて判断します．なお，夕食から就寝

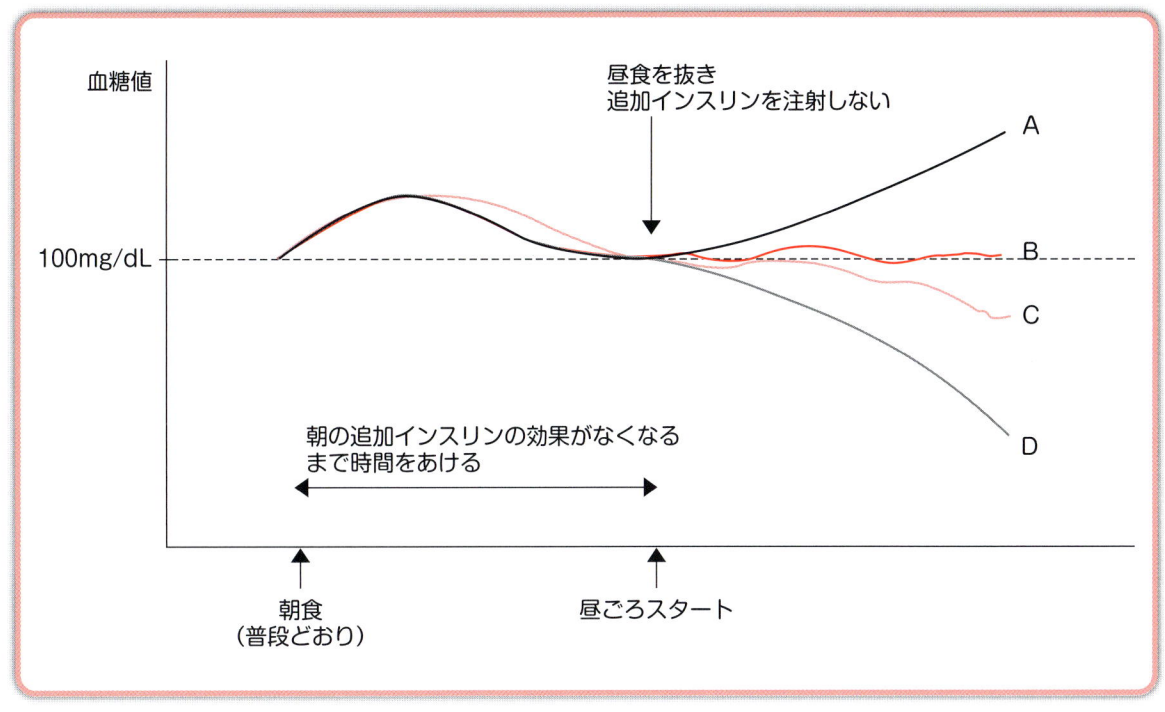

図9：絶食試験による基礎インスリン量の決定

朝食前の追加インスリンの効果が切れた時間に，昼食を食べずに昼前の追加インスリン注射もしないで，1時間ごとに血糖を測定します．
A：基礎インスリンが足りなければ血糖は増加します．
B，C：基礎インスリン量が適正ならばほとんど変わらないかわずかに低下します．
D：下がり過ぎるときは，基礎インスリンが過剰です．

までの時間が短く，就寝前の血糖が下がり切っていないときには，早朝空腹時血糖が適切な値であれば基礎インスリン量は過剰ではなく適正と判断します．

　基礎インスリンの過不足を知る方法として，絶食試験も有用です（図9）．方法は，朝は平常どおりにインスリンを注射して食事を摂ります．昼の血糖がほぼ目標を達成している日に，昼の追加インスリン注射をしないで食事を摂らず，運動なども避けて血糖が変動しない条件下で1時間ごとに血糖を調べます．基礎インスリンが不足しているときには血糖は上昇していきますが，基礎インスリン量が適正ならば，血糖は上昇も低下もせずにほぼ一定，もしくは，わずかに低下します．なお，絶食試験は追加インスリンの効果が切れてから行う必要があります．追加インスリンの効果が残っている時間に行うと基礎インスリンが不足していても血糖は上がってきません．

　血糖が一定がよいのか，少し低下するのがよいかは患者によって異なります．脂質を摂取した場合の血糖上昇はきわめてわずかであり，しかも，ゆっくりですが，この脂質摂取による血糖上昇は基礎インスリンによって抑制されます．脂質摂取量が多い患者の場合，少し下がるように基礎インスリン量を決めないと血糖上昇を招きますが，脂質摂取による血糖上昇が少なく，追加インスリンだけでカバーできるような患者では一定がよいわけです．なお，絶食試験が難しいときには夕方16時ころから夕食までに血糖を調べる簡便法も有用です．

　基礎インスリンは一度適正な注射量を決めることができれば，ほとんど変更する必要はありません．基礎インスリン量を決め直すことが必要なのは，①太ったり痩せたりしたとき，②成長，発育，老化などにより基礎インスリンの必要量が変わったとき，③運動習慣によってインスリンがよく効くようになったとき，④食習慣が変わり肉食主体から炭水化物を主に摂るようになったとき，などです．一時的に基礎インスリン量を変更しなければならないのは，激しい運動をするとき，熱が出たとき，女性の場合，月経周期により血糖が変動する場合などです．なお，人によっては冬から春先までインス

リンの効果が出にくくなることがあります．その場合，基礎インスリンも追加インスリンも増やさなければならないことがあります．

4）追加インスリン量の決定法

追加インスリン量は速効型の場合は食前の血糖と次の食前の血糖がほぼ同様になるのが適正量です．超速効型インスリンの場合には食後血糖の上昇が 30〜50 mg/dL くらいで次の食前の血糖が注射前の血糖とほぼ同様になるのが理想的ですが，低血糖を起こさないことが大前提ですので次の食事までに低血糖を起こさない範囲で，まずは食後 2 時間血糖値が 180 mg/dL 以下を目指しましょう．ついで，個々の患者に合った理想を目指しましょう．

e 血糖値の治療目標

責任インスリンによる血糖調節のためには各食前，食後，就寝前の血糖の目標を設定することが必要です．目標としては，毎食前の血糖は 100 mg/dL 前後，食後血糖（食べ始めてから 2 時間後の血糖）は 30〜50 mg/dL の上昇を理想とします．就寝前の血糖値の目標は，夕食から就寝までの時間を考慮して決定します．夕食後 3 時間以上経って寝る場合には目標は 120〜140 mg/dL くらいとしますが，3 時間以内の場合は，この目標を目指すと低血糖を起こす危険性が高くなります．ただし，目標をあまり厳格に考えてはいけません．米国糖尿病協会では，4〜5 回調べた血糖値に基づいてインスリン量を決定するように勧めています．たとえば，朝の血糖を 5 回測定したところ，1 回は 110 mg/dL と適切でしたが残りの 4 回は 160〜180 mg/dL と高めであったような場合に，適切であった 110 mg/dL は無視して残りの 4 回の結果からインスリンが足りないと判断するのがよいと勧めています．時々，思いがけない高血糖や低血糖があっても，そうした血糖値に惑わされると血糖は安定しません．血糖値に一喜一憂せずに治療をする必要があります．

4 インスリン療法を実践するうえで必要な知識

a インスリンと食事，運動，休養の関係

1 型糖尿病のインスリン療法は，健常者の生理的インスリン分泌を模倣するわけですから，食事，運動，休養などに応じた基礎インスリンと追加インスリンの適切な補充のために，食事，運動，休養と基礎インスリン，追加インスリンの関係を理解する必要があります．

1）食事とインスリンの関係

食事を摂取するときに必要な追加インスリン量は摂取する食事の種類と量によって異なります．最も大きな影響を与える食べ物はブドウ糖の原料となる炭水化物です．同じエネルギー（カロリー）の食事を食べたとき，ごはんをたくさん食べれば血糖は上がりますが，ステーキだけだとほとんど上がりません．そこで欧米では，食後血糖を正常に保つために，摂取する炭水化物量を一定にしたり，摂取する炭水化物量によって注射するインスリン量を変更するカーボハイドレートカウンティング（カーボカウント）と呼ばれる方法が積極的に行われています．しかし，炭水化物だけが食後の血糖に影響しているわけではありません．図10 は健常者と 1 型糖尿病患者に，それぞれ 3 回の食事負荷試験を行った成績です．1 回目は 6 枚切りのパン 2 枚半，2 回目は 6 枚切りのパン 2 枚と砂糖，3 回目は 6 枚切りのパン 2 枚半とバター 25 g を食べてもらい，血糖の経過を調べました．カロリーはそれぞれ異なりますが，炭水化物量はブドウ糖に換算して 75.5 g で同一です．健常者では，インスリンが適切に分泌されることによっていずれの食事でも血糖は食後 30 分ころにピークを示しますが，1 型糖尿病患者ではかなり異なります．1 型糖尿病患者の場合，脂質をたくさん摂ると，糖質の吸収が遅くなるので

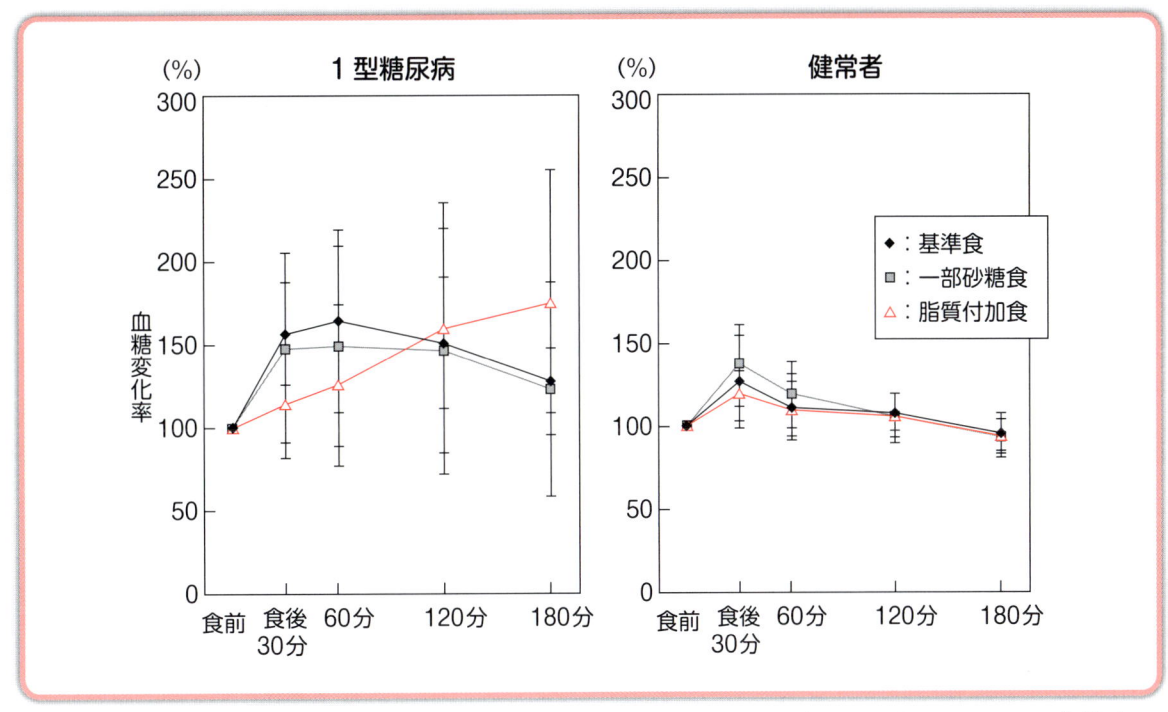

図10：健常者と1型糖尿病患者にパン，パンと砂糖，パンとバターを食べてもらい血糖を調べた成績
　健康人では食事による血糖上昇に大きな差はみられませんが，1型糖尿病患者ではバター（脂肪）を摂ると血糖上昇が遅く，高血糖が長時間続くことがわかります．
　（石橋理恵子ほか：糖尿病 50：379-384, 2007 より引用）

血糖の上昇はゆっくりとなり，高血糖が長時間続きます．一般にタンパク質の摂取は3～5時間後の血糖値に，脂質の摂取は4～10時間後の血糖値に反映されるといわれています．1型糖尿病患者は追加インスリンの注射量を自分で決めることができるようにならなければなりませんから，食事とインスリンの関係を学ぶ必要があります．なお，一般的には食事によって基礎インスリンの量を変える必要はありません．とんかつやステーキなどを食べると翌朝に高血糖になることがありますが，基礎インスリンを増やしてしまうと翌日低血糖になってしまいます．このようなときには，食事の3時間後くらいに追加インスリンで高血糖を補正するとうまくいくことがあります．

　食習慣は基礎インスリン量にも影響を与えることがあります．肉食主体で脂肪摂取が多い場合，脂肪による食後4～10時間に上昇する血糖を抑えるために多めの基礎インスリンが必要ですが，炭水化物主体の食事の場合には基礎インスリンは比較的少なめで済みます．1日，2日では基礎インスリン量を変える必要はありませんが，食習慣を変えて1～2週間経つと基礎インスリン量の変更が必要になることがあります．

2）運動とインスリンの関係

　運動が血糖に与える影響には急性のものと慢性のものがあります．

　急性の影響としては，運動は血糖値を上昇させる場合と低下させる場合があります．インスリンの欠乏が高度のとき（かなり血糖が高いとき）に運動すると，血糖は上昇し糖尿病のコントロールはさらに悪化します．一方，インスリンの不足がない場合やあっても軽度の場合（血糖が正常もしくはやや高値の場合）は運動により血糖は低下します．血糖低下の理由として，運動によるエネルギー（ブドウ糖）消費の増加とインスリン作用の増強があげられます．エネルギー消費の増加による低血糖を起こさないようにするためには補食を摂ったり，運動をする前にインスリンを減らしておく必要があります．たとえば，1日スキーをするときには基礎インスリンを前もって70％くらいにしたり，マラソンに挑戦す

るときは50％くらいに減らしておきます．一方，運動によるインスリン作用の増強は翌日，場合によっては数日続くことがあります．そのため，激しい運動をした日は夕食前の追加インスリンを少なめにしたり，場合によっては運動後2〜3日は基礎インスリンを少なめにしなければならないことがあります．

　慢性の影響は毎週3日程度以上の運動をする（運動習慣）ことによる影響です．運動習慣はインスリンの血糖降下作用を高めることが知られており，適度な運動習慣によって，インスリンの注射量を減らすことができます．

ⓑ 高血糖の対処法

　血糖が高いときには超速効型インスリンの追加注射で補正を図ります．食前の追加インスリンが足りなかったかもしれないと考えたときは，その時点で血糖を測定し，血糖値に応じて超速効型インスリンを追加注射します．食前の血糖を調べたところ，思いがけず高値のときにも血糖に応じて追加インスリンの注射量を増やすとよいと思われます（図11）．追加するインスリン量は患者一人一人によって異なりますから，最終的には経験を積んで見つけるしかありませんが，1700ルール（速効型を使っているときは1500ルール）が参考になります．なお，休日などにいつもより遅く起きて血糖が高いときは，補正しなくても下がることが多いですから（暁現象のため．コルチゾールや成長ホルモンの効果はすぐになくなる），補正のためにインスリンを増やすと低血糖になることがあります．高血糖の補正で注意すべきことは，治療目標の項でも書きましたが，その時々の血糖値に惑わされないことです．血糖値に一喜一憂して無理に補正しようとすると血糖を不安定にしてしまうことがあります．上手に補正できるようにトレーニングが必要です．

ⓒ 低血糖の対処法

　低血糖を起こしたときのためにブドウ糖などをどんなときにも持っていることが大切です．低血糖のときは，ブドウ糖もしくはブドウ糖を含有するジュースやお菓子などを摂取します．ポイントは軽い低血糖のうちに糖質を摂取することです．一般的にブドウ糖1gで血糖は5mg/dL上昇するといわれています．低血糖のときにはブドウ糖を10g摂取すれば高血糖を招くことなく回復しますが，ブド

1単位で補正できる血糖＝1700÷(1日の総インスリン量)

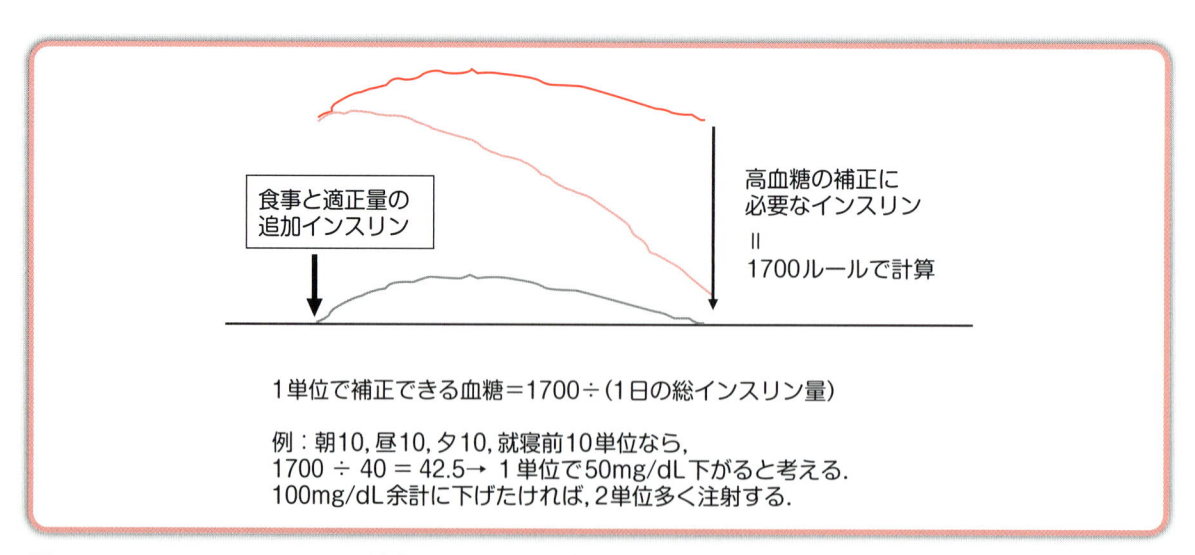

例：朝10, 昼10, 夕10, 就寝前10単位なら，
1700 ÷ 40 ＝ 42.5→ 1単位で50mg/dL下がると考える．
100mg/dL余計に下げたければ，2単位多く注射する．

図11：1700ルールによる追加インスリン注射量の補正法

　食前の血糖値が高いときには，食後血糖上昇を抑制するのに必要な量の追加インスリンを注射しただけでは次の食前まで血糖は高いままで続いてしまいます．そこで，食前の血糖が高いときには追加インスリン量は食事による血糖上昇の抑制分と高血糖の補正分とする必要があります．1700ルールを用いて補正するとうまくいくことが多いですが，本当に補正が必要かどうか，よく考えて補正する必要があります．また，ここで算出された数値はあくまで参考です．実際に試してみて確認することが必要です．なお，速効型インスリンを使っている場合は，1単位で補正できる血糖値は1500ルール（1500÷1日の総インスリン量）で計算します．

ウ糖を摂らずに我慢していると空腹感が強くなり，空腹感がとれるまで，過剰の糖質を摂取してしまいます．血糖が上昇することを恐れて我慢すればするほど，反動で高血糖を招くわけです．なお，低血糖時に食べ過ぎてしまい，高血糖を招きそうなときは，血糖の正常化後に超速効型インスリンを1単位注射して対応すると反動による高血糖を予防することができます．

　自分では対処できない重症低血糖のときには周囲の助けが必要です．家族だけでなく，友人，同僚などに低血糖の症状と対処法を説明しておくほうが賢明です．意識障害を伴う重症低血糖の場合は，歯茎と唇の間にブドウ糖（なければ砂糖）を塗り込みます．ジュースや砂糖水を飲ませると誤嚥して肺炎を起こす危険があります．あめ玉のような固形物は気道に入って窒息の危険があります．万一のためにグルカゴンの注射をできるようにしておくことも必要です．

　なお，意識障害を伴う重症低血糖を起こしたときは，回復後，1～2週間くらい血糖を高めに維持し，100 mg/dL を切らないようにする必要があります．重症低血糖のあとに血糖が低めに維持されると低血糖を感じにくくなり，無自覚性低血糖[脚注2]が起こるようになります．

> ☞脚注2：無自覚性低血糖：低血糖による空腹感や動悸，震えなどの症状を感じないで意識障害を起こしてしまう低血糖．

d 理想的な効果を得るための理想的な条件（非現実的な理想）

　良好な血糖コントロールを得るための非現実的な理想的条件は，毎日，同じ時間に起きて，同じ時間に同じ内容の食事を摂り，仕事，勉強，運動も決まった時間に同様に行い，同じ時間に同じ長さだけ風呂に入り，同じ時間に寝ることです．精神活動も血糖に影響を与えますからそれも同様にして．そして，その生活に合ったインスリン量を決定します．血糖を正常化するためには必要ならば，補食を摂ったり，血糖コントロールのための運動をしたりします．それでも血糖値は健常者のようにはなりません．

e 日常への対応（現実的な理想的対応）

　現実的な理想的対応には2とおりの方法があります．第1の方法は血糖コントロールを良好にするための方法で，インスリン療法を始めて間もない患者や血糖コントロールが不良な患者が行うべき対応です．この場合には，できるだけ生活を規則正しくして，朝，昼，夕の食事における糖質量とエネルギー量を一定とし，責任インスリンのアルゴリズムで決定したインスリン量を変更せずに注射します．糖質量を一定にし，決められたインスリンを注射する方法は，欧米では basic carbohydrate counting と呼ばれています．第2の対応は，食事の内容によって追加インスリン量を変更し，食生活の自由度を高める方法です．欧米では糖質量をカウントして追加インスリン量を決定することを推奨しており，advanced carbohydrate counting と呼ばれています．advanced carbohydrate counting は血糖コントロールのよい患者が生活の自由度を高めるための方法です．日本でも，カーボハイドレートカウンティングが認識されるようになってきました．本書でも，カーボハイドレートカウンティングについて解説しますが，advanced carbohydrate counting を血糖コントロールをよくする方法と誤解している医療関係者や患者が多いように思われます．責任インスリンを決定するまでは basic carbohydrate counting を行います．

f 日常的に起こりうる偏りへの対応

　食事の時間が早くなったり遅くなることは日常的に起こります．basal-bolus 療法やインスリンポンプ療法の場合には，食事の時間が遅くなっても普通は特別な対応は不要ですが，低血糖になりそうなときには補食を摂ります．基礎インスリンの注射時間は，同じ時間にすることが望ましいので，食

事や就寝の時間とは関係なく決められた時間に注射します．おやつを食べるときには，おやつの質と量に合わせて追加インスリンを注射します．宴会のときには追加インスリンを数回に分けて注射したほうがよいことがあります．女性の場合，月経周期によってインスリン量を調節しなければならないことがあります．これらの具体的な方法は次章以降の各章と患者さんの体験談を参考にしてください．

g 非日常への対応

非日常の代表的出来事は高熱が出たり食欲がなくなって食事が摂れなくなったときでしょう．糖尿病の患者さんが糖尿病以外の病気になって何らかの対応が必要な場合をシックデイ（sick day；「病気の日」）と呼びます．

シックデイ対応の原則は以下の6点です．すなわち，①シックデイには主治医に連絡し，指示を受けること（表4），②インスリンを中止しないこと，③十分な水分摂取により脱水を防ぐこと，④口あたりのよい消化のよい食物を選んで，できるだけ摂るように（絶食しないように）すること（表5），⑤血糖自己測定により血糖値を3〜4時間ごとに測定し，血糖値が200 mg/dLを超えてさらに上昇傾向がみられるときは，そのつど追加インスリンを注射することです．嘔吐，下痢が止まらずに食物摂取が不能の場合や，発熱が2日以上続き，尿ケトン体強陽性，血糖値が350 mg/dLより低下しないときは早急に入院治療が必要です．

シックデイにはインスリンの調節が必要です．食事が摂れないのに追加インスリンを注射すれば低血糖になりますから，インスリンを減らす必要があります．ただし，熱が出ているときには，血糖を上昇させる副腎皮質ホルモンなどが多量に分泌されるため，インスリンが普段以上に必要になることも少なくありません．シックデイのインスリン必要量は食事摂取量の低下によるインスリン需要の減少と罹患した疾患によるインスリン需要の増大とのバランスによって決定されます．実際のインスリン量は血糖自己測定の結果によって高いようならば多めに，低いようならば少なめに注射することになります．どのくらい多く（少なく）したらよいかは一人一人違うので機械的には決められませんが，表6にインスリン調節法の一例を示します．

表4：主治医に連絡すべき症状

① 嘔吐，または下痢が激しく半日以上続くとき
② 食事摂取が不可能なとき
③ 高血糖と尿中ケトン体陽性が1日以上持続するとき
④ 高熱が2日以上持続するとき
⑤ 短期間で著しい体重減少がみられるとき
⑥ 口渇，多飲，多尿などの症状，あるいは尿量の減少

表5：シックデイの食事と飲み物

1. 十分な水分摂取（脱水予防）

- 30分から1時間ごとにコップ1杯の水を
- スープや味噌汁ならばなおよい
- 食事が摂れなければお茶や水でよい
- 食事が摂れなければジュースやスポーツドリンク．ただし，糖質を含まない水分も併せて摂る

2. エネルギーの補充

- 糖質100〜150g/24時間
- 1〜2時間おきに糖質を15g，もしくは3〜4時間おきに50g摂ることを目標とする．

表6：シックデイのインスリン調整法の一例

1. 食事摂取が平常どおり可能な場合

- 基礎インスリンは平常どおり
- 追加インスリンを必要に応じて増量する

血糖	240mg/dL以上	10～20％増量
	400mg/dL以上	20～30％増量
尿ケトン体	中等度（++）以上陽性	さらに10％増量

2. 悪心・嘔吐，食欲不振などで食事摂取量が減少している場合

- 基礎インスリン
  - 血糖が80mg/dL以下の場合　　20～50％減量
  - 血糖値の低下が認められなければ平常どおり
- 追加インスリンを必要に応じて増減

血糖	50mg/dL未満	注射しない
	80mg/dL未満	50％減量
	240mg/dL以上	10～20％増量
	400mg/dL以上	20～30％増量
尿ケトン体	中等度（++）以上陽性	さらに10％増量

インスリン量は患者の病態によって大きく異なります．インスリンを増量しても血糖が下がらないときにはさらに増量する必要があります．ここに示した調節法はあくまで一例で，頻回の測定によってこまめに調節することが必要です．

5 正しいインスリン注射手技

　良好なコントロールを維持するためには正しい注射手技がきわめて大切です．インスリン治療開始時に正しいインスリンの注射手技を指導しても，きちんと理解できていなかったり，だんだん自己流の間違った注射をするようになったりしてコントロール悪化の原因となることが少なくありません．特に問題となるのがインスリン注射部位に起こるlipohypertrophy（リポハイパートロフィー；脂肪肥大）とlipoatrophy（リポアトロフィー；脂肪萎縮）です．これらを避けるためには注射部位を確実に変更することが重要です．血糖コントロールが悪化したときには，リポハイパートロフィーの可能性をまず念頭に置き，注射部位を見直す必要があります．インスリン注射の要点を表7に示します．

　このほか，血糖が不安定で良好なコントロールが得られない原因には基礎インスリンの注射の時間が毎日違っていたり，中間型インスリンの混合が不十分な場合，注射後針を抜くのが早過ぎたりする場合などがあります．なお，速効型インスリンや中間型インスリンは注射の部位によって吸収の時間が異なることが知られています．こうしたことも，安定した血糖コントロールを得るためには考慮する

表7：インスリン注射の要点

- 同じ場所に注射をしていると，ペンだこや鉄棒でまめができるように，皮膚が硬くなる（lipohypertrophy）．
- そうすると，インスリンの吸収が悪くなって，効かなくなったり，血糖が不安定になる．
- 大きく場所を変えて，同じ場所にならないように．
- 痛くない場所ばかり打たない．
- 針がスムーズに入らない場所も避ける．
- 液漏れする場所も避ける．
- 皮膚をつまんだまま注射しない．
- 基礎インスリンの注射時間は毎日同じ時間に
- 注射はゆっくり，10秒以上おいて，抜くときには素速く

必要があります．

　日本では，インスリン注射の際には針は毎回替え，アルコールで消毒しなければならないとされていますが，国際小児思春期糖尿病学会（International Society for Children and Adrescent Diabetes）ではconsensus guidline（総合指針）でアルコール消毒は不要であり，針の交換は痛くなったり曲がったときでよいとしています．さらに，注射は服の上からしても問題ないという論文もあります．アルコールで消毒し，針をいちいちつけ替えていたのでは必要なときにインスリンを注射できません．また，皮膚をつまんだまま注射するように指導している施設がありますが，皮膚をつまんだまま注射するとインスリンが漏れやすく，適切な深さに注射されないことがあり，インスリンの効果が安定しないことがあります．インスリンの注射の深さも血糖コントロールと密接に関係しています．インスリンは皮下の深いところに注射されると適時に安定して吸収されますが，浅い部位に注射された場合にはなかなか吸収されません．極端に痩せている患者や小児は別として，針は長いほう（8 mm）が良好なコントロールを得ることができるようです．長い針のほうが注射の痛みも少ないようです．注射は同じ場所にならないように注意をし，針を刺したあと，皮膚をつまんでいた場合は離し，ゆっくり注射し，10秒は待って，さっと抜くのがよいとされています．

6 インスリンポンプ療法

　インスリンポンプ療法（以下，ポンプ療法）は，持続皮下インスリン注入という意味で，continuous subcutaneous insulin infusion（CSII）療法とも呼ばれます．最近は，使用するポンプの器械は機能が非常に向上しました．また皮下に注入する回路も改良され，とても便利になっています．そして超速効型インスリンアナログを使用することで，ポンプ療法の利便性が高まりました．このような理由で，ポンプ療法の普及が全世界で進んでいます．本項では，ポンプ療法の基本的な考え方やさまざまな実践法を概説します．

a ポンプ療法の基本理論

　ポンプ療法は，基礎-追加インスリン療法のひとつです．速効型インスリンまたは超速効型インスリンのどちらか1種類のインスリンを，ポンプを用いて少量持続的に注入することで基礎インスリンを補い，食事に応じて適宜注入することで追加インスリンを補います．最近では，食後血糖を制御しやすいことから，超速効型インスリンを用いることが多くなりました．

　頻回注射法との最も大きな違いは，ポンプ療法では基礎インスリンを時間ごとに細かく微調整ができることです．そのため，現在のインスリン治療のなかで生理的なインスリン分泌に最も近似した治療が可能になります（図12）．

b 使用されるポンプと注入回路

1）ポンプの種類

　最近まで日本で使用できるポンプは，ニプロ社，トップ社，メドトロニックミニメド社の3社のものがありました．SP-3HQ（ニプロ社）は，最も古くから日本で使用されている器械で，基礎インスリンは1日中一定の注入量を設定するようになっています．機能としては古く，ポンプ療法の特性を十分生かすことができません．TOP-8100（トップ社）は，日本で開発された製品で基礎注入量の時間ごとの設定が可能です．しかしParadigm 712（メドトロニックミニメド社）の前身であるミニメド508が発売されてからは，機能面で劣勢となりました．Paradigm 712は，前機種の508にかわって2008

1．1型糖尿病におけるインスリン療法の基本

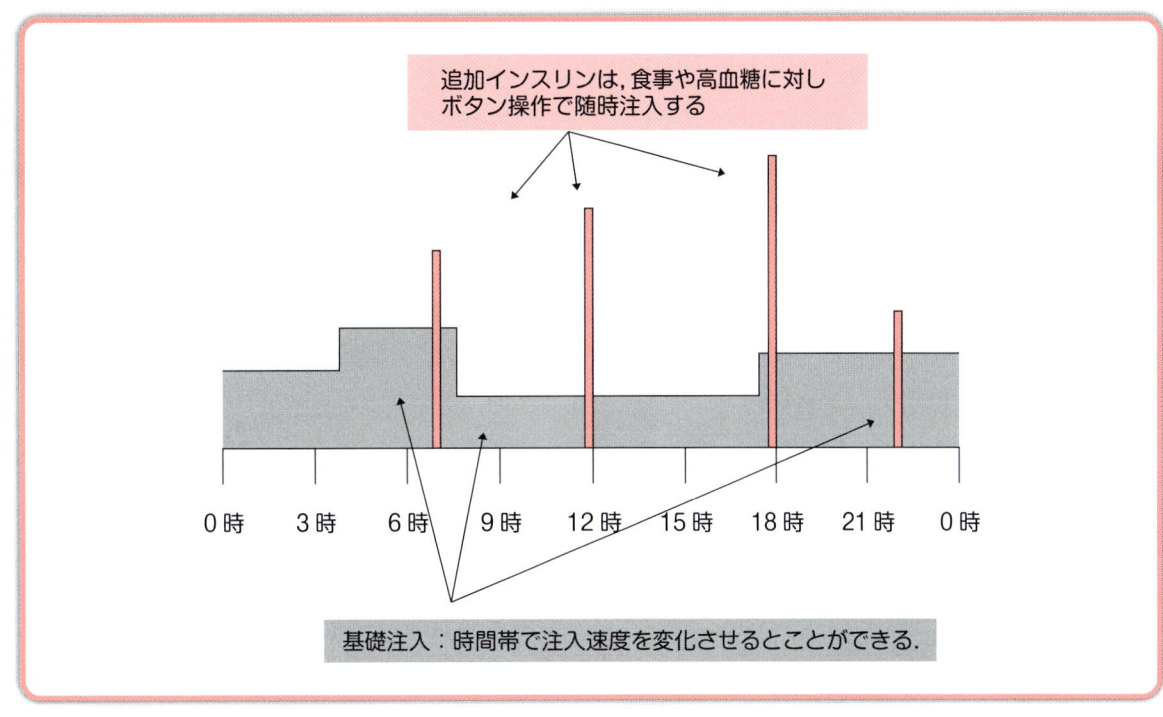

追加インスリンは，食事や高血糖に対しボタン操作で随時注入する

0時　3時　6時　9時　12時　15時　18時　21時　0時

基礎注入：時間帯で注入速度を変化させるとことができる．

図 12：ポンプ療法の仕組み
ポンプ療法では，1種のインスリンの注入速度を変えることで基礎インスリンも追加インスリンの役割もします．

Paradigm 712

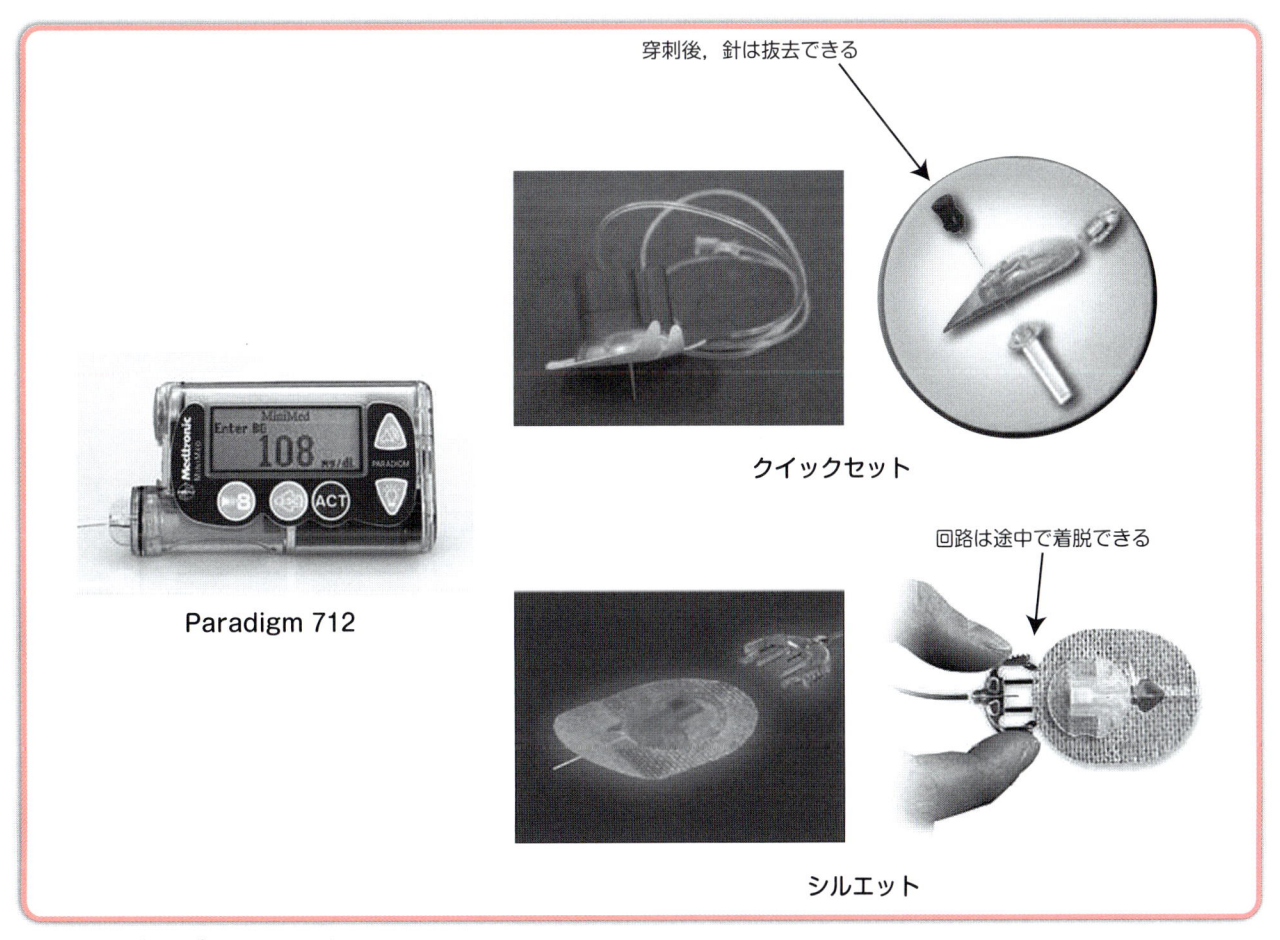

穿刺後，針は抜去できる

クイックセット

回路は途中で着脱できる

シルエット

図 13：ポンプと注入回路

年から発売，2010年11月よりParadigm 722が発売されました（図13）．Paradigm 712や722は，前機種508よりさらに高機能になっており，基礎注入量の設定が30分ごとに0.05単位/時ごとという微量調整が可能です．追加インスリン注入量をカーボカウントにしたがって自動計算す

る機能なども装備しています．したがって，Paradigm 712 や 722 を使うとペン型注射器による頻回注射法より高次元の治療が可能です．現在は，ポンプ療法の多くの患者さんが Paradigm 712 や 722 を使用しておりますので，本項ではこの機種を使用する場合について解説します．本文中に出てくる英語は Paradigm 712 の表示に合致させてあります．ちなみに Paradigm とほぼ同様の機能を備えた TOP-8200 も 2013 年に発売されました．

2）注入回路の種類

　以前のポンプ療法は，皮下への注入は翼状針型の皮下注入針が用いられていました．金属針が皮下に刺さった状態であり，毎日交換穿刺が必要でしたし，穿刺痛もあり，激しい運動もできませんでした．最近では，留置針型の注入回路（シルエット，クイックセット）（図 13）が開発され，穿刺後に針を抜くことができるので，皮下にはやわらかいチューブだけが留置されるようになりました．また数日間の連続使用（留置）が可能なので交換も 3～4 日ごとでよく，装着したまま激しい運動もできます．さらに最近の回路は，一時的に回路の途中でポンプの着脱ができるため，入浴時などはたいへん便利になりました．このように留置針型回路の使用でポンプ療法中の QOL（生活の質）は大幅に改善しました．この回路の改良はポンプ療法普及の一因と思われます．

C ポンプ療法のインスリン注入量の設定について

1）基礎注入量（Basal Rate）の設定と調整方法

　ポンプ療法では，頻回注射法に比べてインスリン必要量は少し減少することが多いです．したがって，注射療法からの切り替えの場合，それまでの 1 日インスリン使用量の約 75～80％をポンプ療法での 1 日インスリン量（total daily dose：TDD）とします．この TDD の半分（50％）を 1 日の基礎インスリン注入量とします．さらに基礎インスリン量を 1 日 24 時間均等に注入するために 24 で割った量を 1 時間あたりの注入量として開始します．

　このように一定の注入速度で開始しますが，必要な基礎注入量は 1 日の時間帯によって変化するものです．基礎インスリン量の調整方法の基本的な考え方は，食事なし，かつ追加インスリンなしでも血糖値が大きく変化しないようにするのが正しい基礎注入量と考えます．したがって厳密には，食事を食べないで血糖の変動を調べることで基礎注入量の設定をしなければなりません．食事を抜かなくとも食事時間をずらしたりすることでも，その時間帯の基礎注入量を検討することも可能です．たとえば，朝 6 時に血糖を測定し，午前 9 時に血糖測定後朝食とすることで，6 時から 9 時までの注入量を設定できます．または朝 6 時に朝食を食べ，10 時に血糖測定します．そして昼食を 13 時ころにすることで，10 時から 13 時の注入量設定ができます．このように，食後 4 時間以降経過し食事の影響のない時間の血糖の変化を観察することでその時間帯のインスリン注入量調整を考えます．夜間の注入量については，食事のない時間なので眠前，夜間，早朝と血糖測定を繰り返すだけで検討が可能です．3 時間で 30 mg/dL 以上の血糖の変化があると，注入量を 0.1 単位/時ずつ増減するという 30 ルールもあります．このような細かな基礎注入量の設定がポンプ療法の利点を生かす第 1 歩であるといえます．

　一般には，明け方の 3 時ころから午前中 9 時ころまでのインスリン必要量は多く，活動性の高い日中のインスリン必要量は少なく，また夕方の 18 時ころから必要量が増えることが多いです（図 12）．しかし，個人差が大きく，日中の基礎注入量のほうが多く必要な場合もありますので個々に調整が必要です．

2）基礎注入量のパターン設定（Basal Patterns）

　Paradigm 712 や 722 では，基礎インスリンの設定を 3 つ記憶（Standard，Pattern A，Pattern B）することができます．たとえば，休日と平日，平日の中でも運動量の多い日などによって，前

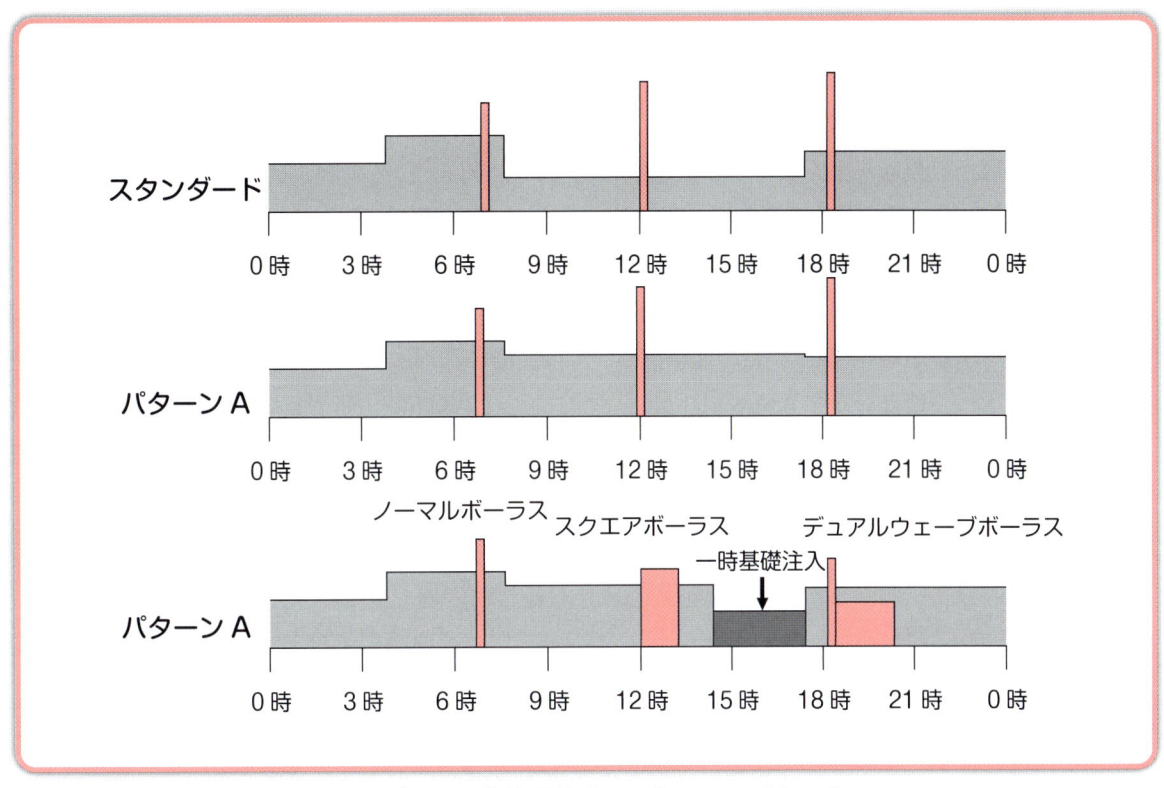

図14：基礎注入のパターン設定，一時基礎注入，ボーラスパターン

もって設定しておくとそのつど簡単に切り替えることができます（図14）．曜日や勤務によって生活パターンが明確に異なる方にはうまく利用していただきたい機能です．

3）一時基礎注入の設定（図14）

Paradigm 712 や 722 には，予定外の運動量の増減に対して，基礎インスリン注入量をそのつど一時的に変更できる一時基礎注入（TEMP BASAL）という機能があります．この機能も頻回注射法では不可能で，ポンプ療法の有利な点です．たとえば，運動量が少ないと考えていた休日，急に買い物に行くことになり運動量の増加するような場合，生理前でインスリン抵抗性のために高血糖が続くとき，急に低血糖を繰り返し補食が必要な場合，などにも利用することができます．数時間だけ基礎注入を簡単に増減することができ，解除するのも簡単です．TEMP BASAL には，2つの設定方法（Temp Basal type）があります．ひとつは所定の時間とその時間の注入量を 0.05 単位/時ごとに設定する方法，Insulin Rate U/H，もうひとつは普段の基礎注入の設定を基準に増減を％で指示する方法，Percent of Basal です．後者の場合は，自分の普段の設定量から増減できるので長時間設定する場合に使いやすいです．ポンプ療法を上手に使いこなしている患者さんの多くはこの一時基礎注入機能を多用しています．

4）追加インスリン（Bolus）

追加インスリンの注射は簡単なボタン操作だけで可能です．その最少注入単位は 0.1 単位から可能で，ペン型インスリン注射より厳密なインスリン量で頻回の追加投与ができます．

追加インスリンは食事のため（Food Bolus）と，高血糖を補正するため（Correction Bolus）の2つの目的のために注入します．それぞれ別々に考えることで上手な追加インスリン量が決定できます．食事のためのインスリンは，食事中の炭水化物量で決定されるので，カーボカウントを用いる場合があります．超速効型インスリンを用いるとその注入後の効果の持続は食後 4～5 時間であり，ちょうど炭水化物が血糖に与える時間と同じであるためカーボカウントが適合しやすいのです．

5）食事のための追加インスリン（Food Bolus）

食事中の炭水化物量に応じて追加インスリンを投与する方法です．ポンプでは 1 単位の超速効型イ

ンスリンで何gの炭水化物量が対応するのかを設定（Carb Ratio）します．一般には1単位で10gの炭水化物が対応する人が多いです．この場合，茶碗1杯のごはん（150g）では55gの炭水化物を含んでいるので5.5単位，2杯食べるなら倍の11単位必要ということになります．もちろんCarb Ratioは個人で異なりますので各自調整が必要です．詳しくは成書および参考文献を参考にしてください．

6）血糖補正のための追加インスリン（Correction Bolus）

血糖が高いときには，そのための追加インスリンを注入します．1単位の超速効型インスリンで低下する血糖値を「インスリン効果値（Sensitivity）」と呼びます．現在の血糖値を目標血糖（Target）まで補正する場合，（現在の血糖値）−（目標血糖）を（インスリン効果値）で割り算することで必要インスリン量が計算できます．一般にインスリン効果値は，50 mg/dL前後の人が多いですが，自分のインスリン効果値を知っておくことで高血糖時に何単位のインスリンが必要なのかが計算できます．

7）残存インスリン（Active Insulin）

血糖補正のために追加インスリンを打つ場合，数時間前に追加したインスリンがまだ皮下に残存しており，これからまだ血糖低下が予想されることがあります．まだ皮下に残存しているインスリンを「残存インスリン（Active Insulin）」と呼びます．超速効型インスリンの場合，皮下注射後5～6時間まで効果が残っていることが知られており，残存インスリンの経時的残存曲線が提案されています（図15）．本来の各個人で残存曲線は異なりますし，注射部位や運動でも変化します．ですから血糖補正の際には，この残存インスリンを考慮して打ち過ぎないように注意することが必要です．Paradigm 722ではこの残存時間を調整できます．一般には3時間に設定，痩せている人や小児では2時間に設定，肥満や腎機能が低下した人には4～5時間に設定することができます．

8）ボーラスウィザード（図15）

Paradigm 712や722では，前述のCarb Ratio，Sensitivity，Targetを入力しておくと，現在の血糖値と食事中の炭水化物量（g）を入力するだけで，食事のためのインスリン量と，血糖補正のためのインスリン量を自動計算できます．また，それまでに注入した追加インスリンの履歴から残存イ

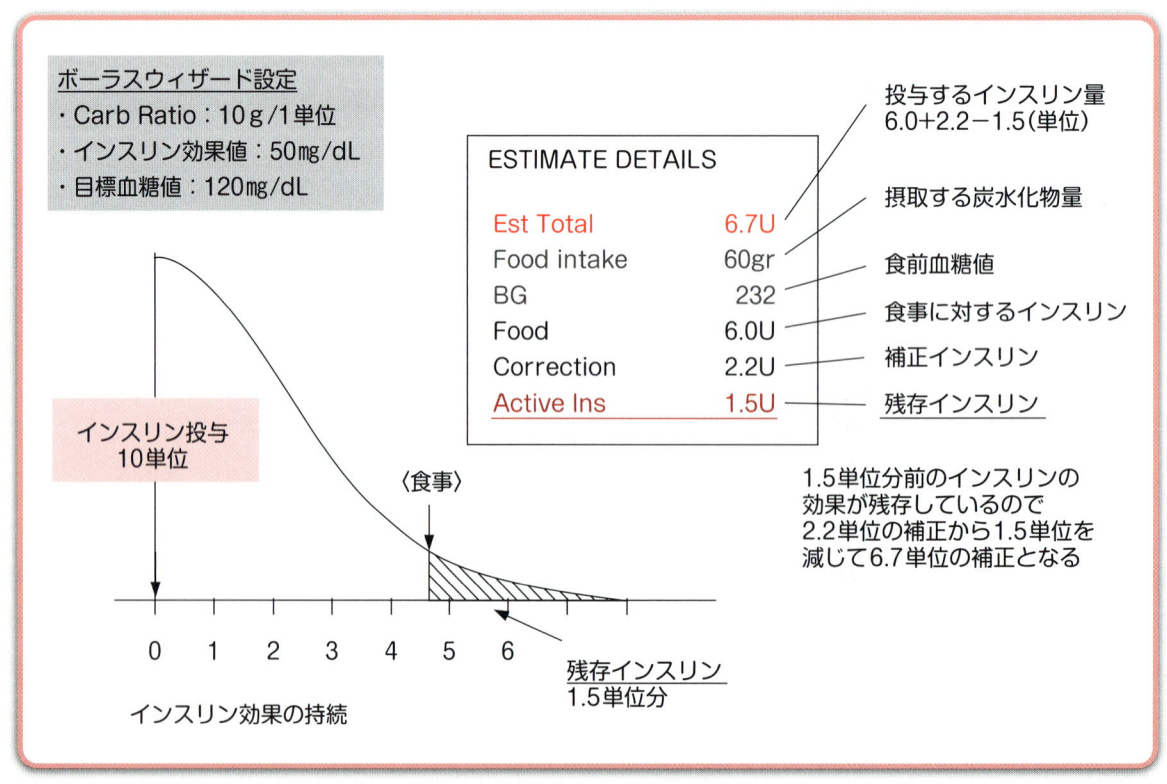

図15：残存インスリン（Active Insulin）とボーラスウィザード

ンスリンも算出され差し引かれた量が提示されます．

9）追加インスリンの注入法の選択（BOLUS TYPE）（図 14）

　Paradigm 712 や 722 では，食事のための追加インスリンの注入方法をノーマル normal，スクエアウェーブボーラス Square wave bolus，デュアルウェーブボーラス Dual wave bolus の 3 種類から選択することができます．ノーマルは，追加インスリンを一度に注入します．スクエアウェーブボーラスは，追加インスリンを 30 分から数時間の時間をかけて注入する方法です．パーティーやコース料理などで時間をかけて食事するような場合，または胃の動きが低下して消化吸収に時間がかかるような場合に利用します．もうひとつのデュアルウェーブボーラスでは，ノーマルボーラスとスクエアボーラスを組み合わせて注入します．食事の前半に炭水化物を多く食べるが時間をかけて食事する場合，今の血糖が高いけれどその後ゆっくり注入したいときに利用します．

d その他のポンプの上手な使い方

1）ボーラスアラーム（Bolus Alarm）と注入量の履歴（Bolus History）

　ポンプ療法の場合，ボタンを押すだけでいつでもどこでも追加注入が簡単にできます．しかしそのぶん，ボタンの押し忘れが多くなります．特に血糖値が低いときに食後に押そうと思っていてつい忘れてしまうこともあります．このような打ち忘れが多い場合には，いつもの食事時間に合わせてアラームをセットしておくことができます．このアラームは音ではなくバイブレーションにすることもできますので，うまく使うことで追加インスリンの打ち忘れが減ったという患者さんも多くいます．

　また，ペン型注射器では忙しかったり，疲れたりしていると注射したかどうかも記憶が明確でないことも少なくありません．その点ポンプでは，注入量の履歴（Bolus History）を簡単にみることができますので安心です．履歴は，最近の過去 24 回の追加インスリン量と日時を呼び出すことができます．

2）イージーボーラス（Easy Bolus）

　追加インスリンの注入を行うボタン操作のひとつにイージーボーラスという方法があります．これは会議中や外食時，人にみられたくないときなどのさまざまな理由で，ポンプを出して表示をみながらの操作ができないような場合に，ポンプをみなくても手探りでボタンを押すだけで追加注入できる機能です．ボタンの一押しを 0.1 単位から 2.0 単位まで設定しておくと，必要量だけそのボタンを繰り返して押すことで追加インスリン量を設定し注入することができます．

e ポンプ療法の問題と注意点

1）入浴時や運動時のポンプ着脱

　前述のように，シルエットやクイックセットといった留置針型の注入回路を使用すると，入浴や激しい運動時には回路の途中で簡単に着脱できます．しかし，ポンプを外していると基礎インスリンの注入が中断していることになるので，長時間外していると高血糖になってしまいます．運動時でも 60 ～90 分以上の長時間では，追加インスリンの途中注入や，レギュラーインスリンや中間型インスリン，または持効型インスリンのペン型注射と併用することで対応が可能です．しかし，運動量や外している時間に応じて必要なインスリンの種類や量が異なりますので，いろいろと試みることが必要です．運動中も継続してポンプを携帯できるようなポーチやベルトなどを工夫をすることも大切です．

2）注入回路の穿刺部位

　注入回路の穿刺部位はペン型注射器での注射部位と同じで，腹部の臍周囲，臀部外側上方，大腿部，上腕部です．ポンプ療法に使用する留置針はペン型注射器よりも太く，数日間留置するので穿刺部位に「しこり」ができやすいです．「しこり」ができるとインスリンの効き方にムラが生じて原因不明の高血糖の原因になり，せっかくのポンプ療法の利点が生かせません．したがって普段から穿刺は同じ

場所に繰り返して穿刺しないで，できるだけいろいろな部位を使用しなければなりません．

3）注入不良

現在用いられているポンプはどれも信頼性は高く，ポンプの機能不良によるトラブルはきわめて少ないです．特に異常注入によって低血糖の原因になるということは起こりません．トラブルの多くは注入回路によるものです．最も多いのは留置したチューブの先が皮下で折れ曲がっていることで発生します．回路交換した直後によく発生しますので，回路交換後は2〜3時間後に必ず血糖測定をすることで，注入不良が起こっていないことを確認してください．

まれに数日留置したチューブが閉塞してしまうこともあります．回路交換は，3〜4日の間隔でできるだけ違う場所に穿刺し直すことでこのようなトラブルを回避できます．注入不良の発見や処置が遅れると，ケトアシドーシスになってしまうこともあります．原因不明の高血糖があると，第一に注入回路トラブルを念頭に置いた対処が必要です．

4）経　費

ポンプ（Paradigm 712）を購入すると40〜50万円とたいへん高価です．継続使用するかわからないのに購入するのは不安ですが，現在では多くの医療機関が業者とレンタル契約をしています．したがって患者さんは保険3割負担で自己注射指導管理料は4,500円の負担増になりますが，インスリンがペン型からバイアルになり安くなるので，注射量が多い方の場合はそれほど変わりません．

医療機関も，レンタル業者に毎月2万円以上を支払う契約になっていますので，患者さんが毎月受診されない月は全額医療機関の赤字になってしまいます．このように経費の負担の大きいことが，ポンプ療法の最大の問題点であるといえます．ポンプ療法で良好な血糖管理を行うと頻回注射法よりも合併症予防効果は大きいと考えられるので，長期的な視点でみると医療費削減になるはずです．このような意味からも近い将来には，負担少なくポンプ療法が使用できるような医療システムになってもらいたいものです．

■参考文献

1) 日本糖尿病学会（編）：糖尿病治療ガイド2010，文光堂，東京，2010
2) Kaufman FR (eds) : Medical Management of Type 1 Diabetes, 5th Ed, Amercan Diabetes Association, 2008
3) Lepore M et al : Pharmacokinetics and pharmacodynamics of subctaneous injection of long-acting human insulin analogue glargine, NPH nsulin, and ultralente insulin and continuous subctaneous infusion of insulin lispro. Diabetes 49 : 2142-2148, 2000
4) Silverstein J et al : Care of children and adolescents with type 1 diabetes : A statement of the American Diabetes Association. Diabetes Care 28 : 186-212, 2005
5) Heise T et al : Lower within-subject variability of insulin detemir in comparison to NPH insulin and insulin glargin in peaple with type 1 diabetes. Diabetes 53 : 1614-1620, 2004
6) Woodworth J et al : Diabetes 42 (Suppl 1) : 54A
7) 南　昌江ほか：25年以上経過した8歳未満発症インスリン依存型糖尿病患者のインスリン使用量の経年的変動と発育・成長状態．糖尿病．36 : 455-460, 1993
8) Consensus Guideline of International Society for Pediatric and Adolescent Diabetes2006-2007, Pediatric Diabetes 8 : 88-102, 2007
9) Fleming DR et al : The safety of injecting insulin through clothing. Diabetes Care 20 : 244-247, 1997
10) Broadway CA : Commentary : Prevention of insulin lealage after subcutaneous injection. Diabetes Educator 17 : 90, 1991
11) Walsh J et al : Pumping insulin : Everything you need for success on a smart insulin pump. Torrey Pines Press, 2006
12) 小林哲郎，難波光義（編）：インスリンポンプ療法マニュアル，南江堂，東京，2009
13) Hope S et al : Complete Guide To Carb Counting, Alexandria: American Diabetes Association, 2004
14) 大阪市立大学医学研究科発達小児医学教室（編）：かんたんカーボカウント改訂版〜豊かな食生活のために〜，医薬ジャーナル社，大阪，2009

第1部　B．1型糖尿病におけるインスリン療法と栄養

2　治療の目標

1　最終目標

　1型糖尿病では，健常者が血糖値に応じてインスリンを分泌するのと同じように外からインスリンを補うことが大事です．インスリンは栄養源であるブドウ糖を全身の細胞に取り込む役割を果たし，食事とインスリンが足りないと成長に支障をきたします．このため小児期および成長期にはその年齢・成長に応じた食事量とそれに応じた十分量のインスリンを補う必要があります．特に成長期のインスリン必要量は，小児期に比べ数倍もの増量が必要になることがしばしば経験され，その原因は成長期には成長ホルモンの影響でインスリン作用が発揮されにくくなることが原因であることが知られています．

　成長期を終えて成人になってからは，他の成人と同じように社会生活を送る必要があります．このためには一般的な成人の暮らし方での食生活に合わせたインスリン注射法の工夫ができるような技術を身につける必要があります．その結果，良好な血糖コントロールで糖尿病に振り回されない自分らしい人生を送りましょう．

> **ここがポイント**
> ○良好な血糖コントロールで自分らしい人生を送ることができる．

2　一般目標（中期目標）

　日本糖尿病学会の定める血糖コントロールの最も良好な「優」という基準は食前血糖値が110mg/dL未満，食後2時間（食べ始めてから2時間）140mg/dL未満となっています．しかし，合併症の進行度やその他の理由から個人個人で血糖コントロールの目標設定は異なります．主治医の先生と目標設定を確認しておきましょう．

　血糖値はストレスによってどう変動するのでしょうか？　ストレスによって血糖値は多くの人では変動しないのですが，反応して変動する人も少数見受けられます．ストレスによって血糖変動をきたしやすい人の場合，そのストレスをどのように避けるかが大事になります．血糖値に影響を及ぼす因子（詳細は本書「実践編❸：エキスパートになる＝病気とつきあう」参照）は多々ありますので，それらの影響をできる限り把握する必要があります．

　食事を摂るときのインスリンは決まった量を打たないといけないと思っていませんか？　食事の際に食べる量に対応した量のインスリンとそのときの血糖値を補正するための量のインスリンの2つのパートに分けて考える必要があります．ですからインスリンを打つ量はほとんど毎回異なります．

　何も食べていないときに血糖値を一定の範囲に保つために，正常な膵臓は常に少量のインスリンを

分泌しています（基礎インスリン）．この基礎インスリンを補充するために皮下注射として打っているのが持効型溶解インスリン（ランタス®，レベミル®，トレシーバ®）や中間型インスリンで，就寝前か夕食から十分時間が経っている場合と起床時の血糖値が等しくなるように設定します．インスリンポンプ療法なら基礎注入（basal insulin）で，何も食べていないときに血糖値が上下しないように設定します．普段は基礎インスリンを調節する必要はありませんが，成長に応じて，あるいは運動量やまた特に女性においては月経周期に応じて調節する場合があります．体重が変動したような場合にも身体のインスリンに対する反応性が変化することが知られています．一般に体重が増加して肥満してくるとインスリンの効果が低下し，インスリン必要量が増えてきます（インスリン抵抗性）．1型糖尿病患者も食べ過ぎや運動不足が原因で体重が増えてインスリンの効き目が悪くなりインスリン必要量が増えることがあります．この現象がいわゆるインスリン欠乏＋インスリン抵抗性である「3型糖尿病」（＝1型糖尿病＋2型糖尿病）のサインです．

　上述のように体重が増加してきて2型糖尿病の要素が出現してくると「生活習慣病」となります．「生活習慣病」の治療目標は太い血管の合併症である動脈硬化をきたさずに寿命を全うすることです．動脈硬化の主な危険因子として喫煙，高血糖，高血圧，肥満，脂質異常症があげられます．これらは相加的ではなく相乗的に作用することが知られています．1型糖尿病は血糖変動が大きく高血糖をきたしやすいので，動脈硬化を予防するためにその他の危険因子の合併をできる限り避けないといけません．このため1型糖尿病患者では喫煙，血圧，体重，血清脂質値の管理も併せて行うことが大事です．血糖値だけでも管理するのがたいへんですが，血糖管理だけですべて OK というわけではないのです．

ここがポイント
○ 血糖管理とともに生活習慣病を予防できるようになる．

3 個別行動目標（短期目標）

a 知　識

　1型糖尿病には，急性発症型，緩徐進行型，劇症型の亜分類（サブタイプ）があります（本書第1部参照）．急性発症型であっても緩徐進行型でも大部分の場合は劇症型と同じように，いずれはインスリンをまったく分泌できない状態になるので，遅かれ早かれ血糖コントロールが困難になります．血糖をコントロールするうえではどのサブタイプであってもインスリン注射が中心であることは変わりません．このため1型糖尿病の病態を理解して，どうして自分がインスリンを打つ必要があるかについて正しい知識をもって明確に説明できる必要があります．また指示されたようにインスリンを打っているにもかかわらず予想外の血糖値が出たときには，その理由を大まかに説明できる必要があります．食後2時間血糖値が上昇する最も大きな原因は食物中の炭水化物（糖質）です．それよりももっとあとの時間の血糖上昇の原因にはタンパク質や脂質があります．普段よりも多く運動するとインスリンの効き目がよくなって血糖値は下がりやすくなりますし，女性の場合には生理前に血糖値が上昇する場合が多いです．自分なりの生活でのパターンを把握する必要があります．

ここがポイント
○ インスリン注射が必要であることを説明できる．
○ 血糖値の変動の理由を説明できる．

ⓑ 意　識

　1型糖尿病は風邪とは違いますので一度病気になると現在のところは根治療法がないために一生つき合っていく必要があります．また今後有効な治療法が発見されたとしても，それが実用段階までたどりつくころには数十年かかると考えられます．ただし血糖値をコントロールするための治療法は常に進化し続けており，全国の1型糖尿病患者の血糖コントロールは以前に比べると容易になり，徐々に改善してきています．

　HbA1cは過去2～3ヵ月の血糖値の平均と考えられており，合併症が出ないようにするためにはHbA1c（NGSP）7.0％未満にコントロールすることが勧められています．残存インスリン分泌能力などにもよりますが，1型糖尿病の血糖コントロールは通常困難で，健常者のHbA1cレベルまでコントロールするとHbA1cが同じでも高血糖の代償にかなりの低血糖を経験します．

　図1はHbA1cが同じHbA1c（NGSP）6.9％［HbA1c（JDS値）6.5％］の患者さんの血糖値を模式的に示したものです．左に示している患者さんではあまり高血糖，低血糖なく血糖値は経過しておりますが，右に示している患者さんでは同じHbA1cでも著しい高血糖と低血糖を繰り返していることがわかります．米国で行われた1型糖尿病患者を対象としたDCCT研究では，強化療法群（インスリンポンプあるいは1日3回以上インスリン注射群）で健常者よりも高い平均HbA1c（NGSP値）7％程度でしたが，さらに高い平均HbA1c（NGSP値）9.0％程度の従来治療群（1日1～2回インスリン注射群）に比べて平均6.5年の経過で糖尿病細小血管合併症の出現率と進行度は抑えられていました．このように悪いコントロールが続くと糖尿病性合併症が進展してしまう場合があります．1型糖尿病の患者さんの中には糖尿病の合併症について過剰に受け止め過ぎて，血糖値を健常者のHbA1cとまったく同じレベルにしないと気が済まない人がいます．図2に示しますようにHbA1cが低下するに伴い，糖尿病網膜症の発症は抑えられましたが第3者の介助を要するような重症低血糖が多かったことがわかりました．特にHbA1cが低いほど著しく増加しました．低血糖が原因で他人に迷惑をかけるのみならず，運転を誤り他人に殺傷を加える危険もあります．これらのことから1型糖尿病患者の血糖コントロールは健常者とまったく同じレベルまでコントロールするのは危険であり，「ある程度コントロールできていれば十分である」と考えて気楽にすることが大切です．

ここがポイント

○血糖コントロールはある程度できればよいと考えることができる．

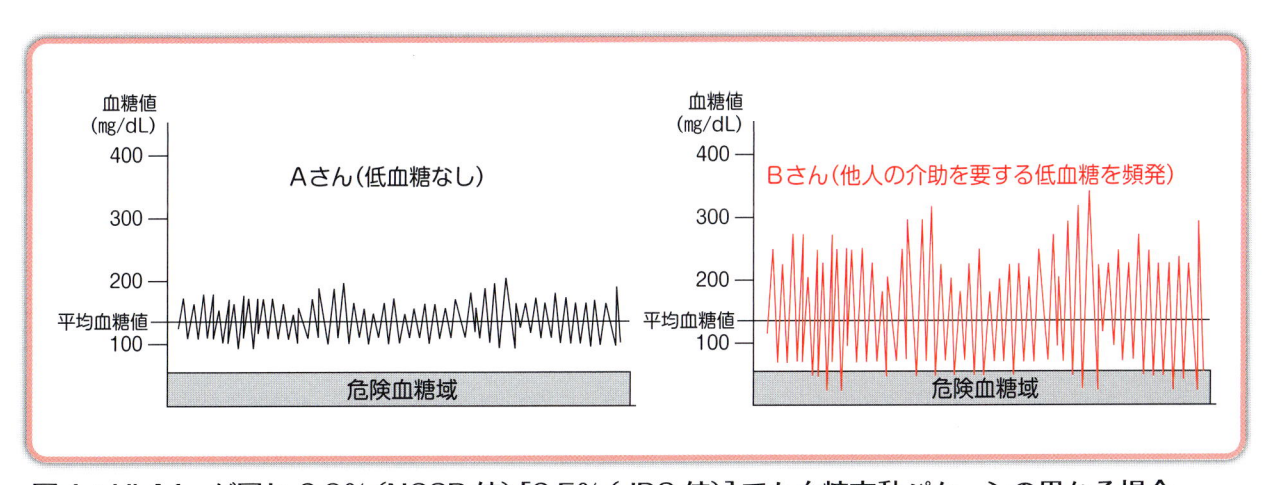

図1：HbA1cが同じ6.9％（NGSP値）［6.5％（JDS値）］でも血糖変動パターンの異なる場合

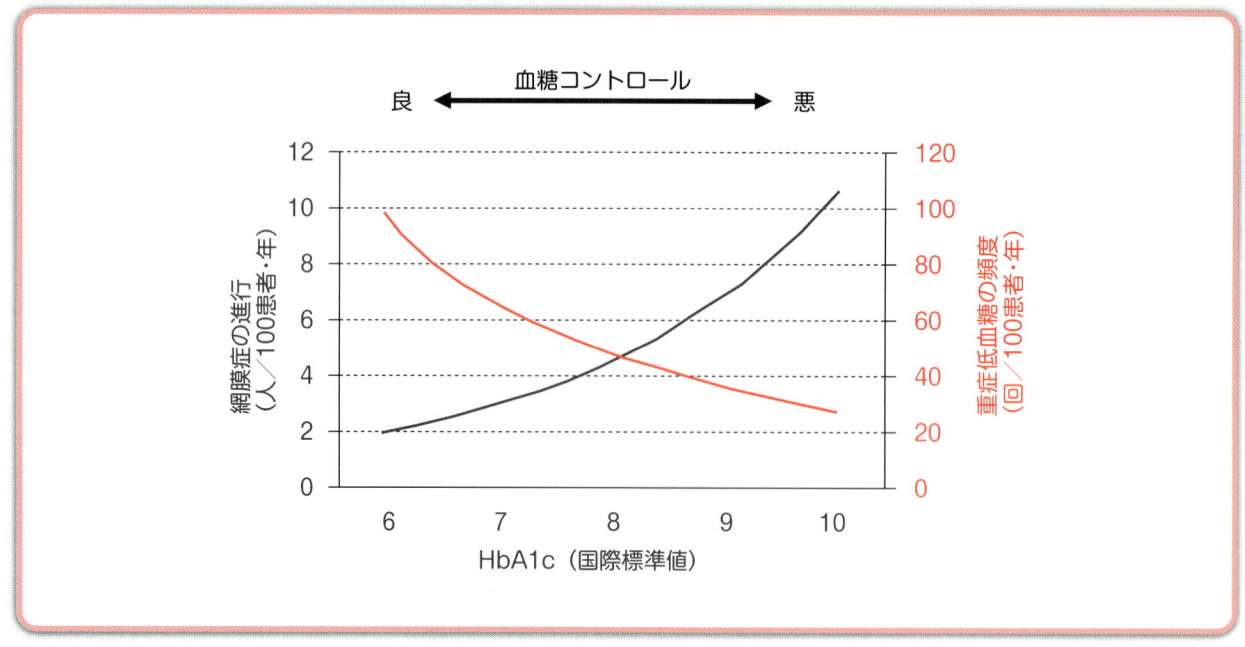

図2：血糖コントロールによる網膜症の進行と重症低血糖の関係
　HbA1cが良好であるほど網膜症の進行は抑えられますが，重症低血糖の頻度は増えます．

C スキル

　よいコントロールで生きていくために自分でどのような工夫ができるのかを考えましょう．まず自分のその日の体調がどうであるかを知る必要があります．風邪などをひいて体調の悪い，つまりシックデイのときにはインスリンの効果がとても悪く，多くのインスリンを打ってもインスリンが効きにくいことがあります．逆に激しい運動を行ってから48〜72時間はインスリンの効き目がよくなり，低血糖が連発します．また，女性の場合には月経周期に伴ってインスリンの効果が変わってくる場合があります．このため自分の現在の体調を判断する必要があります．そしてその状態を把握するために血糖自己測定を行います．

　コントロールのよい場合，血糖測定は決まった時間にする必要はありません．血糖値がわからないときのために測ります．血糖値が予測されて，またその値どおりになっているのであればまったく測定する必要はありません．不規則な生活をする，また普段と異なる生活をする，普段食べないようなものを食べる，というようなときにこそ自分の生活，血糖値を修正するための根拠として測定します．測定値からインスリンを追加投与するあるいは補食を摂るなど次の行動を起こします．測定結果が良好であったときには次の行動を取る必要がなくラッキーであったと考えます．一方，インスリンを追加投与するあるいは補食を摂るなどを必要とする場合には，それを行うことによって自分の体調をよくしたと自覚して「血糖測定をしてよかった！」と実感できることが大事です．

　一方，コントロールの悪い場合は，基本となるインスリン量を決定するため，頻回に血糖を測る必要があります．

　多くの患者さんは食前に血糖測定を行うことが多いと思います．食事に対する追加インスリン量は血糖自己測定の値に応じて合わせていきます．そのときに取る行動とは，①血糖値を補正する，②食べようとする食品に対するインスリン必要量を考えるということになります．食前インスリンの投与量はこれら2つのコンパートメントに分けて考える必要があるのです．漫然と朝何単位，昼何単位，夕何単位など決まった単位で1型糖尿病がコントロールできるものではありません．また，前述のとおり食後血糖値を規定しているのは摂取糖質量です．食べ物は毎日食品交換表で定められた食事を決

められた単位分を食べていても楽しくありません．また，摂取すべきカロリーが定められていても糖質含有量は同じではなく，食品交換表に沿った定められたカロリーの食事を摂っても毎食で摂取炭水化物量は20g程度の誤差が生じえます．

　食品交換表に基づく食べ物を食べる次の段階として，社会生活を行ううえではさまざまな食品を食べるときの対応ができないといけません．どのような食べ物に血糖値に影響を及ぼす糖質，タンパク質，脂質が含まれているのか，またそれらがどのタイミングで血糖値を上げてくるのか，それらにより上昇する血糖値をどのタイミングでどのインスリンを用いて制御するのかということを学ぶ必要があります．また，次の食事までの時間でどのタイミングでどれだけ身体を動かすか，打ったインスリンがどの時間でどのように効くかを把握して，低血糖・高血糖に備える必要があります．そして予想外の数値が出たときにはその値を目標値に戻すため，どのインスリンをどれくらいの量で用いるかを決定できるようになる必要があります．

　毎日1型糖尿病のことを考えるために少しの時間をつくりましょう．ほとんどの患者さんはそれだけで良好な血糖コントロールを達成することが可能です．

ここがポイント

- 自分の体調を判断できる．
- 血糖自己測定ができる．
- インスリン必要量を考えることができる．

■参考文献

1) Amiel SA et al : Impaired insulin action in puberty : A contributing factor to poor glycemic control in adolescents with diabetes. N Engl J Med **315** : 215-219, 1986
2) Riazi A et al : Daily stress and glycaemic control in type 1 diabetes : Individual differences in magnitude, direction, and timing of stress-reactivity. Diabetes Res Clin Pract **66** : 237-244, 2004
3) The Diabetes Control and Complications Trial Research Group : The effect of intensive treatment of diabetes on the development and progression of long-term complications in insulin-dependent diabetes mellitus. N Engl J Med **329** : 977-986, 1993
4) 黒田暁生ほか：食品交換表に基づく新たなカーボカウント指導法．糖尿病．**53** : 391-395, 2010

第2部
病気と取り組む（実践編）

A. 基礎編：病気と向き合う

日常生活の中で，上手に血糖管理を行うことができるかどうかを大きく左右するのは知識ではなく「病気に関連した気持ち」です．ここでは「病気に関連した気持ち」について考えてみましょう．この本を手にして読んでいるという方が患者さんであれば，すでに病気と取り組む気持ちを強く持っていることと思います．

1 病気と向き合うポジティブな状態

- 病気について知らない人に病気のことが説明できる．
- 自己紹介のときに病気のことを話したことがある．
- 同じ病気の友人がいる．相談相手がいる．
- キャンプや患者会などの集会に行ったことがある．
- 学校や会社で理解されている．
- 人前でも血糖を測定できる．
- 人前でもインスリン注射ができる．
- 低血糖時に人前で補食ができる．
- 合併症を十分知っているが，予防できると思う．
- 家族は，病気のことを理解してくれている．

　このように，「積極的な気持ちをもってうまく対応できている」方もたくさんいます．このような方々に「糖尿病になって得したことはあるか」という質問をしてみたことがあります．すると
「病気になって，人生について深く考えられるようになった.」
「病気を通じて，交友関係や患者会を通じて世界が広がった.」
「同じ病気の親友ができた.」
「医療者に接して，自分も医療関係の仕事を目指したいと思った.」
などといった前向きな意見を聞きました．
　一方で病気に取り組む気持ちがあっても，それを邪魔する気持ちも同時に持っていることもよくあります．
　以下に，さまざまな患者さんが持っている否定的な気持ちや経験などを書き出してみました．

2 病気と向き合う否定的な気持ち

- 病気のことは聞きたくない．
- なぜ私だけ病気になったのかと考えてしまう．
- 病気であることで損していると思う．
- 糖尿病という名前がいやだ．
- 病気であることでいじめられたことがある．
- 病気のことをまわりの人はわかってくれない．
- 同じ病気の友人や仲間がいない．そんな仲間はいらない．
- キャンプや患者会の集まりには参加したことがない．

- 病気のことを人に知られたくない．
- 人前でインスリンは打てない，打ちたくない．
- 人前で血糖測定ができない，したくない．
- 同じ病気の人と集まるのはいやだ

　みなさんの心の奥の中にこのような気持ちはないでしょうか？　それぞれの環境や状況は異なり，感じ方や考え方もさまざまです．ですからまったく当てはまらないものもあれば，共通したものがあったり，同感したりできるものもあると思います．このような気持ちは，上手に病気とつき合っていくことを難しくしてしまいます．

　「病気の受け入れ」という言葉がよく用いられます．病気を受け入れるとはどういうことでしょうか？　よく引用されるのは，精神科医キューブラー・ロスが唱えた「悲嘆の五段階」です．

1. 拒否（私はそんな病気ではない．ウソだ）
2. 怒り（なんで私だけがこんな病気になった⁉）
3. 取引（よい治療法があるはずである．治るはず）
4. 抑うつ（何もしたくない．どこにも行きたくない）
5. 受容

　これは死から逃れられないような病気の人が経験する受け入れの過程を段階的に示したものです．それを障害の受け入れに応用したものとして，以下のような段階で示されることもあります．

1. ショック（自分が病気を持ったことが理解できない）
2. 回復への期待（病気が治ること期待してしまう）
3. 悲哀（病気が治らないことに悲しみ，怒り）
4. 防衛（病気を否認することで自己を守ろうとする）
5. 受容

　このように，段階的に受け入れられるようになるという考え方です．

　しかし，実際はなかなか完全に病気を受け入れられるものではないと思います．また，すべての人が段階的に順調に進むわけではなく，行ったり来たりしながら，いろいろな気持ちが現れたり消えたりするのではないでしょうか．発病から何十年経っても，治りたいはずですし，治ることを期待することは当然だと思います．いつも深く考えるとつらさや不安を持っていたり，その気持ちが思い出されたりするものだと思います．

　このような気持ちをなくしてしまう必要はないと思いますし，消し去ることは無理だと思います．しかし，そのような気持ちが悪影響して血糖値がうまく調整できなければ損をしてしまうことも事実です．

　したがって，病気を受け入れるのではなく，このような気持ちとうまくつき合うことができればよいのではないでしょうか．自分の気持ちを否定する必要はありません．自分がどのように感じているのか，どのように考えているのかに気づくことが変化の始まりです．

やってみよう！

●病気に対してどのように感じているのか，考えているのかをここに書いてみてください．

```
┌─────────────────────────────────────────┐
│                                         │
│                                         │
│                                         │
│                                         │
└─────────────────────────────────────────┘
```

●そのことを感じたり考えたりしたときの自分の気分はどうでしょうか？　いやな気分になったり，腹立たしい，悲しくなったり，不安になったりするかもしれません．その気分や感情も押し殺したり我慢したりしないでしっかりと自覚してみてください．その気分や感情を言葉にして表現してみてください．

```
┌─────────────────────────────────────────┐
│                                         │
│                                         │
│                                         │
└─────────────────────────────────────────┘
```

　ここでは，「悲しい」，「くやしい」，「こわい」ではなく，「悲しみ，悔しさ，怒り，恐怖」というように名詞にしてみてください．または「私は，悲しんでいる．」「怒っている．」「怖がっている．」というような動詞にしてみてください．そうすることで少しだけ自分を客観的にみることができます．そして自分から少し距離が開くことで，その感情の強さが少しだけ弱まるかもしれません．いつか感じ方や考え方が変わったり，その強さが変わったりするかもしれません．

3 血糖管理をするうえで障害となるその他の気持ち

血糖管理をするうえでの障害となるその他の気持ちは，以下のように分類できるのではないでしょうか．

ⓐ 現実逃避

- 合併症は自分には起こらない気がする．
- 今は血糖管理よりも大事なことがある．
- 血糖は測定しなくてもわかるので測らない．
- 血糖測定は痛い，面倒くさいからできるだけしない．
- うまく自己管理できている人は自分とは環境や状況が違うと思う．
- 自分にはうまくいかない理由があるからとあきらめている．
- 血糖や，HbA1cを改善したいと思っているができない．
- 今日から明日から頑張ろうと思うがなかなかできない．

血糖管理ができていれば恐れる必要はありませんが，合併症は予期せずに現れることがあります．ですから今から血糖管理にもう少しだけ，力を入れてください．目標は，あまり大き過ぎたり遠過ぎたりしないほうがよいと思います．今から始めましょう！

まず血糖測定を始めましょう．今血糖を測って，そしてそれを今記録しておきましょう．どんなノートでも，メモでも結構です．次の食事前にも血糖測定をして記録してください．血糖値とインスリン注射量を記録しておくことは，振り返りや，高血糖や低血糖の原因を探るためにたいへん有用です．また，ある程度の期間の記録を継続することができると，達成感を満たしてくれることになりさらに継続する意欲がわいてきます．

血糖値の記録は，自分のためのものです．病院でみせるためのものではありません．病院は，自分だけではうまくいかないことを相談に行く場所です．

ⓑ 体重へのこだわり

- インスリンは太るので，減らすことがある．
- 炭水化物は血糖が上がる，太るので食べないようにしている．
- インスリンを多く打つと体がむくむ

多くの女性が，このように考える傾向があるようです．

体重は，摂取カロリーと運動量のバランスで決まります．食べるものの種類は，体重には関係ありません．インスリン量は食べるものによって決まってくるので，インスリンで体重が増えるのではなく，食べた量が多いと体重が増えるのです．体重を増やしたくない人は，食べたものを記録することをお勧めします．何をどれだけ食べたのかを記録しておくことが食べ過ぎの予防になります．

ここで大事なことは，体重への過度なこだわりを持っていないかということです．痩せたいとか，痩せなければならないという強過ぎる思いは，拒食症を引き起こす可能性がありますので要注意です．1型糖尿病の女性は，拒食症に陥りやすいことが知られています．月経も止まってしまいますし，高

率に合併症を起こしてしまう原因になります．このような傾向がある場合は，早めに専門家に相談することが必要です．

　普通は，痩せたいと思ってもうまくいかないで，少し痩せても長続きしないものです．また，食べ過ぎて体重が増えても，どこまでも増えていくことはありません．ある程度の，体重増加は許容範囲であると考えるようにしましょう．

ⓒ 低血糖への恐れ

- 低血糖が怖いのでインスリンを減らすことがある．
- 低血糖でも人前で補食できずに我慢したことがある．

　低血糖は，事故の原因になることがあるので気をつけなければなりません．特に無自覚性低血糖は，気がつかない間に低血糖で倒れてしまったり，無意識に行動してしまったりすることもあり，たいへん危険です．また，過去に起こった重症低血糖がトラウマになって，どうしても低血糖を恐れて高血糖ぎみに維持してしまう場合もあります．

　このような場合は，基礎インスリンの工夫を行い，食事時間がずれたりしても血糖が下がり過ぎないようにすることです．そして，最初は目標血糖を 200 mg/dL など高めに設定することで低血糖が起こらないことを体験しながら，少しずつ目標血糖を下げていくことで自信をつけていくことができます．

　しかし，無自覚性低血糖や重症低血糖が多いわけではないのに「低血糖のときに人前で補食できない」という理由で「低血糖が怖いのでインスリンを減らす」という方も少なくありません．この場合は，低血糖を恐れているのではなく「人前で補食しなければならない」状況になるのが嫌なのではないでしょうか？　ですから改善する必要があるのは，「病気のことを説明する」または「病気のことを理解してもらう」「うまくまわりから援助をもらう」ということです．

ⓓ 周囲の援助・協力が得られない

- 職場・友人に病気を隠している．
- 家族は理解していない，援助してくれない．

　病気を隠して就職した場合などでは，インスリン注射や血糖測定を隠れて行うことになり，低血糖でも糖分の摂取が行いにくいなどの状況があるかもしれません．本来は，できるだけ病気のことを隠さなくてもよい環境をつくることが一番だと思います．ですから時間がかかっても病気を公開することを考えてください．

　また，さまざまな家庭の事情によって家族から十分な理解や協力をしてもらえないことも少なくありません．しかし協力・援助は，さまざまな様式や方法で得ることができます．地域の患者会や全国レベルの患者会への参加や，最近では携帯やインターネットを通じての仲間づくりなどを利用してみることができます．さまざまな交友関係が広がることで，よい情報が得られたり精神的な援助を得ることができたりします．さらにいつのまにか実際の生活にまで好影響が出てくることがあります．

ⓔ 将来への不安

- 高血糖になると，合併症になるのではないかとパニックになる．
- このまま病気が治らなかったらと将来が心配．
- 一生この病気が治らないと思ったら辛い，誰でもいいから治してほしい．
- 親や兄弟に負担をかけていないか，心配させていることが身にしみる．
- 子どもに病気が遺伝しないか心配．
- 病気のために結婚できない．
- 病気のために子供が産めない．
- 病気のために就職できない．

　現在の血糖管理に直接影響を及ぼすものではないとは思われますが，このような将来への不安は皆さんお持ちであると思います．日々の血糖管理とうまくつき合うことができていれば，将来への不安を持つ必要はありません．しかし強い不安は，一人で抱え込まずに主治医や患者会でご相談ください．

　また，治療方法は日々進歩しておりますので，近い将来には血糖管理がもっと簡単にできるようになってくると思います．移植や再生医療の進歩によって根治も夢ではない日が来ると思います．

≪参考団体≫
社団法人　日本糖尿病協会
　　　事務局　〒102-0083 東京都千代田区麹町 4-2-1MK 麹町ビル 5F
　　　　　　　TEL：03-3514-1721　FAX：03-3514-1725
　　　　　ホームページ中の小児糖尿病の会一覧やヤング糖尿病の会一覧を参照

第2部
病気と取り組む（実践編）

B. 実践編❶：治療を始める

第2部 B．実践編❶：治療を始める

1 正しいインスリン注射法を決めるには

1 基礎分泌・追加分泌はこう決める

　インスリンの開始にあたっては，0.2〜0.4U/kg体重を初回1日投与量とし，1日投与量の25%ずつを毎食前の追加インスリン，25%を基礎インスリンとします（第1部-B-1「1型糖尿病におけるインスリン療法の基本」参照）．その後は，毎食前と就寝前の血糖値を毎日，食後血糖も2〜4日おきに測定し，それらが目標に到達するように，2〜4日おきにインスリンを増減します．上手なインスリン導入のコツは，少量のインスリンから開始し，あせらずゆっくり調整することです．しかし，これは，できるだけ入院期間を短縮したいという要求と矛盾します．そこで，インスリン開始直後の数日間，スライディングスケール法[脚注1]によって，毎食前のインスリン量を調節すると短期間に1日のインスリン量を決定できます．この方法は血糖を不安定にしてしまうので普段はしてはいけませんが，1日に必要なインスリン量を早く決定したい場合には便利な方法です．スライディングスケールでインスリンを開始した患者の一例を提示し，インスリン量の決定法を説明します．

> ☞脚注1：スライディングスケール法：注射直前の血糖値を測定し，血糖が高いときにはインスリン量を増やし，低いときには減らすことによって血糖をコントロールする方法です．

<スライディングスケールを用いた例>
　患者は糖尿病性ケトアシドーシスで入院しました．輸液，インスリン持続静注にてケトアシドーシスは改善し，入院第2病日よりインスリン療法を開始しました．入院時，身長168cm，体重50.5kgだったので，初回の1日投与量は50（体重kg）×（0.2〜0.4）＝10〜20単位となります．そこで，毎食前に速効型を4単位，就寝前に持効型4単位を初回投与量とし，短期間に1日インスリン量を決定するため，毎食前注射にスライディングスケール（表1）を併用しました．
　このとき，実際に行ったインスリンの調整を表2（☞p58）に示します．なお，スライディングスケールを行ってる間は速効型を用い，1日インスリン量がある程度決まったところで超速効型に変更し，責任インスリンによるアルゴリズム法によってインスリン量を調節して決定します．スライディングスケールのコツは，スケールの幅（登用するインスリンの変動幅）を大きくしないこと，できるだけ早く，責任インスリンの考え方に基づいたインスリン調整へ移行することです．
　インスリン量を決定するまではエネルギーならびに，朝，昼，夕食，それぞれの糖質量をできるだけ同一になるようにします．

表1：スライディングスケールの一例

血糖値（mg/dL）	投与インスリン量
〜80	−1単位
81〜120	±0単位
121〜160	＋1単位
161〜200	＋2単位
201〜	＋3単位

スライディングスケールを行うときは速効型インスリンを用いるほうがよいです．スライディングスケールを行うときはインスリン投与量の幅はできるだけ小さくすること，1日のインスリン使用量がわかってきたら，できるだけ早く中止し責任インスリンのアルゴリズムにより調整することが大切です．

2 入院時に最低限教えること

　1型糖尿病患者に入院時に教育することとして，1型糖尿病はどのような病気か，なぜ治療が必要か，治療はどのようにしたらよいか，シックデイの対応，特に決してインスリンを中断しないこと，進学，就職，結婚などの問題などたくさんのことを教育しなければなりません．できれば，本書の内容すべてを教育していただきたいと思います．ただし，発症直後の患者は，インスリンを一生注射しなければならないといわれただけで頭が真っ白になってしまうことも珍しくありません．患者の理解力に応じた教育が必要です．また，入院中に教育したことも外来で繰り返し繰り返し教育する必要があります．

　1型糖尿病の教育で，合併症の恐ろしさだけを教育することは避けなければなりません．今の時代，きちんと治療をしていれば失明はほとんどありえません．パイロット免許を取ることだけはできませんが，どんな職業に就くことも可能ですし，就職率や結婚，出産も健常者とほとんど変わらなくなりました．1型糖尿病に対する間違った認識を払拭し，希望の持てる前向きの教育をすることが大切です．学生の場合には特別扱いせず，体育や学校行事にはすべて参加し，好き嫌いなく給食を残さずに食べるように指導することも大切です．

表2：スライディングスケールを用いてインスリンを導入した1型糖尿病患者の一例

病日		朝食前	朝食後2時間	昼食前	昼食後2時間	夕食前	就寝前
		≪速効型≫		≪速効型≫		≪速効型≫	≪持効型溶解（レベミル）≫
第2病日	血糖値(mg/dL)	223		223		240	356
	インスリン量	＋3＝7単位		＋3＝7単位		＋3＝7単位	4単位
第3病日	血糖値(mg/dL)	277		316		209	268
	インスリン量	＋3＝7単位		＋3＝7単位		＋3＝7単位	8単位
第4病日	血糖値(mg/dL)	159		202		217	242
	インスリン量	＋1＝8単位		＋3＝10単位		＋3＝10単位	8単位
第5病日	血糖値(mg/dL)	125		224		113	207
	インスリン量	＋1＝8単位		＋3＝10単位		±0＝7単位	8単位

⇒超速効型に変更し，スライディングスケール中止

病日		朝食前	朝食後2時間	昼食前	昼食後2時間	夕食前	就寝前
		≪超速効型≫		≪超速効型≫		≪超速効型≫	
第6病日	血糖値(mg/dL)	121		287		252	285
	インスリン量	8単位		8単位		8単位	8単位
第7病日	血糖値(mg/dL)	108		214		137	226
	インスリン量	8単位		8単位		8単位	8単位
第8病日	血糖値(mg/dL)	136	259	281	172	225	225
	インスリン量	8単位		8単位		8単位	8単位

⇒朝10，昼6，夕8単位とし，昼に持効型溶解を2単位追加

病日		朝食前	朝食後2時間	昼食前	昼食後2時間	夕食前	就寝前
		≪超速効型≫		≪超速効型≫		≪超速効型≫	
第9病日	血糖値(mg/dL)	110		171		194	235
	インスリン量	10単位		6単位＋（持効型溶解）2単位		8単位	8単位

⇒深夜の低血糖（午前3時に低血糖）で，就寝前の持効型溶解を1単位減

病日		朝食前	朝食後2時間	昼食前	昼食後2時間	夕食前	就寝前
		≪超速効型≫		≪超速効型≫		≪超速効型≫	
第10病日	血糖値(mg/dL)	136		171		194	225
	インスリン量	10単位		6単位＋2単位		8単位	7単位
第11病日	血糖値(mg/dL)	112		168		157	198
	インスリン量	10単位		6単位＋（持効型溶解）2単位		8単位	7単位
第12病日	血糖値(mg/dL)	118	223	179	132	138	185
	インスリン量	10単位		6単位＋（持効型溶解）2単位		8単位	7単位

⇒朝食前12単位，夕食前9単位に増量

病日		朝食前	朝食後2時間	昼食前	昼食後2時間	夕食前	就寝前
		≪超速効型≫		≪超速効型≫		≪超速効型≫	
第13病日	血糖値(mg/dL)	120		132		115	161
	インスリン量	12単位		6単位＋（持効型溶解）2単位		9単位	7単位
第14病日	血糖値(mg/dL)	110		105		97	182
	インスリン量	12単位		6単位＋（持効型溶解）2単位		9単位	7単位

毎食前に速効型4単位，就寝前に持効型4単位とし，毎食前にスライディングスケール（表1）を併用しました．すなわち，毎食前の血糖値が80mg/dL未満では－1単位（この例では3単位），80〜120mg/dLのときは±0単位，120〜160mg/dLは＋1単位，160〜200mg/dLで＋2単位，200mg/dL以上のときには＋3単位としました．
第2，3病日は毎食前7単位を必要とし，1日インスリン量は25単位でしたが，それでもインスリンは不足と考えられたので，第3病日の就寝前より，就寝前8単位とし，第4病日より追加インスリンの基本投与量を毎食前7単位としました．
第4，5病日には朝8，昼，夕は10単位と安定してきたので，毎食前，就寝前を8単位としてスライディングスケールを中止し，追加インスリンは超速効型としました．第8病日は昼食後の血糖が低いにもかかわらず，夕食前が高かったので昼の追加インスリンが多過ぎると同時に基礎インスリンが夕方までもたないと考え，第9病日より昼食前の超速効型を減量すると同時に持効型を昼に追加した．
第12病日に朝食後血糖と就寝前血糖が高かったので，朝を12単位，夕を9単位に増量し退院としました．

第2部 B. 実践編❶：治療を始める

2 血糖値へ影響を与える栄養素の名称を言える

血糖値とは，血液中を流れているグルコース（ブドウ糖）の濃度のことでした．

血糖値へ影響を与える栄養素には，炭水化物（糖質，食物繊維など），脂質，アルコール，タンパク質があります．

1 栄養素とは何か

栄養素とは，食品に含まれている天然の成分のうち，その科学的な構造が明らかにされており，①エネルギー源となる，②身体を構成する，③身体の働きや機能を調節する働きをする，ものをいいます（図1）．

わたしたちの身体は，栄養素から成り立っています．身体を構成する骨や筋肉をはじめとしたさまざまな臓器とそれを構成する細胞は，新陳代謝を繰り返していて，消耗や分解，排泄などによって失われます．したがって，生きていくためにはこれらの栄養素を絶えず食物から補給し続けなければなりません．

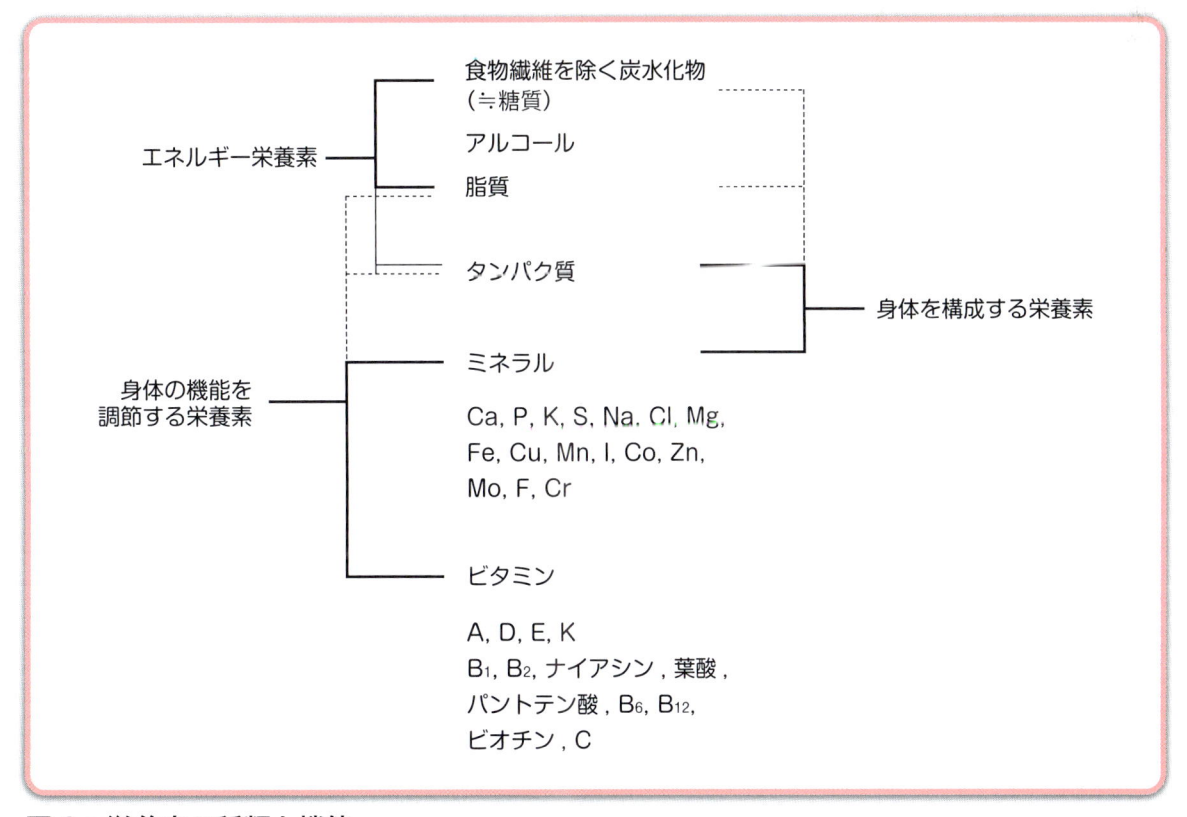

```
                          食物繊維を除く炭水化物
                          （≒糖質）
       エネルギー栄養素 ─┬ アルコール
                          ├ 脂質
                          │
                          └ タンパク質 ──── 身体を構成する栄養素
                          
       身体の機能を ─┬ ミネラル
       調節する栄養素 │   Ca, P, K, S, Na, Cl, Mg,
                     │   Fe, Cu, Mn, I, Co, Zn,
                     │   Mo, F, Cr
                     │
                     └ ビタミン
                         A, D, E, K
                         B₁, B₂, ナイアシン, 葉酸,
                         パントテン酸, B₆, B₁₂,
                         ビオチン, C
```

図1：栄養素の種類と機能

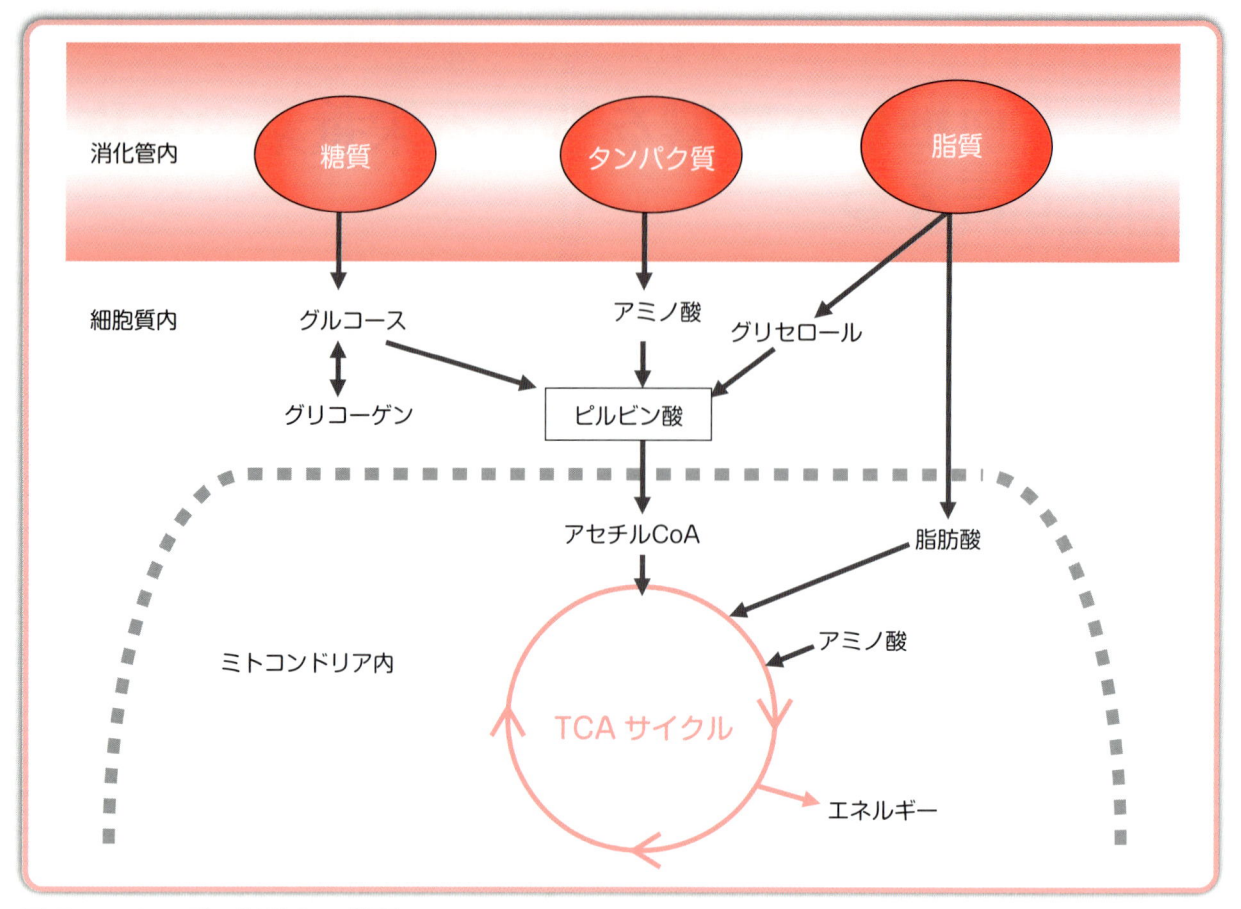

図2：エネルギー栄養素の代謝

　主なエネルギー源となる栄養素は，食物繊維を除く炭水化物（≒糖質），脂質，タンパク質で，これらをエネルギー栄養素といいます．このうち，糖質がそのエネルギー産生の中心的な役割を担います．アルコール（エタノール）は酢酸に分解されたのちに炭水化物代謝の最終段階であるTCAサイクル（図2）に入りエネルギーを産生するので，これもエネルギー源になるとみなします．

　栄養素から産生されたエネルギーは，①体温を保つ，②骨格筋などを使う意識的に身体を動かすときの随意運動や，心筋，呼吸筋活動などの無意識でも働き続けている不随意運動，③細胞内の物質の合成や分解など，全身の生命活動のために使われます．特に脳はグルコース依存組織であるため，たえず一定量のブドウ糖（血糖）が供給されなければなりません．

　食事のたびに糖質を食べることは，エネルギー源であるブドウ糖を効率よく身体に供給するために都合のよい方法です．

2 血糖値に影響する栄養素には何がある？

a 炭水化物（表1）

　食品中の炭水化物には，単糖，オリゴ糖，多糖などの多くの種類があります．分子量が小さいほど，食べてから吸収されるまでの時間はかかりません．

　ブドウ糖のほかに，食べたあとに消化によって分解されてブドウ糖になり吸収されるのは，麦芽糖，デキストリン，グリコーゲン，デンプンです．食べた量が多ければ多いほど，つまり容量依存的に血液中に放出されて血糖になります．

2. 血糖値へ影響を与える栄養素の名称を言える

表1：食物に含まれる炭水化物

分類			種類
単糖			ブドウ糖（グルコース）*，果糖（フルクトース）***，ガラクトース***
オリゴ糖			麦芽糖（マルトース）*，ショ糖；砂糖（シュクロース）**，乳糖（ラクトース）**
多糖	消化性多糖		デキストリン*，グリコーゲン*，デンプン*
	食物繊維****	水溶性食物繊維	ペクチン，植物ガム，粘質物（ガラクトマンナンなど）など
		不溶性食物繊維	セルロース，ヘミセルロース，リグニン，キチン　など
単糖誘導体***			グリセロール，ソルビトール，キシリトール　など

*：速やかに血糖となる
**：一部血糖になる
***：一部もしくは代謝を受けた後血糖になりうるが多量でなければ影響は少ない
****：血糖にはならない

　ショ糖はブドウ糖と果糖が，乳糖はブドウ糖とガラクトースが結合してできているので，食後の血糖には食べた重量の約半量分が影響します．乳製品中の糖質あるいは果物や果糖の多い飲料中の炭水化物は，ブドウ糖や麦芽糖を同量摂取するのと比べて食直後の血糖が上がりません．

　果糖とガラクトースはいったん肝臓に取り込まれたのちにブドウ糖に変換されることもあるので，血糖の材料といえます．しかし，食直後の血糖上昇へはほとんど影響がないと考えられています．果糖は肝臓で脂質に合成されやすいことに注意が必要です．

　グリセロールやソルビトールは，食後には血糖を上げませんが，必要に応じて肝臓でブドウ糖につくり変えられ，血糖の材料にもなります．添加物などに含まれますが，量的には少ないので一般的には血糖への影響は考えなくてもよいでしょう．多量に摂取する場合には注意しましょう．

b 食物繊維

　食物繊維は，人の消化酵素で消化されない食品中の難消化性成分です．つまり，食物繊維は原則として消化管から吸収されず，ほとんどエネルギーにはなりません．また，小腸で糖や脂質の吸収速度を遅延させたり，排泄を促進させたりするので，食物繊維を食べると糖質のみを食べたときよりも血糖は上昇しない可能性があります．

　ただし血糖への影響は，炭水化物の種類や量と，食物繊維の種類や量との兼ね合いによって，同じではありません．

　食品に含まれる炭水化物の含有量に関する情報は，（文部科学省科学技術・学術審議会資源調査分化会報告による）「日本食品標準成分表2015年版（七訂）」に，食品の可食部100gあたりに含まれる平均的な値が示されています．

　ここで注意しておかなければならないのは，食品成分表で示された炭水化物は実測されたものではなく，便宜的に次の式で求められたものです．

炭水化物 ＝ 100g －（水分 ＋ タンパク質 ＋ 脂質 ＋ ミネラル）

すなわち，炭水化物の成分値には食物繊維も含まれているので，血糖を上げる可能性のある炭水化物の目安（糖質と呼ぶことにします）量は

糖質（g）＝ 炭水化物（g）－ 食物繊維（g）

で便宜的に求めることにします．

　この値には，食品によって，フルクトースやガラクトース，グリセロールやソルビトールなども含

まれますので，必ずしも正確に食後の血糖に反映されるはずの糖質量ではありませんが，十分な目安となります．

c 脂質（表2）

食事に含まれる脂質には，中性脂肪，ステロールや脂肪酸誘導体（リン脂質，糖脂質）があります．なお，脂肪の中でも植物油や魚油に含まれる必須脂肪酸は，成長や身体の機能を維持するために，必ず食事から摂取しなければなりません．このうち，エネルギー源となるのは主に中性脂肪です．

食事由来の中性脂肪は，脂肪酸とモノグリセリドに分解され，吸収されると肝臓や組織に運ばれて，β酸化という分解過程を経てエネルギーを産生します．1gあたりのエネルギー産生量が糖質に比べて大きいために食後の血糖も高めてしまうかの錯覚を起こしますが，違います．食事に糖質が含まれていれば，食直後にはブドウ糖が血液中に十分あるので，脂肪はいったん肝臓や組織に運ばれていき，貯蔵型となります．食後，時間が経って血糖が低くなると，脂肪組織から脂質が遊離して脂肪酸をエネルギー源として使います．その際に生じたグリセロールは肝臓でブドウ糖につくり変えられ（糖新生），空腹時の血糖を維持するために使われます．

血糖へ脂質が及ぼす影響として大切なのは，脂肪が多い食事を食べると，胃や小腸での糖質の消化吸収が遅れることです．糖質の吸収の遅れは脂質の量が多いほど大きいと考えられます．特にバターは，他の油脂よりも同時に食べた糖質の血糖上昇を遅らせる作用が強いようです．ただし，その後は血糖が低下しにくくなります（p28～29参照）．

表2：食物に含まれる主な脂質

分類	種類
脂肪酸	
中性脂肪	トリグリセライド，ジグリセライド　など
脂肪酸誘導体 　リン脂質 　糖脂質	 レシチン，スフィンゴミエリン　など グリセロ糖脂質，スフィンゴ糖脂質　など
ステロール	コレステロール，シトステロール　など

> **ここがポイント**
>
> 食事中に少量の油脂を含んでいるほうが油脂を含まない食事よりも，食後の血糖上昇が抑制されます．油脂の量が多いと超速効型では対応時間がずれてしまうので，バターを使った洋食，中華料理，揚げ物などの油脂含量が多い食事の場合には，速効型や中間型を使うか，あるいは超速効型ならば食後2～3時間でインスリンの補充を考えるとよいでしょう．

d タンパク質

タンパク質はアミノ酸から構成される高分子化合物です．体タンパク質，酵素，ホルモン，ホルモン受容体，ミネラル運搬体，ヘモグロビン，免疫抗体，遺伝関連タンパク質，皮膚，毛髪などの合成に必要なアミノ酸を供給します．

エネルギーが不足した状態では，体タンパク質を分解してエネルギーをつくります．食物から摂取

したタンパク質を体タンパク質の合成に利用した余りのアミノ酸の炭素骨格[脚注1]は，ブドウ糖や脂肪酸に変換されてエネルギーとなります．糖になりうるアミノ酸（グリシン，アラニン，バリン，セリン，システイン，メチオニン，プロリン，アスパラギン酸，アスパラギン，グルタミン酸，グルタミン，アルギニン，ヒスチジン）を糖原性アミノ酸といいます．

タンパク質が血糖になるのは食後3〜4時間後といわれていますが，大量に食べた場合を除き，その影響は小さいので原則として無視してかまいません．

> 脚注1：アミノ酸の炭素骨格とはアミノ酸からアミノ基（NH_2）が外れた炭素骨格残りの部分のこと

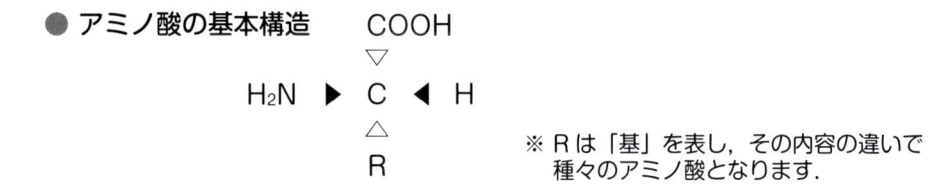

● **アミノ酸の基本構造**

```
           COOH
            ▽
     H₂N ▶ C ◀ H
            △
            R
```

※ Rは「基」を表し，その内容の違いで種々のアミノ酸となります．

e アルコール

アルコール（エタノール）は主として小腸，一部は胃から吸収されたのち，速やかに肝臓に運ばれ，酵素作用によってアセトアルデヒドから酢酸となり，エネルギー源として代謝されます．つまり，エネルギーは産生しますが血糖にはなりません．

むしろ，アルコールを摂取すると糖新生が抑制されること，アルコール摂取後に糖を負荷した場合は血糖上昇が抑制されることが知られており，1型糖尿病ではしばしば低血糖の原因となるといわれています．糖質を食べながらアルコールを飲むと糖質だけのときよりも血糖が速く下がります．蒸留酒は糖を含まないため最もこの作用が強く，醸造酒は糖を含むのでこの作用がやや弱くなります．また，赤ワインのようにポリフェノールの多いものは，小腸で糖を分解する酵素（α-グルコシダーゼ）の阻害作用を発揮するので多糖類の消化を阻害し，血糖上昇を抑制する可能性があります．

ここがポイント

梅酒のような果実酒とジュース割りは，糖を含むので血糖上昇に注意が必要です．

やってみよう！

● **問題（空欄を埋めてみよう）**

Q1：血糖値とは，血液中を流れている（　　　　　）の濃度のことです．
Q2：血糖となりうる栄養素は，（　　　　　）（　　　　　）（　　　　　）です．
Q3：食直後の血糖値を上げる栄養素は，（　　　　　）です．
Q4：食直後の血糖上昇を遅らせる栄養素は（　　　　　）（　　　　　）（　　　　　）です．

● **答**
Q1：ブドウ糖（グルコース），Q2：糖質，脂質，タンパク質，
Q3：糖質，Q4：食物繊維，脂質，アルコール

第2部 B. 実践編❶：治療を始める

3 各栄養素の血糖への影響の特徴を説明できる

　お腹が空くのは脳や身体がブドウ糖を必要としているからです．デンプンを多く含む穀類を主食として食べると，ブドウ糖が効率よく補給できます．しかし，インスリンの量を決めてある場合，食べ過ぎると高血糖になりますし，少な過ぎると低血糖になります．

　1回の食事でどのくらい食べれば，食後の血糖をうまくコントロールできるかは，食事の内容やその日の体調などで変わります．まず，自分が食事を食べたときのインスリンと血糖の基本パターンを調べてみましょう．

　私たちはエネルギー源となる糖質，脂質，タンパク質のほかにも食事からさまざまな栄養素を摂取しなければなりません．これらを過不足なく食べて，同時に血糖もコントロールしたいですね．

　「実践編❶」では，健康を維持するために望ましい理想的な食事を前提とします．

　まず，1日にどれだけエネルギーを摂ったらよいでしょうか．以下のワークシートの空欄に自分の数値を当てはめて計算しましょう．

やってみよう！

●問題（空欄を埋めてみよう）

Q1：健康のための望ましい体重は？

　　身長（m）　×　身長（m）　× 22 ＝　理想体重　kg

Q2：理想体重を維持するための，1日で食べるエネルギー摂取量（kcal）は？

　　理想体重（kg）　×　基礎代謝基準値（kcal/kg/日）　×　身体活動レベル　＝　Ⓐ　kcal

年齢（歳）	基礎代謝基準値（kcal/kg/日）		身体活動レベル*		
	男	女	Ⅰ（低い）	Ⅱ（普通）	Ⅲ（高い）
15～17	27.0	25.3	1.55	1.75	1.95
18～29	24.0	22.1	1.50	1.75	2.00
30～49	22.3	21.7	1.50	1.75	2.00
50～69	21.5	20.7	1.50	1.75	2.00
70以上	21.5	20.7	1.45	1.70	1.95

＊Ⅰ（低い）：生活の大部分が座位で，家事や軽い仕事と1時間以内の歩行程度の者
　Ⅱ（普通）：座位が中心だが，そのほかに立位での作業や接客，通勤・買い物・家事や軽いスポーツをする者
　Ⅲ（高い）：移動や立位の多い仕事をの従事者．あるいは高強度のスポーツ習慣を持つ者
（日本人の食事摂取基準2010年版）

3. 各栄養素の血糖への影響の特徴を説明できる

Q3：1日に炭水化物はどのくらい食べたらよいでしょうか？

エネルギー配分は，炭水化物55％，脂質30％，タンパク質15％が望ましいとされています．
炭水化物の1gは約4kcalに相当しますので

1日分エネルギー摂取量（kcal） 　　　　　　　　1日分炭水化物の量（g）（食物繊維込み）

　　Ⓐ　　× 0.55 ÷ 4 (kcal) = 　ア　 g
　　　　　炭水化物55％

Q4：1日に3食をなるべく均等に食べることにしましょう．1回の食事で食べる炭水化物量（g）は？

1日分炭水化物の量（g）（食物繊維込み）　　　　1食分炭水化物の量（g）（食物繊維込み）

　　ア　　÷ 3 = 　イ　 g

Q5：仮に，1回の食事でごはん（白飯）を主食に食べるとするとどのくらいが適量でしょうか？

食事ごとの炭水化物の80～90％を主食（食品交換表の表1）で食べましょう．
白飯100g中には炭水化物が37.1g含まれます．

1食分炭水化物の量（g） 　　　　　　　　　　　　ごはん（白飯）1食分の量

　　イ　　× 0.85 ÷ 37.1 (g) × 100 = 　ウ　 g
　　　　　80～90％

食事のときの基準にしておきましょう．

Q6：白飯100g中の炭水化物37.1gには血糖にならない食物繊維が0.3g含まれます．
血糖になると考えられる糖質量は？

　　　　　　　　　　　　　　　炭水化物（g） － 食物繊維（g）
白飯100g中糖質量（g） = 　　37.1 (g) 　－　 0.3 (g) 　= 36.8 (g)

　　　　　　　　　　　　　1食分炭水化物の量（g）　1食分食物繊維の量（g）

1食分の糖質（g） = 　イ　 － (0.3 × ウ/100)

下の表の（　）を埋めてみましょう

（小数点以下1桁まで求めましょう）

	タンパク質（g）	脂質（g）	炭水化物（g）	食物繊維（g）	糖質（g）
白飯 100g	2.5	0.3	37.1	0.3	36.8
例）白飯150gの場合	2.5 × 150/100 = 3.8	0.3 × 150/100 = 0.5	37.1 × 150/100 = 55.7	0.3 × 150/100 = 0.5	36.8 × 150/100 = 55.2
私の1食分 白飯（　）g	2.5 × (　)/100 = (　)	0.3 × (　)/100 = (　)	37.1 × (　)/100 = (　)	0.3 × (　)/100 = (　)	36.8 × (　)/100 = (　)

第2部 病気と取り組む（実践編）── B．実践編❶：治療を始める

1 白飯（理想的な1食分）を食べて血糖を測る

やってみよう！

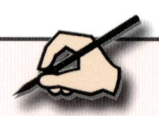

追加インスリン（　　　　）単位で，ごはん1食分を食べたら，血糖はどうなるのでしょう？
食前が100mg/dLぐらいのときに，測ってみよう！　飲み物は麦茶かお湯で．

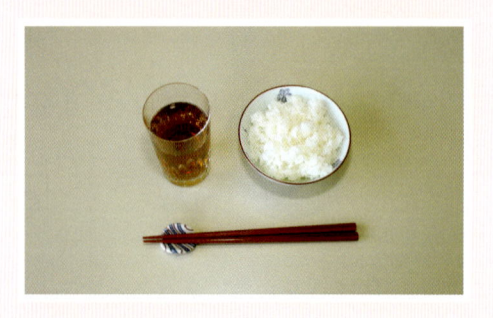

測った値をグラフにしましょう！

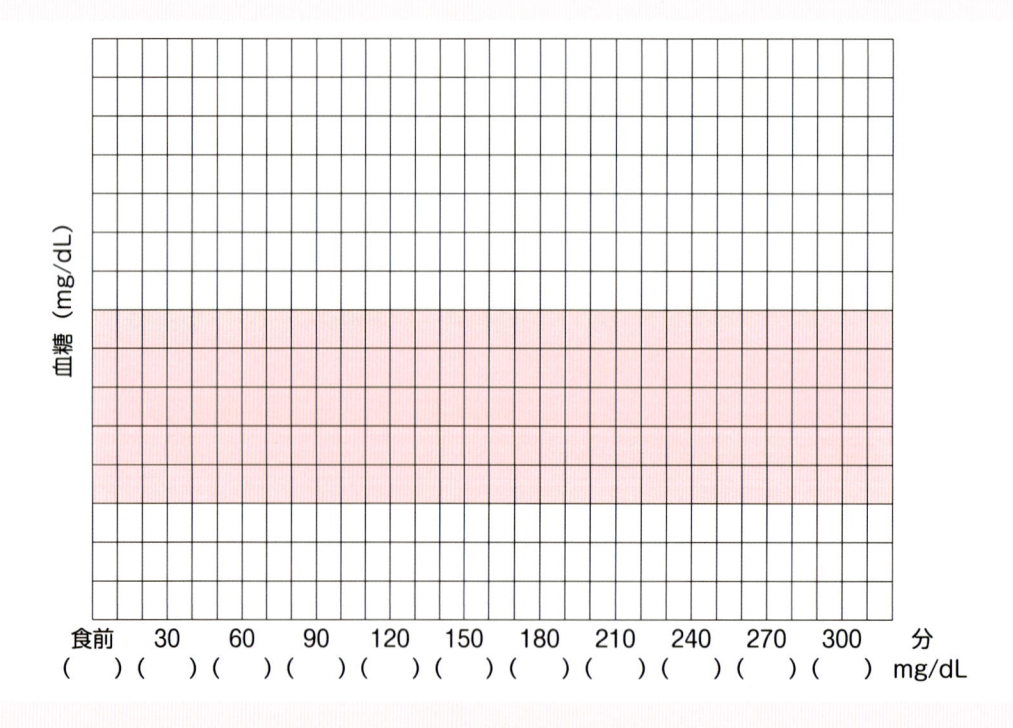

（縦軸：血糖（mg/dL），横軸：食前　30　60　90　120　150　180　210　240　270　300　分
（　）（　）（　）（　）（　）（　）（　）（　）（　）（　）（　）mg/dL）

主食の白飯は主に炭水化物の糖質であるデンプンを供給します．
デンプン→デキストリン→マルトース（麦芽糖）→ブドウ糖と消化酵素によって分解されたのち，小腸で吸収されます．デンプンは食べるとすぐに消化吸収が始まり，食直後～2時間ぐらいの間に血糖となり，血液によって全身に運ばれます．

インスリンの量が決めてあるときには，
デンプンを多く含む白飯を食べ過ぎると血糖が上がり過ぎ，少な過ぎると低血糖になります．

さて，あなたは・・・・

追加インスリン（　　　）単位で，

血糖が 120 分後に（　　　）mg/dL になりました．

50mg/dL 以上は上昇しないことがよいと思われます．ただし，目安はそのときの病態や状況によって同じではありませんので，医師と相談して決めましょう．次の食事までに低血糖になるならば，高めになってもよいとしましょう．

　　　　　食前は（　　　）mg/dL でした．

　　　　　　　（　　　）mg/dL　高い　・　低い　です．

□（　　　）mg/dL 以上　高い　☹　　⇒　インスリン　が　足りなかった？

□（　　　）mg/dL 以上　低い　☹　　⇒　インスリン　が　多過ぎた？

□差が（　　　）mg/dL ⇒　うまくいきました　☺　　　⇒　糖質：追加インスリン 比

ごはん（白飯）1 食分　糖質（　　　）g：インスリン（　　　）単位＝（　　　：　1　）

　　　うまくいったら，糖質（デンプン）を摂取するときの目安にしましょう．

＊注意：1 回の実験で求められた糖質：追加インスリン比は，あくまでも参考値です．同じような
　　　　条件で何度か試してみましょう．

2 白飯（理想的な1食分）＋主菜（卵1個と豆腐100g）を食べて血糖を測る

主菜（卵と豆腐）に含まれる栄養素量は，主食（白飯）と合計すると

		タンパク質（g）	脂質（g）	炭水化物（g）	食物繊維（g）	糖質（g）
絹ごし豆腐	100g	4.9	3.0	2.0	0.3	1.7
全卵（ゆで）	50g	6.5	5.0	0.2	0.0	0.2
	小計	11.4	8.0	2.0	0.3	1.9
白飯	（　）g					
	合計					

1食分の糖質量は白飯だけのときとあまり変わらない

やってみよう！

1 の白飯だけのときと同じ追加インスリン（　　）単位で，ごはん1食分 □ g と主菜（卵1個と豆腐100g）を食べたら，血糖はどうなるのでしょう？

食前が100mg/dLぐらいのときに，測ってみよう！

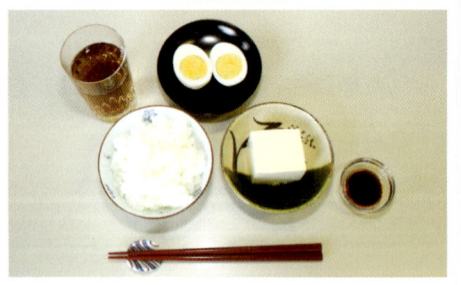

（醤油小さじ1杯を味つけに使います）

測った値をグラフにしましょう！

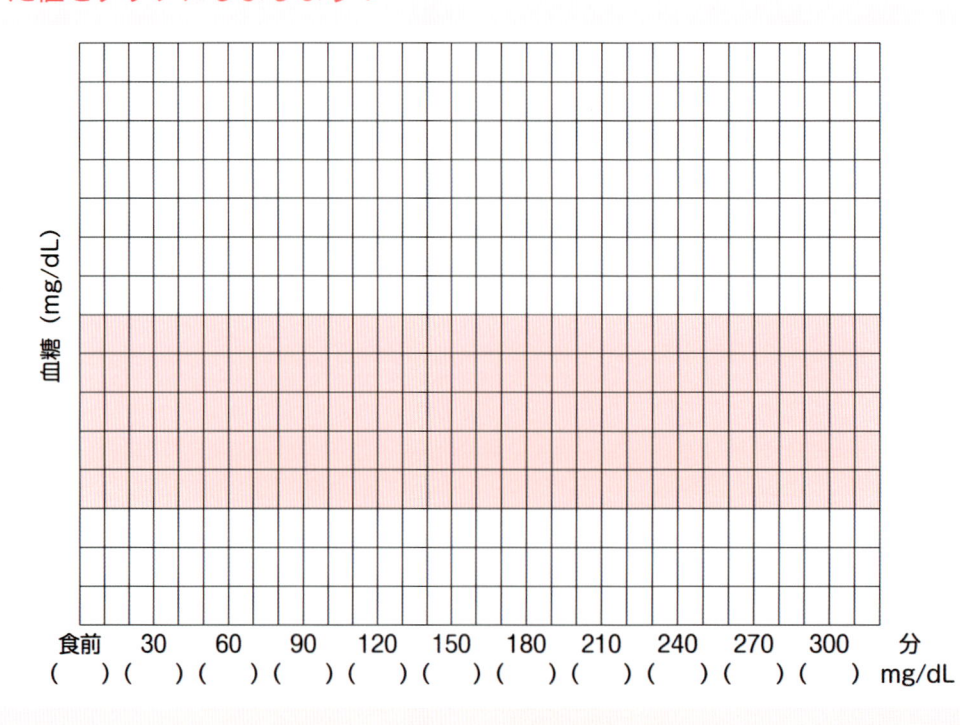

血糖（mg/dL）

食前　30　60　90　120　150　180　210　240　270　300　分
（　）（　）（　）（　）（　）（　）（　）（　）（　）（　）（　）mg/dL

3. 各栄養素の血糖への影響の特徴を説明できる

主食の白飯は主に炭水化物の糖質が（　　　）g含まれています．
主菜の卵と豆腐には，主にタンパク質が含まれています．
脂質も少量含まれていますが，10g以下で目にみえる油脂の量ではありません．
タンパク質が血糖に変わる分の血糖コントロールは，原則として基礎インスリンで賄っています．
インスリンの量が決めてあるときに，主食の糖質に加えてタンパク質と少量の脂質を含む食事を食べても，食直後の血糖はあまり変わらないと考えられます．しかし，いつもよりたくさんタンパク質を含む食品を食べたときには食後3～5時間ごろに血糖が上がってくることがあります．

さて，あなたは・・・・
食前に白飯だけのときと同じ量の追加インスリン（　　　）単位で，卵と豆腐をおかずにして白飯を食べると，
血糖が120分後に（　　　）mg/dLになりました．
　　　　食前は（　　　）mg/dLでした．
　　　　　　　（　　　）mg/dL　<u>高い・低い</u>　です．

□（　　　）mg/dL以上　高い　☹　⇒　インスリン　が　足りなかった？

□（　　　）mg/dL以上　低い　☹　⇒　インスリン　が　多過ぎた？

□差が（　　　）mg/dL ⇒　うまくいきました☺　　⇒　糖質：追加インスリン 比
{主食＋主菜}1食分　糖質（　　　）g：追加インスリン（　　　）単位＝（　　　：1　）

うまくいったら，食物繊維の少ない主食と油の少ない主菜を摂取するときの目安にしましょう

＊注意：1回の実験で求められた糖質：追加インスリン比は，あくまでも参考値です．同じような
　　　　条件で何度か試してみましょう．

3 白飯（理想的な1食分）+主菜（卵1個と豆腐100g）+油 約10g（マヨネーズ15g）を食べて血糖を測る

マヨネーズ15gと主菜（卵と豆腐）に含まれる栄養素は，主食（白飯）と合計すると

		タンパク質(g)	脂質(g)	炭水化物(g)	食物繊維(g)	糖質(g)
絹ごし豆腐	100g	4.9	3.0	2.0	0.3	1.7
全卵（ゆで）	50g	6.5	5.0	0.2	0.0	0.2
マヨネーズ	15g	0.5	10.8	0.3	0.0	0.3
	小計	11.9	18.8	2.5	0.3	2.2
白飯	(　)g					
	合計					

脂質が増えた

1食分の糖質量は白飯だけのときとあまり変わらない

やってみよう！

1 の白飯だけのときと同じ追加インスリン（　　）単位で，ごはん1食分と油の多い主菜（卵1個と豆腐100gとマヨネーズ15g）を食べたら，血糖はどうなるのでしょう？
食前が100mg/dLぐらいのときに，測ってみよう！

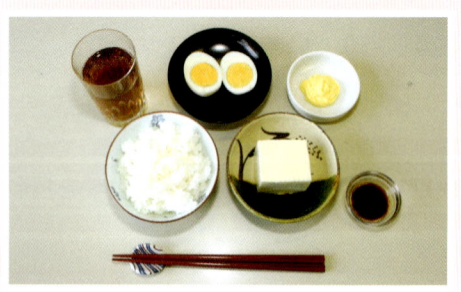

（醤油小さじ1杯を味つけに使います）

測った値をグラフにしましょう！

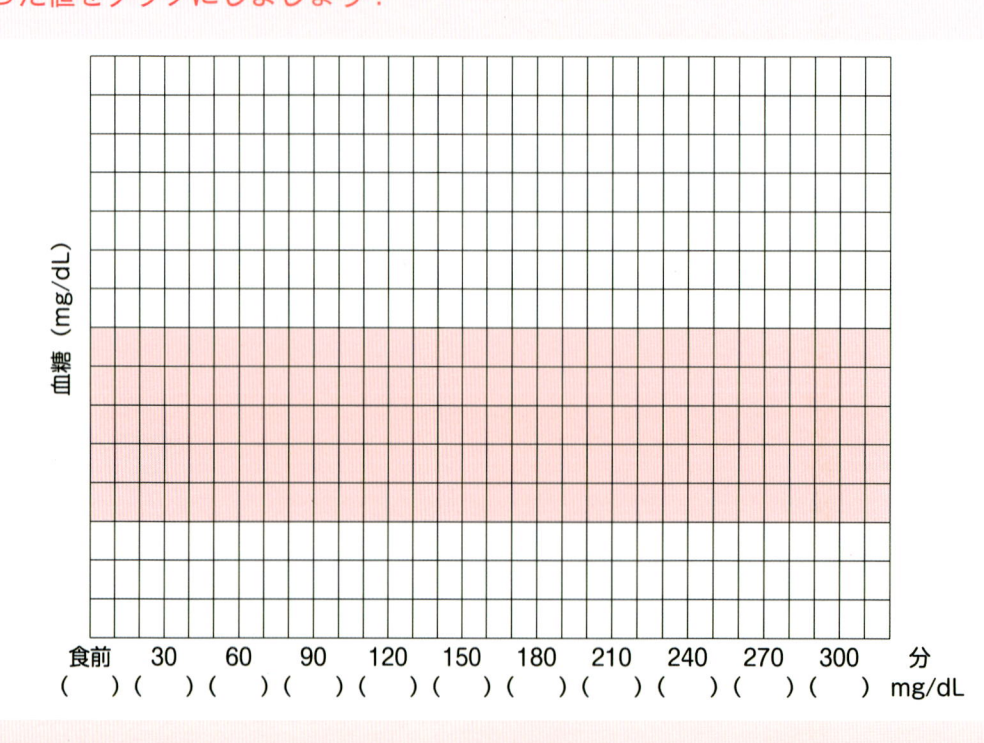

血糖 (mg/dL)

食前　30　60　90　120　150　180　210　240　270　300　分
(　) (　) (　) (　) (　) (　) (　) (　) (　) (　) (　) mg/dL

3. 各栄養素の血糖への影響の特徴を説明できる

主食の白飯は主に炭水化物の糖質が（　　　）g 含まれています．
主菜の卵と豆腐には，主にタンパク質と少量の脂質が含まれています．
調理に植物油約 10g に相当するマヨネーズ 15g を使ってみましょう．つまりこの食事には，脂質が約 20g 含まれます．

インスリンの量が決めてあるときに，脂質がある程度多くなると，食直後の血糖はやや低めか，あまり変わらないと考えられます．しかし，食後 3～5 時間ごろ以降に血糖が上がってくると予想されます．

さて，あなたは・・・・

食前に白飯だけのときと同じ量の追加インスリン（　　　）単位で，卵，豆腐，マヨネーズのおかずで白飯を食べると

血糖が 120 分後に（　　　）mg/dL になりました．
　　　　食前は（　　　）mg/dL でした．
　　　　　　（　　　）mg/dL 　高い ・ 低い　です．

☐（　　　）mg/dL 以上 高い 😞　　⇒ インスリン が 足りなかった？

☐差が（　　　）mg/dL ⇒ うまくいきました 😊　　⇒ 糖質：追加インスリン 比
{主食＋主菜} 1 食分　糖質（　　　）g：追加インスリン（　　　）単位
　　　　　　　　　　　＝糖質 ： 追加インスリン 比＝（　　　：　1　）

血糖が次の食前に（　　　）mg/dL になりました．
　　　　食前は（　　　）mg/dL でした．
　　　　　　（　　　）mg/dL 　高い ・ 低い　です．
※前の食前と次の食前の血糖が同じくらいになるのが目標です．

☐（　　　）mg/dL 以上 高い 😞　⇒ インスリンを（　　　）単位多く注射すれば
　よかった？　⇒ 次は追加インスリンを増やしてやってみよう．

⇒血糖が次の食前に（　　　）mg/dL ⇒ うまくいきました 😊
⇒脂質 10g ： 食後追加インスリン （　　　）単位
　　　　　　　＝脂質 ： 食後追加インスリン 比＝（　　　：　1　）

うまくいったら，食物繊維の少ない主食と油を使った主菜を摂取するときの目安にしましょう．

＊注意：1 回の実験で求められた脂質：追加インスリン比は，あくまでも参考値です．同じような条件で何度か試してみましょう．油脂の種類によって違うかもしれません．

4 白飯（理想的な1食分）＋主菜（卵1個と豆腐100g）＋油 約10g（マヨネーズ15g）＋副菜（野菜120g＝食物繊維4.4g）を食べて血糖を測る

副菜（野菜），マヨネーズ，主菜（卵と豆腐）と主食（白飯）を合計すると，この食事の栄養素量は

		タンパク質（g）	脂質（g）	炭水化物（g）	食物繊維（g）	糖質（g）
絹ごし豆腐	100g	4.9	3.0	2.0	0.3	1.7
全卵（ゆで）	50g	6.5	5.0	0.2	0.0	0.2
マヨネーズ	15g	0.5	10.8	0.3	0.0	0.3
ブロッコリーゆで	60g	2.1	0.2	2.6	2.2	0.4
ほうれんそうゆで	60g	1.6	0.3	2.4	2.2	0.2
小計		15.6	19.3	7.5	4.7	2.8
白飯	（　）g					
合計						

食物繊維の量が増えた．1食分の糖質量は白飯だけのときとあまり変わらない

やってみよう！

1 の白飯だけのときと同じ追加インスリン（　　　）単位で，ごはん1食分と油の多い主菜（卵1個と豆腐100gとマヨネーズ15g）＋副菜（野菜120g）を食べたら，血糖はどうなるのでしょう？ 食前が100mg/dLぐらいのときに，測ってみよう！

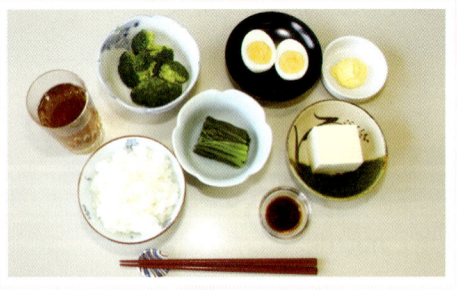

（醤油小さじ1杯を味つけに使います）

測った値をグラフにしましょう！

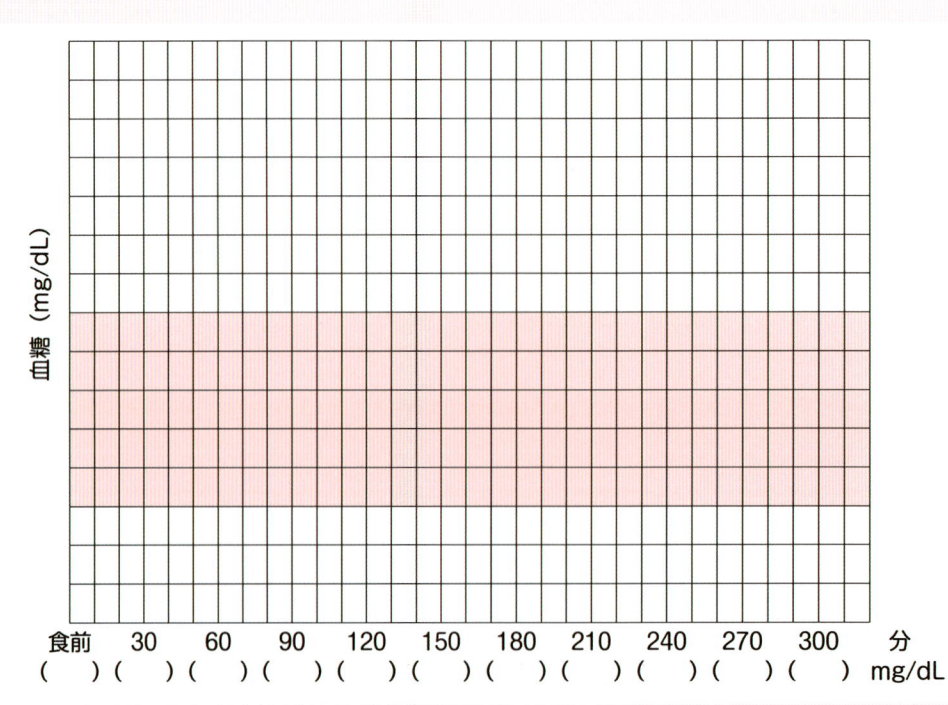

血糖（mg/dL）

食前　30　60　90　120　150　180　210　240　270　300　分
（　）（　）（　）（　）（　）（　）（　）（　）（　）（　）（　）mg/dL

主食の白飯は主に炭水化物の糖質が（　　　）g 含まれています．
主菜の卵と豆腐には，主にタンパク質と少量の脂質が含まれています．
調理に植物油約 10g に相当するマヨネーズ 15g を使い，脂質が約 20g 含まれます．
バランスのとれた健康的な食事にするためには，食物繊維ばかりでなくビタミンやミネラルが豊富な野菜を副菜として食べましょう．ブロッコリー 60g とほうれんそう 60g には，食物繊維が 2.2g ずつ含まれます．
野菜 120g を 1 食あたりに食べるのが望ましい野菜の量の目安にしましょう．

食後の血糖は野菜を食べないときと比べて変わるでしょうか．

さて，あなたは・・・・
食前に白飯だけのときと同じ量の追加インスリン（　　　）単位で，卵，豆腐，油，野菜をおかずにして白飯を食べると

　　血糖が 120 分後に（　　　）mg/dL になりました．
　　　　　　食前は（　　　）mg/dL でした．
　　　　　　　　　（　　　）mg/dL　　高い　・　低い　　です．

　□（　　　）mg/dL 以上　高い　☹　⇒　インスリンを（　　　）単位　追加する？

　□（　　　）mg/dL 以上　低い　☹　⇒　インスリンは少なめでもよかった？

　□　うまくいきました　☺
　　　⇒　{主食＋主菜＋副菜} 1 食分　糖質（　　　）g：追加インスリン（　　　）単位
　　　　　　　　　　　　　＝糖質 ： 追加インスリン　比＝（　　　：　1　）

血糖が次の食前に（　　　）mg/dL になりました．
　　　　食前は（　　　）mg/dL でした．
　　　　　　　（　　　）mg/dL　　高い　・　低い　　です．
※前の食前と次の食前の血糖が同じくらいになるのが目標です．

　□（　　　）mg/dL 以上　高い　☹　⇒　インスリンを（　　　）単位　多く注射すればよかった？　⇒　次は追加インスリンを増やしてやってみよう．
　□ 血糖が次の食前に（　　　）mg/dL ⇒　うまくいきました　☺
　　　⇒　脂質が少し含まれていても野菜を食べれば追加インスリンは必要ない？

うまくいったら，食物繊維の少ない主食＋油を使った主菜＋油のない副菜
あるいは　　　　食物繊維の少ない主食＋油を使わない主菜＋油を使った副菜
を摂取するときの目安にしましょう．

ただし，食物繊維の影響は，個人差が大きく，食物繊維の種類や量によっても異なります．
緑黄色野菜のように脂溶性成分が多い野菜を食べたときと，色の薄い脂溶性成分が少ない野菜を食べたときでは違う反応になるかもしれません．海藻やきのこを食べたときはどうなるでしょうか．
人によって野菜の種類や他の食材との組み合わせでも違う結果になるかもしれません．

＊注意：1回の実験で求められた脂質：追加インスリン比は，あくまでも参考値です．同じような条件で何度か試してみましょう．

第2部 B. 実践編❶：治療を始める

4 糖質，タンパク質，脂質，食物繊維を主に供給する食品を言える

1 白飯（理想的な1食分）に相当する糖質供給食品の名称と量

　白飯100gには糖質が37g（36.8g）含まれています．白飯100gと同じ糖質37g（36.8g）を他の主食で食べるときには，どのくらい食べたらよいでしょうか？
　表1Aに代表的な食品を食べた場合の相当量を示しました．食品の種類によって厳密には量が異なりますが，およその目安で捉えると，麺類（ゆで）は150gくらい，パン類は約80gくらいです．

表1：主食に用いる代表的な食品

食品名	A：白飯100gに相当する食品重量と含有栄養素量							B：常用目安量と含有栄養素量							
	白飯100gに相当する糖質を含む重量(g)	炭水化物(g)	食物繊維(g)	糖質(g)	タンパク質(g)	脂質(g)	エネルギー(kcal)	常用量 一人分	(g)	食物繊維(g)	糖質(g)	タンパク質(g)	脂質(g)	エネルギー(kcal)
白飯	100	37.1	0.3	36.8	2.5	0.3	168	1杯	150	0.5	55.2	3.8	0.5	252
もち	74	37.4	0.6	36.8	3.1	0.6	175	2個	120	1.0	59.4	5.0	1.0	282
うどん（ゆで）	177	38.2	1.4	36.8	4.6	0.7	189	一玉	240	1.9	49.9	6.2	1.0	252
中華麺（ゆで）	132	38.5	1.7	36.8	6.5	0.8	197	一玉	200	2.6	53.2	9.8	1.2	298
マカロニ・スパゲッティ（ゆで）	137	38.9	2.1	36.8	7.1	1.2	204		200	3.0	53.8	10.4	1.8	298
そば（ゆで）*	153	39.8	3.1	36.8	7.3	1.5	201	一玉	200	4.0	48.0	9.6	2.0	264
小麦粉（1等）	50	38.0	1.3	36.8	4.0	0.9	184	お好み焼き1枚分	50	1.3	36.7	4.0	0.9	184
フランスパン	67	38.5	1.8	36.8	6.3	0.9	187	2切れ	60	1.6	32.9	5.6	0.8	167
ライ麦パン*	78	41.1	4.4	36.8	6.6	1.7	206	2枚	120	6.7	56.5	10.1	2.6	317
葡萄パン	75	38.3	1.7	36.8	6.2	2.6	202	2枚	120	2.6	58.7	9.8	4.2	322
ナン	81	38.5	1.6	36.8	8.3	2.6	212		100	2.0	45.6	10.3	3.4	262
食パン	83	38.8	1.9	36.8	7.7	3.7	219	2枚	120	2.8	53.3	11.2	5.3	316
ホットケーキ	83	37.7	0.9	36.8	6.2	4.6	216		130	1.4	57.6	9.8	7.2	339
ロールパン	79	38.4	1.6	36.8	8.0	7.1	250	2個	80	1.6	37.3	8.1	7.2	253
デニッシュペストリー**	85	38.3	1.4	36.8	6.1	17.6	337	1個	85	1.4	36.8	6.1	17.6	337
クロワッサン**	87	38.2	1.6	36.8	6.9	23.4	390	2個	80	1.4	33.7	6.3	21.4	358

*：白飯より食物繊維が多い．
**：白飯より脂質が多い．

> ## やってみよう！
>
> ●それでは，次の（　）に自分の目安を計算して記入しましょう．
> 　自分の理想的な1食分に食べる　白飯1杯（　　　　）gには糖質が（　　　　）g含まれています．
> 　これは，うどん（ゆで）　　なら（　　　　）g
> 　　　　　スパゲティ（ゆで）なら（　　　　）g
> 　　　　　食パン　　　　　なら（　　　　）gに含まれます．

　一方，外食や市販の食品は，一人前の量が店で決められてしまっています．表1Bに，一般的に一人前といわれている食品の量に含まれる栄養素量を計算してみました．糖質が55gぐらい含まれるものが多いようですが，店により異なります．

　インスリンに慣れるまでは，主食の重さを測ったり，表示で量を調べてから食べましょう．

　ところで，主食に用いる食品の中でも，米を原料とした「白飯」は，小麦を原料とした「麺類」や「パン類」と比べてタンパク質，脂質，食物繊維のいずれも少ないという特徴があります．つまり白飯は血糖に影響する栄養素として，糖質だけを考えればよいので，インスリンの効果を考えるための計算が楽です．白飯のつぎに，脂質と食物繊維が少ないのは「うどん」です．

> **ここがポイント**
> 慣れるまでは，主食は「白飯」か「うどん」ということにしておきましょう．

2 タンパク質10g（卵1個と豆腐100g）に相当するタンパク質供給食品の名称と量

　「第2部-B-3-2」（p68）の理想的な主菜（卵1個と豆腐100g）には，タンパク質が約10g含まれていました．主食には，卵類，肉類，魚介類，大豆・大豆製品を用います．約10gのタンパク質を他の食品で食べる場合は，どのくらい食べたらよいでしょうか？

　表2Aに代表的な食品の可食部[脚注1]100gを食べた場合の供給栄養素量を示しました．これを基にして，表2Bにタンパク質10gを供給する食品の重量と他の栄養素量を示しました．例外はありますが，タンパク質10gは，およそ50gくらいの食品から供給されます．

> 脚注1：可食部とは，通常食品を食べるときに実際に食べる部分のこと．たとえば，魚の場合ならば，頭，骨，ヒレを除いた身の部分のこと．

　これらの食品は，脂質の含有量が食品によって違いが大きいことがわかります．

　タンパク質10g相当量で，脂質が非常に多い（脂質20g以上）食品は和牛やバラ肉です．これは，血糖予測が難しそうです．

4. 糖質，タンパク質，脂質，食物繊維を主に供給する食品を言える

表2：主菜に用いる主な食品と供給栄養素量

			A：可食部100gあたりの供給栄養素量					B：タンパク質10g相当量を供給する食品重量と供給栄養素量					
			可食部重量(g)	エネルギー(kcal)	タンパク質(g)	脂質(g)	炭水化物(g)	食物繊維(g)	可食部重量(g)	エネルギー(kcal)	タンパク質(g)	脂質(g)	炭水化物(g)	食物繊維(g)
脂質が非常に多い	飽和脂肪酸が多い	和牛バラ肉	100	517	11.0	50.0	0.1	0.0	91	470	10	45.5	0.1	0.0
		和牛ロース肩（脂身つき）	100	411	13.8	37.4	0.2	0.0	72	298	10	27.1	0.1	0.0
		輸入牛バラ肉	100	371	14.4	32.9	0.2	0.0	69	258	10	22.8	0.1	0.0
		豚大型種バラ肉	100	386	14.2	34.6	0.1	0.0	70	272	10	24.4	0.1	0.0
脂質が多い	飽和脂肪酸が多い	成鶏もも（皮つき）	100	253	17.3	19.1	0.0	0.0	58	146	10	11.0	0.0	0.0
		和牛肩（脂身つき）	100	286	17.7	22.3	0.3	0.0	56	162	10	12.6	0.2	0.0
		豚中型種ロース（脂身つき）	100	291	18.3	22.6	0.2	0.0	55	159	10	12.3	0.1	0.0
	n-3系多価不飽和脂肪酸が多い	まぐろトロ（くろまぐろ）	100	344	20.1	27.5	0.1	0.0	50	171	10	13.7	0.0	0.0
		さんま	100	310	18.5	24.6	0.1	0.0	54	168	10	13.3	0.1	0.0
		かつお缶詰（油漬）	100	293	18.8	24.2	0.1	0.0	53	156	10	12.9	0.1	0.0
		たちうお	100	266	16.5	20.9	Tr	0.0	61	161	10	12.7	Tr	0.0
		うなぎ	100	225	17.1	19.3	0.3	0.0	58	132	10	11.3	0.2	0.0
	不飽和脂肪酸が多い	油揚げ	100	386	18.6	33.1	2.5	1.1	54	208	10	17.8	1.3	0.6
脂質が中くらい	飽和脂肪酸が多い	和牛もも（脂身つき）	100	246	18.9	17.5	0.5	0.0	53	130	10	9.3	0.3	0.0
		輸入牛ロース（脂身つき）	100	240	17.9	17.4	0.1	0.0	56	134	10	9.7	0.1	0.0
		輸入牛ひき肉	100	224	19.0	15.1	0.5	0.0	53	118	10	7.9	0.3	0.0
		輸入牛肩（脂身つき）	100	180	19.0	10.6	0.1	0.0	53	95	10	5.6	0.1	0.0
		豚中型種肩（脂身つき）	100	239	18.3	17.2	0.0	0.0	55	131	10	9.4	0.0	0.0
		豚ひき肉	100	221	18.6	15.1	0.0	0.0	54	119	10	8.1	0.0	0.0
		豚中型種もも（脂身つき）	100	225	19.5	15.1	0.2	0.0	51	115	10	7.7	0.1	0.0
		卵	100	151	12.3	10.3	0.3	0.0	81	123	10	8.4	0.2	0.0
	n-3系多価不飽和脂肪酸が多い	にしん	100	216	17.4	15.1	0.1	0.0	57	124	10	8.7	0.1	0.0
		ぶり	100	257	21.4	17.6	0.3	0.0	47	120	10	8.2	0.1	0.0
		たいせいようさけ（養殖）	100	237	20.1	16.1	0.1	0.0	50	118	10	8.0	0.0	0.0
		まいわし	100	217	19.8	13.9	0.7	0.0	51	110	10	7.0	Tr	0.0
		ますのすけ	100	200	19.5	12.5	Tr	0.0	51	103	10	6.4	Tr	0.0
		あなご	100	161	17.3	9.3	Tr	0.0	58	93	10	5.4	Tr	0.0
		きんめだい	100	160	17.8	9.0	0.1	0.0	56	90	10	5.1	0.1	0.0
		まだい（養殖）	100	194	21.7	10.8	0.1	0.0	46	89	10	5.0	0.0	0.0
	n-6系多価不飽和脂肪酸が多い	木綿豆腐	100	72	6.6	4.2	1.6	0.4	152	109	10	6.4	2.4	0.6
		湯葉	100	231	21.8	13.7	4.1	0.8	46	106	10	6.3	1.9	0.4
		絹ごし豆腐	100	56	4.9	3.0	2.0	0.3	204	114	10	6.1	4.1	0.6
		糸引き納豆	100	200	16.5	10.0	12.1	6.7	61	121	10	6.1	7.3	4.1
		大豆（茹で）	100	180	16.0	9.0	9.7	7.0	63	113	10	5.6	6.1	4.4

Tr：微量

　タンパク質10g相当量で，脂質が多い（脂質10〜15g）の食品は，和牛肉，脂身つきの豚ロース肉，皮つきの鶏肉，脂ののった魚，油揚げです．

　タンパク質10g相当量で，脂質が中くらい（脂質5〜10g前後）の食品は，やや脂のある肉や魚や大豆製品です．

　卵1個と豆腐100gには脂質が合わせて8g含まれていますので，単品なら脂質が中くらいの食品が類似しています．

　タンパク質10g相当量で，脂質が少ない（脂質5g未満）の食品は，輸入牛や豚の赤身肉，皮なしの鶏肉，白身の魚類，貝，イカ，カニ，エビなどです．これらの食品は，料理に油脂類を多めに使えます．

　なお，原則として，肉，魚類は炭水化物も食物繊維もほとんど含みません．貝類は少し糖質を含み

表2：主菜に用いる主な食品と供給栄養素量（つづき）

		A：可食部100gあたりの供給栄養素量						B：タンパク質10g相当量を供給する食品重量と供給栄養素量					
		可食部重量(g)	エネルギー(kcal)	タンパク質(g)	脂質(g)	炭水化物(g)	食物繊維(g)	可食部重量(g)	エネルギー(kcal)	タンパク質(g)	脂質(g)	炭水化物(g)	食物繊維(g)
	輸入牛もも（脂身つき）	100	182	21.2	9.6	0.5	0.0	47	86	10.0	4.5	0.2	0.0
	輸入牛ヒレ肉	100	133	20.5	4.8	0.3	0.0	49	65	10.0	2.3	0.1	0.0
	輸入牛肩赤肉	100	130	20.4	4.6	0.1	0.0	49	64	10.0	2.3	0.0	0.0
	輸入牛もも赤肉	100	140	22.5	4.6	0.5	0.0	44	62	10.0	2.0	0.2	0.0
	豚中型種もも赤肉	100	143	21.9	5.3	0.2	0.0	46	65	10.0	2.4	0.1	0.0
	豚中型種肩赤肉	100	123	21.4	3.5	0.0	0.0	47	57	10.0	1.6	0.0	0.0
	豚中型種ヒレ肉	100	112	22.7	1.7	0.1	0.0	44	49	10.0	0.7	0.0	0.0
	若鶏胸（皮なし）	100	108	22.3	1.5	0.0	0.0	45	48	10.0	0.7	0.0	0.0
	若鶏ささみ	100	105	23.0	0.8	0.0	0.0	43	46	10.0	0.3	0.0	0.0
	さわら	100	177	20.1	9.7	0.1	0.0	50	88	10.0	4.8	0.0	0.0
	ししゃも	100	166	21.0	8.1	0.2	0.0	48	79	10.0	3.9	0.1	0.0
	さくらます	100	161	20.9	7.7	0.1	0.0	48	77	10.0	3.7	0.0	0.0
	めかじき	100	141	18.3	6.7	0.1	0.0	55	77	10.0	3.7	0.1	0.0
	まだい（天然）	100	142	20.6	5.8	0.1	0.0	49	69	10.0	2.8	0.0	0.0
	ほっけ	100	115	17.3	4.4	0.1	0.0	58	66	10.0	2.5	0.1	0.0
	かつお（秋どり）	100	165	25.0	6.2	0.2	0.0	40	66	10.0	2.5	0.1	0.0
	かんぱち	100	129	21.0	4.2	0.1	0.0	48	61	10.0	2.0	0.0	0.0
脂質が少ない	あまだい	100	113	18.8	3.6	Tr	0.0	53	60	10.0	1.9	Tr	0.0
	しろさけ	100	133	22.3	4.1	0.1	0.0	45	60	10.0	1.8	0.0	0.0
	まあじ	100	121	20.7	3.5	0.1	0.0	48	58	10.0	1.7	0.0	0.0
	あゆ	100	100	18.3	2.4	0.1	0.0	55	55	10.0	1.3	Tr	0.0
	ひらめ	100	103	20.0	2.0	Tr	0.0	50	52	10.0	1.0	Tr	0.0
	まがれい	100	95	19.6	1.3	0.1	0.0	51	48	10.0	0.7	0.1	0.0
	さより	100	95	19.6	1.3	Tr	0.0	51	48	10.0	0.7	0.0	0.0
	まぐろ（赤身）	100	125	26.4	1.4	0.1	0.0	38	47	10.0	0.5	0.0	0.0
	メルルーサ	100	77	17.0	0.6	Tr	0.0	59	45	10.0	0.4	Tr	0.0
	とびうお	100	96	21.0	0.7	0.1	0.0	48	46	10.0	0.3	0.0	0.0
	きす	100	85	19.2	0.4	0.1	0.0	52	44	10.0	0.2	0.1	0.0
	かつお（春どり）	100	114	25.8	0.5	0.1	0.0	39	44	10.0	0.2	0.0	0.0
	まだら	100	77	17.6	0.2	0.1	0.0	57	44	10.0	0.1	0.1	0.0
	かき（養殖）	100	60	6.6	1.4	4.7	0.0	152	91	10.0	2.1	7.1	0.0
	はまぐり	100	38	6.1	0.5	1.8	0.0	164	62	10.0	0.8	3.0	0.0
	スルメイカ	100	88	18.1	1.2	0.2	0.0	55	49	10.0	0.7	0.1	0.0
	あさり	100	30	6.0	0.3	0.4	0.0	167	50	10.0	0.5	0.7	0.0
	タコ	100	76	16.4	0.7	0.1	0.0	61	46	10.0	0.4	0.1	0.0
	ズワイガニ	100	63	13.9	0.4	0.1	0.0	72	45	10.0	0.3	0.1	0.0
	くるまえび	100	97	21.6	0.6	Tr	0.0	46	45	10.0	0.3	Tr	0.0
	タラバガニ	100	59	13.0	0.3	0.2	0.0	77	45	10.0	0.2	0.2	0.0
	あかがい	100	74	13.5	0.3	3.5	0.0	74	55	10.0	0.2	2.6	0.0
	ブラックタイガー	100	82	18.4	0.3	0.3	0.0	54	45	10.0	0.2	0.2	0.0
	帆立貝（貝柱）	100	97	17.9	0.1	4.9	0.0	56	54	10.0	0.1	2.7	0.0

Tr：微量

ますが，少ないので無視してよいでしょう．大豆・大豆製品のうち，ゆで大豆と納豆には食物繊維が豊富です．

> **ここがポイント**
>
> 慣れるまでは，主菜は脂質の少ない～中くらいの肉，魚，大豆製品のいずれかとしましょう．

4. 糖質，タンパク質，脂質，食物繊維を主に供給する食品を言える

3 植物油 10g に相当する脂質供給食品の名称と量

脂質を多く含む食品は，精製された植物油や動物の脂，乳製品，種実類などです．

表 3A に脂質を多く含む食品の，可食部 100g 中の供給栄養素量を示しました．これを基にして，表 3B に脂質 10g を供給する食品の重量と他の栄養素量を示しました．

精製された植物油やラード，牛脂，バター，マーガリン，マヨネーズは，ほとんどが脂質とみなせます．これらの食品は，目にみえるので料理に加えた油脂の量を把握しやすいものです．

バラ肉，生クリーム，チーズ類は約 20～30g で飽和脂肪酸の多い脂質 10g を含むほか，タンパク質を供給します．種実類は約 20g で不飽和脂肪酸の多い脂質 10g を含むほか，タンパク質，糖質，食物繊維を含みます．これらの食品は，血糖に与える影響がそれぞれ異なると考えられます．

「第 2 部-B-3-3」(p70)では，料理に植物油 10g としてマヨネーズ 15g を使いましたが，脂質の種類によって食後の血糖に及ぼす影響は異なるようです．

> **ここがポイント**
>
> 慣れるまでは，使用量がわかりやすいので，精製度の高い油脂類 10g を主菜か副菜の料理に加えて使いましょう．脂質含有量の多い食品は「実践編❷」で試しましょう．

表3 油脂・油脂を多く含む食品

		A：可食部100gあたりの供給栄養素量							B: 植物油10g相当量を供給する食品重量と供給栄養素量						
		可食部重量(g)	エネルギー(kcal)	タンパク質(g)	脂質(g)	炭水化物(g)	食物繊維(g)	糖質(g)	脂質10g供給重量	エネルギー(kcal)	タンパク質(g)	脂質(g)	炭水化物(g)	食物繊維(g)	糖質(g)
飽和脂肪酸が多い	ラード	100	941	0.0	100.0	0.0	0.0	0.0	10	94	0.0	10.0	0.0	0.0	0.0
	牛脂	100	940	0.2	99.8	0.0	0.0	0.0	10	94	0.0	10.0	0.0	0.0	0.0
	和牛バラ肉	100	517	11.0	50.0	0.1	0.0	0.1	20	103	2.2	10.0	0.0	0.0	0.0
	和牛ロース（脂身つき）	100	411	13.8	37.4	0.2	0.0	0.2	27	110	3.7	10.0	0.1	0.0	0.1
	輸入牛バラ肉	100	371	14.4	32.9	0.2	0.0	0.2	30	113	4.4	10.0	0.1	0.0	0.1
	豚大型種バラ肉	100	386	14.2	34.6	0.1	0.0	0.1	29	112	4.1	10.0	0.0	0.0	0.0
	バター	100	745	0.6	81.0	0.2	0.0	0.2	12	92	0.1	10.0	0.0	0.0	0.0
	生クリーム	100	433	2.0	45.0	3.1	0.0	3.1	22	96	0.4	10.0	0.7	0.0	0.7
	ホイップクリーム（乳脂肪）	100	422	1.7	38.3	17.6	0.0	17.6	26	110	0.4	10.0	4.6	0.0	4.6
	ホイップクリーム（植物性脂肪）	100	402	5.9	34.1	17.8	0.0	17.8	29	118	1.7	10.0	5.2	0.0	5.2
	エメンタールチーズ	100	429	27.3	33.6	1.6	0.0	1.6	30	128	8.1	10.0	0.5	0.0	0.5
	クリームチーズ	100	346	8.2	33.0	2.3	0.0	2.3	30	105	2.5	10.0	0.7	0.0	0.7
	プロセスチーズ	100	339	22.7	26.0	1.3	0.0	1.3	38	130	8.7	10.0	0.5	0.0	0.5
不飽和脂肪酸が多い	植物油	100	921	0.0	100.0	0.0	0.0	0.0	10	92	0.0	10.0	0.0	0.0	0.0
	マーガリン	100	758	0.4	81.6	1.2	0.0	1.2	12	93	0.0	10.0	0.1	0.0	0.1
	マヨネーズ（全卵型）	100	703	1.5	75.3	4.5	0.0	4.5	13	93	0.2	10.0	0.6	0.0	0.6
	マヨネーズ（卵黄型）	100	670	2.8	72.3	1.7	0.0	1.7	14	93	0.4	10.0	0.2	0.0	0.2
	フレンチドレッシング	100	406	0.1	41.9	5.9	0.0	5.9	24	97	0.0	10.0	1.4	0.0	1.4
	いりごま	100	599	20.3	54.2	18.5	12.6	5.9	18	111	3.7	10.0	3.4	2.3	1.1
	アーモンド（フライ味つけ）	100	606	19.2	53.6	22.3	11.9	10.4	19	113	3.6	10.0	4.2	2.2	1.9
	バターピーナッツ	100	592	25.5	51.3	18.2	6.9	11.3	19	115	5.0	10.0	3.5	1.3	2.2
	カシューナッツ（フライ味つけ）	100	576	19.8	47.6	26.7	6.7	20.0	21	121	4.2	10.0	5.6	1.4	4.2
	アボガド	100	187	2.5	18.7	6.2	5.3	0.9	53	100	1.3	10.0	3.3	2.8	0.5

4 食物繊維 2g に相当する食品の名称と量

「第2部-B-3-4」(p72)のブロッコリーとほうれん草のおひたしにはそれぞれ約2gの食物繊維が含まれていました．副菜ではさまざまな微量栄養素を摂取することができますが，とりわけ食物繊維の供給源として健康維持のために十分摂取する習慣をつけたいものです．

表4Aに食物繊維を供給する食品の，可食部100gあたりの供給栄養素量を示しました．これを基にして，表4Bに食物繊維2g相当を供給する食品重量と他の供給栄養素量を示しました．

表4 食物繊維を供給する主な食品

	A：可食部100gあたりの供給栄養素量							B：食物繊維2g相当を供給する食品重量と供給栄養素量						
	重量	エネルギー(kcal)	タンパク質	脂質	炭水化物	食物繊維	糖質	食物繊維2g相当を供給する食品重量	エネルギー(kcal)	タンパク質	脂質	炭水化物	食物繊維	糖質
あずき（ゆで）	100	143	8.9	1.0	24.2	11.8	12.4	17	24	1.5	0.2	4.1	2.0	2.1
グリーンピース	100	93	6.9	0.4	15.3	7.7	7.6	26	24	1.8	0.1	4.0	2.0	2.0
ゆりね（生）	100	125	3.8	0.1	28.3	5.4	22.9	37	46	1.4	Tr	10.5	2.0	8.5
枝豆	100	135	11.7	6.2	8.8	5.0	3.8	40	54	4.7	2.5	3.5	2.0	1.5
くり（生）	100	164	2.8	0.5	36.9	4.2	32.7	48	78	1.3	0.2	17.6	2.0	15.6
そらまめ	100	108	10.9	0.2	15.5	2.6	12.9	77	83	8.4	0.2	11.9	2.0	9.9
ぎんなん（ゆで）	100	166	4.1	1.3	34.5	2.2	32.3	91	151	3.7	1.2	31.4	2.0	29.4
かぼちゃ（西洋）	100	91	1.9	0.3	20.6	3.5	17.1	57	52	1.1	0.2	11.8	2.0	9.8
スイートコーン	100	92	3.6	1.7	16.8	3.0	13.8	67	61	2.4	1.1	11.2	2.0	9.2
かぼちゃ（日本）	100	49	1.6	0.1	10.9	2.8	8.1	71	35	1.1	0.1	7.8	2.0	5.8
くわい	100	126	6.3	0.1	26.6	2.4	24.2	83	105	5.3	0.1	22.2	2.0	20.2
さつまいも	100	132	1.2	0.2	31.5	2.3	29.2	87	115	1.0	0.2	27.4	2.0	25.4
さといも	100	58	1.5	0.1	13.1	2.3	10.8	87	50	1.3	0.1	11.4	2.0	9.4
れんこん	100	66	1.9	0.1	15.5	2.0	13.5	100	66	1.9	0.1	15.5	2.0	13.5
ながいも	100	65	2.2	0.3	13.9	1.0	12.9	143	154	6.4	0.7	32.3	2.0	30.3
じゃがいも	100	76	1.6	0.1	17.6	1.3	16.3	154	117	2.5	0.2	27.1	2.0	25.1
ごぼう	100	65	1.8	0.1	15.4	5.7	9.7	35	23	0.6	Tr	5.4	2.0	3.4
かぶ　根	100	20	0.7	0.1	4.6	1.5	3.1	54	12	1.2	0.1	2.4	2.0	0.4
たけのこ	100	26	3.6	0.2	4.3	2.8	1.5	71	19	2.6	0.1	3.1	2.0	1.1
にんじん	100	37	0.6	0.1	9.1	2.7	6.4	74	27	0.4	0.1	6.7	2.0	4.7
玉ねぎ	100	37	1.0	0.1	8.8	1.6	7.2	125	46	1.3	0.1	11.0	2.0	9.0
大根　根	100	18	0.5	0.1	4.1	1.4	2.7	143	26	0.7	0.1	5.9	2.0	3.9
おくら	100	30	2.1	0.2	6.6	5.0	1.6	40	12	0.8	0.1	2.6	2.0	0.6
ブロッコリー	100	33	4.3	0.5	5.2	4.4	0.8	45	15	2.0	0.2	2.4	2.0	0.4
ししとうがらし	100	27	1.9	0.3	5.7	3.6	2.1	56	15	1.1	0.2	3.2	2.0	1.2
さやえんどう	100	36	3.1	0.2	7.5	3.0	4.5	67	24	2.1	0.1	5.0	2.0	3.0
カリフラワー	100	27	3.0	0.1	5.2	2.9	2.3	69	19	2.1	0.1	3.6	2.0	1.6
にがうり	100	17	1.0	0.1	3.9	2.6	1.3	77	13	0.8	0.1	3.0	2.0	1.0
さやいんげん	100	23	1.8	0.1	5.1	2.4	2.7	83	19	1.5	0.1	4.3	2.0	2.3
ピーマン	100	22	0.9	0.2	5.1	2.3	2.8	87	19	0.8	0.2	4.4	2.0	2.4
モロヘイヤ	100	38	4.8	0.5	6.3	5.9	0.4	34	13	1.6	0.2	2.1	2.0	0.1
なばな	100	33	4.4	0.1	5.8	4.2	1.6	48	16	2.1	0.1	2.8	2.0	0.8
大根　葉	100	25	2.2	0.1	5.3	4.0	1.3	50	13	1.1	0.1	2.7	2.0	0.7
春菊	100	22	2.3	0.3	3.9	3.2	0.7	63	14	1.4	0.2	2.4	2.0	0.4
トウミョウ	100	31	4.8	0.5	4.3	3.1	1.2	65	20	3.1	0.3	2.8	2.0	0.8

表4 食物繊維を供給する主な食品（つづき）

	A：可食部100gあたりの供給栄養素量						B：食物繊維2g相当を供給する食品重量と供給栄養素量						
	重量	エネルギー(kcal)	タンパク質	脂質	炭水化物	食物繊維	糖質	食物繊維2g相当を供給する食品重量	エネルギー(kcal)	タンパク質	脂質	炭水化物	食物繊維	糖質
きょうな	100	23	2.2	0.1	4.8	3.0	1.8	67	15	1.5	0.1	3.2	2.0	1.2
かぶ 葉	100	20	2.3	0.1	3.9	2.9	1.0	69	14	1.6	0.1	2.7	2.0	0.7
ほうれんそう	100	20	2.2	0.4	3.1	2.8	0.3	71	14	1.6	0.3	2.2	2.0	0.2
にら	100	21	1.7	0.3	4.0	2.7	1.3	74	16	1.3	0.2	3.0	2.0	1.0
つるむらさき	100	13	0.7	0.2	2.6	2.2	0.4	91	12	0.6	0.2	2.4	2.0	0.4
こまつな	100	14	1.5	0.2	2.4	1.9	0.5	105	15	1.6	0.2	2.5	2.0	0.5
青梗菜	100	9	0.6	0.1	2.0	1.2	0.8	167	15	1.0	0.2	3.3	2.0	1.3
みつば	100	18	1.0	0.1	4.0	2.5	1.5	80	14	0.8	0.1	3.2	2.0	1.2
キンサイ	100	19	1.1	0.4	3.5	2.5	1.0	80	15	0.9	0.3	2.8	2.0	0.8
せり	100	17	2.0	0.1	3.3	2.5	0.8	80	14	1.6	0.1	2.6	2.0	0.6
だいずもやし	100	37	3.7	1.5	2.3	2.3	0.0	87	32	3.2	1.3	2.0	2.0	0.0
根深ネギ	100	28	0.5	0.1	7.2	2.2	5.0	91	25	0.5	0.1	6.5	2.0	4.5
なす	100	22	1.1	0.1	5.1	2.2	2.9	91	20	1.0	0.1	4.6	2.0	2.6
キャベツ	100	23	1.3	0.2	5.2	1.8	3.4	111	26	1.4	0.2	5.8	2.0	3.8
アスパラガス	100	22	2.6	0.2	3.9	1.8	2.1	111	24	2.9	0.2	4.3	2.0	2.3
セロリ	100	15	1.0	0.1	3.2	1.5	1.7	133	20	1.3	0.1	4.3	2.0	2.3
ブラックマッペもやし	100	15	2.0	0.0	2.7	1.4	1.3	143	21	2.9	0.0	3.9	2.0	1.9
とうがん	100	16	0.5	0.1	3.8	1.3	2.5	154	25	0.8	0.2	5.8	2.0	3.8
白菜	100	14	0.8	0.1	3.2	1.3	1.9	154	22	1.2	0.2	4.9	2.0	2.9
ふき	100	11	0.3	0.0	3.0	1.3	1.7	154	17	0.5	0.0	4.6	2.0	2.6
ズッキーニ	100	14	1.3	0.1	2.8	1.3	1.5	154	22	2.0	0.2	4.3	2.0	2.3
きゅうり	100	14	1.0	0.1	3.0	1.1	1.9	182	25	1.8	0.2	5.5	2.0	3.5
レタス	100	12	0.6	0.1	2.8	1.1	1.7	182	22	1.1	0.2	5.1	2.0	3.1
トマト	100	19	0.7	0.1	4.7	1.0	3.7	200	38	1.4	0.2	9.4	2.0	7.4
こんにゃく	100	5	0.1	0.0	2.3	2.2	0.1	91	0	0.1	0.0	2.1	2.0	0.1
エリンギ	100	−	3.6	0.5	7.4	4.3	3.1	47	−	1.7	0.2	3.4	2.0	1.4
えのきたけ（生）	100	−	2.7	0.2	7.6	3.9	3.7	51	−	1.4	0.1	3.9	2.0	1.9
ぶなしめじ	100	−	2.7	0.6	5.0	3.7	1.3	54	−	1.5	0.3	2.7	2.0	0.7
しいたけ（生）	100	−	3.0	0.4	4.9	3.5	1.4	57	−	1.7	0.2	2.8	2.0	0.8
まいたけ	100	−	3.7	0.7	2.7	2.7	0.0	74	−	2.7	0.5	2.0	2.0	0.0
干しひじき	100	−	10.6	1.3	56.2	43.3	12.9	5	−	0.5	0.1	2.6	2.0	0.6
焼き海苔	100	−	41.4	3.7	44.3	36.0	8.3	6	−	2.3	0.2	2.5	2.0	0.5
まこんぶ(素干し)	100	−	8.2	1.2	61.5	27.1	34.4	7	−	0.6	0.1	4.5	2.0	2.5
削り昆布	100	−	6.5	0.9	50.2	28.2	22.0	18	−	1.0	0.1	8.4	2.0	6.4
わかめ（塩抜き）	100	−	1.7	0.4	3.1	3.0	0.1	67	−	1.1	0.3	2.1	2.0	0.1

　小豆をはじめとする豆類とかぼちゃやコーンなどのホクホクした野菜類や根菜類は，食物繊維も含みますが糖質供給量も多い食品です．血糖に与える影響が食品によってかなり異なると考えられます．

　緑色の濃いオクラやブロッコリーと，緑色の濃い葉物野菜は50〜80gで食物繊維2gを供給します．色の薄い野菜類は100〜200gとたくさん食べないと食物繊維は確保できません．これらは，他のビタミンやミネラルの供給源として楽しみましょう．

　きのこ類は50〜70gで食物繊維2gを供給します．

　海藻類とこんにゃく少量で食物繊維を摂取することができます．

1回の食事に，いろいろな野菜，海藻，きのこ，こんにゃくなどを取り混ぜて，食物繊維を5g程度は摂取できるように工夫しましょう．

> **ここがポイント**
>
> ＊慣れるまでは糖質の少ない食品を選びましょう．
> ＊補足として，表5に果物の可食部100g中の栄養素量を示しました．果物は食物繊維の供給源となりますが，糖質も多いので，大量に食べるときは血糖の予測が難しいです．果糖を多く含むので糖質量のうちブドウ糖になる量はものによってかなり違います．インスリンは少なめに見積もったほうがよいでしょう．

表5 果物に含まれる栄養素量（可食部100g中）

	エネルギー (kcal)	タンパク質 (g)	脂質 (g)	炭水化物 (g)	食物繊維 (g)	糖質 (g)
バナナ	86	1.1	0.2	22.5	1.1	21.4
マンゴー	64	0.6	0.1	16.9	1.3	15.6
ブドウ	59	0.4	0.1	15.7	0.5	15.2
甘柿	60	0.4	0.2	15.9	1.6	14.3
さくらんぼ	60	1.0	0.2	15.2	1.2	14.0
りんご	54	0.2	0.1	14.6	1.5	13.1
パインアップル	51	0.6	0.1	13.4	1.5	11.9
キウイフルーツ	53	1.0	0.1	13.5	2.5	11.0
温州みかん	46	0.7	0.1	12.0	1.0	11.0
ネーブル	46	0.9	0.1	11.8	1.0	10.8
なし	43	0.3	0.1	11.3	0.9	10.4
メロン	42	1.1	0.1	10.3	0.5	9.8
すいか	37	0.6	0.1	9.5	0.3	9.2
グレープフルーツ	38	0.9	0.1	9.6	0.6	9.0
もも	40	0.6	0.1	10.2	1.3	8.9
夏みかん	40	0.9	0.1	10.0	1.2	8.8
いちご	34	0.9	0.1	8.5	1.4	7.1
アボガド	187	2.5	18.7	6.2	5.3	0.9

第2部 B. 実践編❶：治療を始める

5 理想的な食事のパターンを知る

1型糖尿病患者にとって理想的な食事は，次の条件を満たすことができるものです．

①成長期には正常な発育・発達を促す．
②1型糖尿病以外の病気を予防する（感染症，合併症，生活習慣病など）．
③家族やまわりの人といっしょに楽しく美味しく食べられる．
④血糖コントロールのために高血糖や低血糖にならない．

つまり，④以外は特別な食事ではありません．

正常な発育・発達のためには，必要なすべての栄養素を満遍なく，過不足なく食べましょう．風邪をはじめとした感染症にならないためには，疲れがたまらないように十分な休息を取り，免疫力や抵抗力を蓄えるために種々の栄養素を確保しておきたいものです．これらは同時に生活習慣病（肥満，脂質異常症，高血圧，高尿酸血症，脳血管疾患，虚血性心疾患，歯周病，骨粗鬆症，貧血，癌）の予防に役立ちます．

主食，主菜，副菜を食事ごとにそれぞれの皿に揃えた食事にすると，おおむね栄養素のバランスが整います．これは，あなただけの特別な食事ということではなく，健康的な食事のモデルですので，皆でいっしょに心がけましょう（図1）．

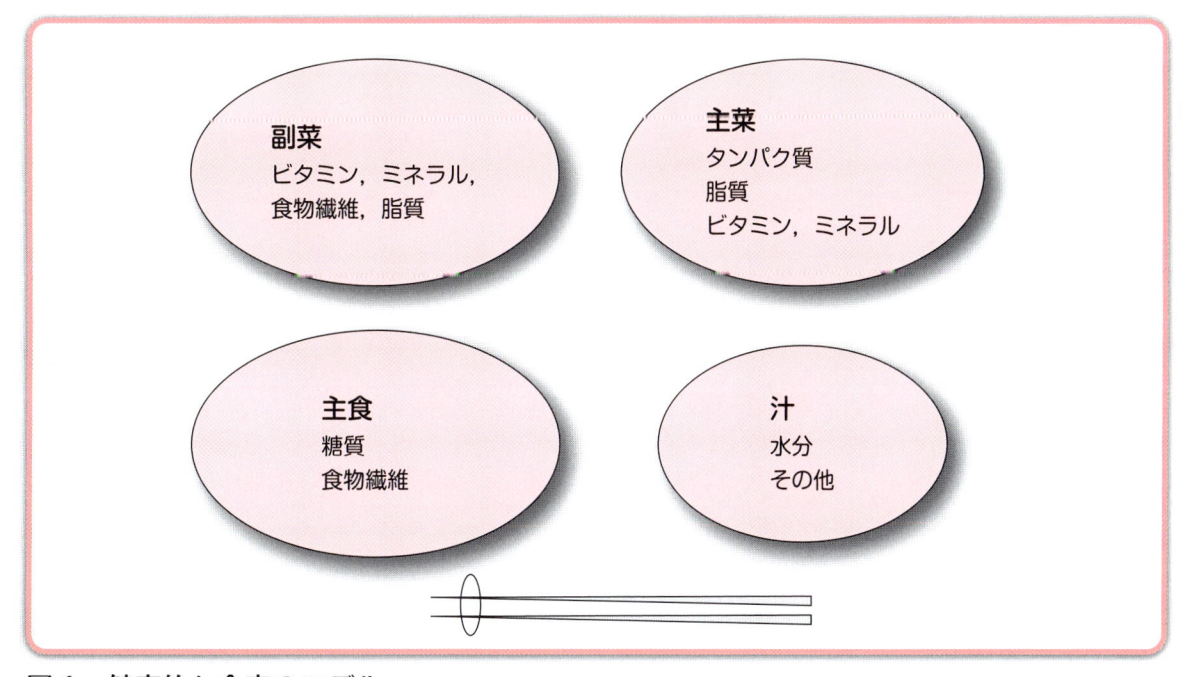

副菜
ビタミン，ミネラル，
食物繊維，脂質

主菜
タンパク質
脂質
ビタミン，ミネラル

主食
糖質
食物繊維

汁
水分
その他

図1：健康的な食事のモデル

主食：主食には主に炭水化物が含まれる穀類（米，パン，麺，パスタなど）を用います．麦や雑穀を使うと食物繊維の多い主食になります．

主菜：主菜は主に良質のタンパク質を含む，肉・卵・魚・大豆/大豆製品を用います．これらの食品は，脂質・ビタミン・ミネラルも供給します．動物性の肉は飽和脂肪酸を，魚類はn-3系多価不飽和脂肪酸を，大豆・大豆製品はn-6系多価不飽和脂肪酸を多く含みます．脂質が多いものはエネルギーが高いので食べ過ぎに注意しましょう．脂身の少ない肉や魚，大豆は低エネルギーです．生活習慣病の予防には，1日に（肉・卵）の量と（魚・大豆）の量のバランスがとれるようにし，限られた食品に偏らないようにしましょう．

副菜：副菜にはビタミン・ミネラル・食物繊維を含む，芋類・野菜類（色の濃い野菜，色の薄い野菜）・海藻・きのこ・こんにゃくを使います．海藻・きのこ・こんにゃくはほとんどエネルギーがありません．芋類，コーン，かぼちゃなど，ホクホクした野菜は糖質を多く含みます．

油脂：それぞれの皿の料理をつくるのに適量を使いましょう．調理によって使う油の量は異なります．できた料理に含まれる油の目安を表1に示しました．揚げ物は材料の大きさや衣の厚さなどによって油の量に違いが出ます．植物油はn-6系多価不飽和脂肪酸をはじめとした必須脂肪酸を含むので，毎日必ず少し取り入れましょう．バターやラードなどの脂は生活習慣病の予防のために，多くなり過ぎないように注意が必要です．

果物・乳製品：デザートや間食に食べましょう．果物はカリウムやビタミンC，食物繊維を含みます．乳製品はタンパク質のみならず効率のよいカルシウムの供給源です．

以上は，すべて1型糖尿病患者だけでなく，すべての人に勧められる健康食です．

高血糖や低血糖にならない血糖コントロールのためには，エネルギー栄養素の量がインスリンの注射量とうまく対応していればよいので，

①主食の糖質，食物繊維
②主菜の脂質
③副菜の糖質，脂質，食物繊維

の量をチェックしましょう．

表1：油を使った料理の吸油率の目安

調理法		生材料の重さに対する割合
炒め物	ムニエル	
	チャーハン	5%
	野菜炒め	
	中華風炒め	10%
	かに玉	20%
素揚げ		5%
唐揚げ		8%
天ぷら		15〜20%
フライ		

例：80gの材料をフライにすると，吸った揚げ油の目安量は
　　80（g）× 0.2 = 16g　と考えます．

5. 理想的な食事のパターンを知る

やってみよう！

●今日の食事は？ メニューから計算してみよう．

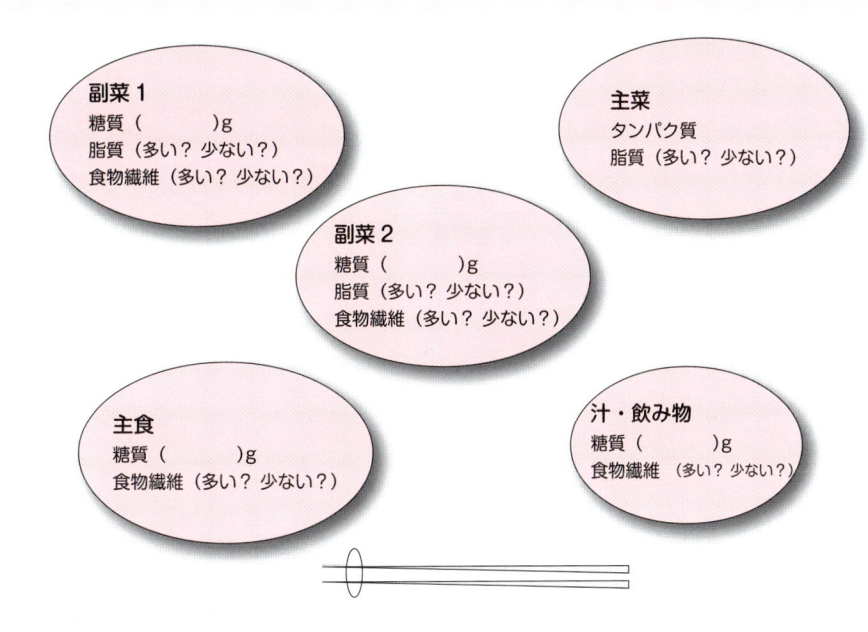

副菜1
糖質（　　　）g
脂質（多い？ 少ない？）
食物繊維（多い？ 少ない？）

主菜
タンパク質
脂質（多い？ 少ない？）

副菜2
糖質（　　　）g
脂質（多い？ 少ない？）
食物繊維（多い？ 少ない？）

主食
糖質（　　　）g
食物繊維（多い？ 少ない？）

汁・飲み物
糖質（　　　）g
食物繊維（多い？ 少ない？）

	エネルギー	タンパク質	脂質	炭水化物	食物繊維	糖質
主菜						
主食						
副菜1						
副菜2						
汁・飲み物						
合計	kcal	g	g	g	g	g

病院の食事でやってみよう！

この食事は　　糖質　　　（　　　　　）g
　　　　　　　脂質　　　（　　　　　）g
　　　　　　　タンパク質（　　　　　）g
　　　　　　　食物繊維　（　　　　　）g

追加インスリン（　　　　）単位で，病院の食事を食べると，血糖はどうなるのでしょう？
食前が100mg/dLくらいのときに，測ってみよう！

次のページの図に記入しよう！

85

測った値をグラフにしましょう！

血糖 (mg/dL)

食前　30　60　90　120　150　180　210　240　270　300　分
（　）（　）（　）（　）（　）（　）（　）（　）（　）（　）（　）mg/dL

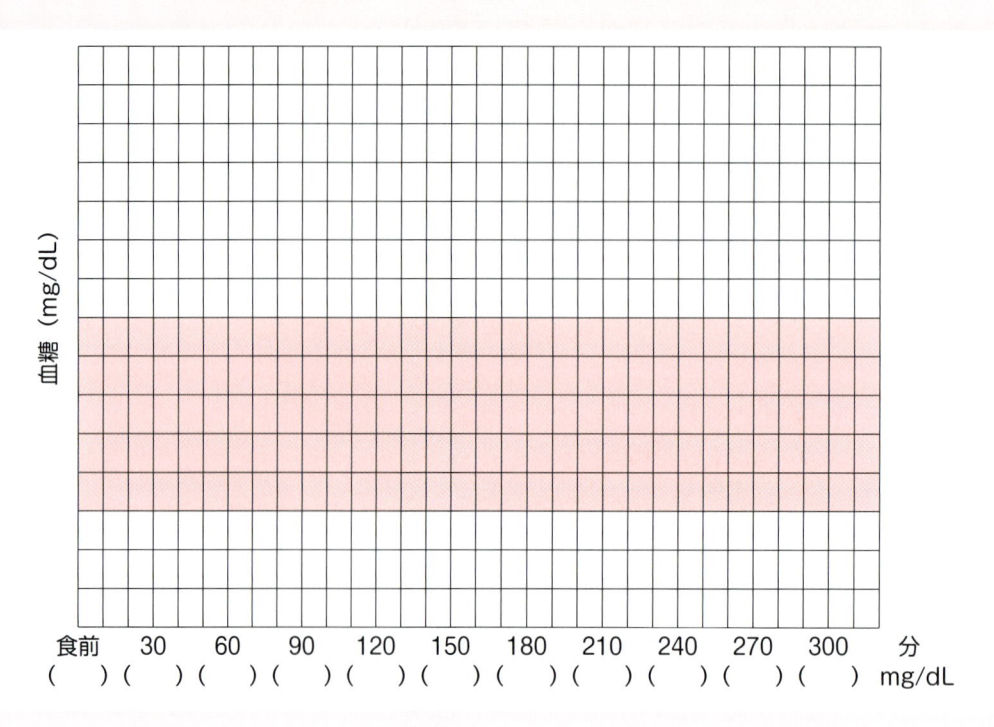

さて，あなたは・・・・

血糖が <u>120 分後</u>に（　　　）mg/dL になりました．

　　　　食前は（　　　）mg/dL でした．

　　　　　　（　　　）mg/dL　<u>　高い　・　低い　</u>　です．

☐（　　　）mg/dL 以上　高い　☹　⇒　インスリンを（　　　）単位　多く注射すればよかった？

☐（　　　）mg/dL 以上　低い　☹　⇒　インスリンは少なめでもよかった？

50mg/dL 以上は上昇しないことがよいと思われます．ただし，目安はそのときの病態や状況によって同じではありませんので，医師と相談して決めましょう．次の食事までに低血糖になるならば，高めになってもよいとしましょう．

☐　うまくいきました　☺

　⇒　{主食＋主菜＋副菜} 1 食分　糖質（　　）g：追加インスリン（　　）単位
　　　＝糖質：追加インスリン　比　　＝（　　　：　1　）

　うまくいったら，バランスのとれた食事を摂取するときの目安にしましょう．

6 主食＋主菜＋副菜の組み合わせで食べて血糖を測る

やってみよう！

● さあ，理想的な1食の献立を考えてみましょう．

| | 料理名 | 食品名 | 可食部重量 |

主食は（　　　　　　　　）を食べます．
　　　　　　　　　　　　（　　　　　）を（　　　　　）g　使います．

主菜は（　　　　　　　　）を食べます．
　　　　　　　　　　　　（　　　　　）を（　　　　　）g　使います．

副菜は（　　　　　　　　）と（　　　　　　　　　　）を食べます．
　　　　　　　　　　　　（　　　　　）を（　　　　　）g　使います．
　　　　　　　　　　　　（　　　　　）を（　　　　　）g　使います．
　　　　　　　　　　　　（　　　　　）を（　　　　　）g　使います．
　　　　　　　　　　　　（　　　　　）を（　　　　　）g　使います．
　　　　　　　　　　　　（　　　　　）を（　　　　　）g　使います．
　　　　　　　　　　　　（　　　　　）を（　　　　　）g　使います．

油脂類は　　　　　　　　（　　　　　）を（　　　　　）g　使います．

	料理名	食品名	重量(g)	エネルギー(kcal)	タンパク質(g)	脂質(g)	食物繊維(g)	糖質(g)
主食								
主菜								
副菜								
油脂								
合計			g	kcal	g	g	g	g

この食事は　糖質　　　（　　）g

脂質　　　（　　）g

タンパク質（　　）g

食物繊維　（　　）g

追加インスリン（　　　）単位で，この食事を食べると，血糖はどうなるのでしょう？

食前が 100mg/dL ぐらいのときに，測ってみよう！

測った値をグラフにしましょう！

血糖（mg/dL）

食前　30　60　90　120　150　180　210　240　270　300　分
（　）（　）（　）（　）（　）（　）（　）（　）（　）（　）（　）mg/dL

さて，あなたは・・・・

血糖が <u>120 分後に</u>（　　　）mg/dL になりました．

　　　食前は（　　　）mg/dL でした．

　　　　　（　　　）mg/dL 　<u>高い　・　低い</u>　です．

☐ 第 2 部-B-3-<mark>4</mark> のときと比べて，同じような血糖の変化でした．

☐ 第 2 部-B-3-<mark>4</mark> のときと比べて，血糖の変化が違いました．
　理由は（　　　　　　　　　　　　　　　　　　　　　　　）かもしれません．

□（　　　）mg/dL 以上　高い　😟　⇒　インスリンを（　　）単位　多く注射すれば
　　　　　　　　　　　　　　　　　　　　　　　　　　　よかった？

□（　　　）mg/dL 以上　低い　😟　⇒　インスリンは少なめでもよかった？

□　うまくいきました　🙂
　⇒ ｛主食＋主菜＋副菜｝1 食分　糖質（　　）g：追加インスリン（　　）単位
参考までに次の計算もしてみましょう．
　　　＝糖質　：追加インスリン　比　　＝（　　：　1　）

うまくいったら，バランスのとれた食事を摂取するときの目安にしましょう．

第2部 B. 実践編❶：治療を始める

7 運動・労働に見合ったチャージ（補食）の方法を知る

1 学校では

　学校ではいろいろな授業やイベントがあります．体育の授業でも内容によってエネルギー消費量はかなり違いがあります．あらかじめどのくらいエネルギーを使うか予測ができると補食について考えやすいです．

　学校生活で，特に消費エネルギーが多いのは体育の授業など，身体活動量が多いときです．文部科学省の学習指導要領によると，学校の体育の授業では以下のような内容が行われていることがわかります（表1〜3）．

表1：小学校での授業内容

学年		授業内容
低学年 （1〜2年生）	A	基本の運動…走・跳の運動遊び，力試しの運動遊び，器械・器具を使っての運動遊び，用具を操作する運動遊び，水遊び及び表現リズム遊び
	B	ゲーム…ボールゲーム及び鬼遊び
中学年 （3〜4年生）	A	基本の運動…走・跳の運動，力試しの運動，器械・器具を使っての運動，用具を操作する運動及び浮く・泳ぐ運動
	B	ゲーム…バスケットボール型ゲーム，サッカー型ゲーム及びベースボール型ゲーム
	C	器械運動…マット運動及び鉄棒運動，跳び箱運動の支持跳び越し（4年生）
	D	水泳…クロール及び平泳ぎ（4年生）
	E	表現運動…表現及びリズムダンス（フォークダンスなど）
高学年 （5〜6年生）	A	体つくり運動 ◎体ほぐしの運動…自己の体に気づき，体の調子を整えたり，仲間と交流したりするためのいろいろな手軽な運動や律動的な運動 ◎体力を高める運動…体の柔らかさ及び巧みな動きを高めるための運動．力強い動き及び動きを持続する能力を高めるための運動
	B	器械運動…マット運動及び鉄棒運動，跳び箱運動について，安定した動作での支持跳び越し
	C	陸上運動…短距離走・リレー及びハードル走，走り幅跳び及び走り高跳び
	D	水泳…クロール及び平泳ぎの技能を身につけ，続けて長く泳ぐ
	E	ボール運動…バスケットボール，サッカー，ソフトボールまたはソフトバレーボール
	F	表現運動…表現及びフォークダンス地域の踊りや世界の踊りを身につけるなど

表2：中学校での授業内容

授業内容
A　体つくり運動 ◎体ほぐしの運動…自己の体に気づき，体の調子を整えたり，仲間と交流したりするためのいろいろな手軽な運動や律動的な運動 ◎体力を高める運動…体の柔らかさ及び巧みな動きを高めるための運動，力強い動きを高めるための運動，動きを持続する能力を高めるための運動
B　器械運動…マット運動，鉄棒運動，平均台運動，跳び箱運動
C　陸上競技…短距離走・リレー，長距離走またはハードル走，走り幅跳びまたは走り高跳び
D　水泳…クロール，平泳ぎ，背泳ぎ
E　球技…バスケットボールまたはハンドボール，サッカー，バレーボール，テニス，卓球またはバドミントン，ソフトボール
F　武道…柔道，剣道，相撲
G　ダンス…創作ダンス，フォークダンス，現代的なリズムのダンス

※自然とのかかわりの深いスキー，スケートや水辺活動などの指導については，地域や学校の実態に応じて積極的に行うことに留意するものとする．

表3：高等学校での授業内容

授業内容
A　体つくり運動…体ほぐしの運動，体力を高める運動
B　器械運動…マット運動，鉄棒運動，平均台運動，跳び箱運動
C　陸上競技…競走，跳躍，投てき
D　水泳…クロール，平泳ぎ，背泳ぎ，バタフライ，横泳ぎ
E　球技…バスケットボール，ハンドボール，サッカー，ラグビー，バレーボール，テニス，卓球，バドミントン，ソフトボール
F　武道…柔道，剣道
G　ダンス…創作ダンス，フォークダンス，現代的なリズムのダンス

文部科学省HPより

体育の授業は週に3回ほどあり，1回の授業時間は小学校で45分，中学校・高等学校で50分が一般的です．実際の活動時間は，準備や片づけなどを除いた時間（30分前後）となります．

時間割例（小学校3年生）

	月	火	水	木	金
1	体	国	算	国	学
2	算	音	社	国	学
3	国	算	国	算	国
4	社	道	体	理	算
5	理	理		音	図
6		学		体	図

時間割例（小学校6年生）

	月	火	水	木	金
1	算	算	音	学	学
2	国	国	算	国	国
3	図	社	国	体	算
4	家	体	社	算	道
5	学	学	ク	理	社
6	体	理		理	図

体育授業の流れ（例）

あいさつ 準備運動	道具 準備	練習	試合	片付け 整理運動

（0　10　20　30　40　（分））

また，授業以外にも昼休みや放課後の遊び，運動部の練習など身体活動量が多いものではエネルギー消費が多く，低血糖につながる可能性があります．

そのため，自分の普段の生活で主に消費が見込まれる身体活動にどのようなものがあるか，その活動がどのくらいのエネルギーを消費するのか大体の目安がわかっていると，それに備えて不足分をチャージ（補食）することができます．

各運動の消費エネルギー量については，「身体活動のメッツ値表」[脚注1]（表4）を基に，以下の式にメッツ値を当てはめることで計算ができます．

> ☞脚注1：メッツとは，身体活動の強さを安静時の何倍に相当するかで表す単位です．座って安静にしている状態が1メッツ，普通歩行が3メッツに相当します．（3メッツ未満は低強度の身体活動，3メッツ以上は中強度以上の身体活動です）

やってみよう！

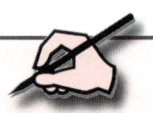

●自分の消費エネルギー量を調べてみよう！

運動強度（メッツ）　運動時間（時）　体重（kg）　消費エネルギー量

1.05 × ☐ × ☐ × ☐ = ☐ kcal

例1）体育の授業でドッジボールをした場合

前後の準備や片づけ，試合の待ち時間などを差し引いて，実際ドッジボールをしたのは20分とします．

0-10	10-15	15-35	35-45 (分)
あいさつ 準備運動	道具 準備	ドッジボール（練習・試合）	片付け 整理運動

ドッジボールの運動強度は5メッツ，体重が30kgの場合の運動中の消費エネルギー量は
1.05 × 5 × 20/60（時）× 30（kg）= <u>53kcal</u>　となります．

例2）野球部の練習に参加した場合

放課後4時半～6時半の2時間の練習時間で，野球の練習を1時間（5分間の休憩があるので実質55分間）と20分のランニングを行いました．

0-20	20-75	75-80	80-100	100-120 (分)
準備運動 運動準備	野球の練習	休憩	ランニング	片付け 整理運動

野球の運動強度は5メッツ，ランニングは8メッツ，体重50kgの場合の運動中の消費エネルギー量は

1.05 × 5 × 55/60（時）× 50（kg）= <u>241kcal</u>
1.05 × 8 × 20/60（時）× 50（kg）= <u>140kcal</u>
241 + 140 = <u>381kcal</u> となります．

7. 運動・労働に見合ったチャージ（補食）の方法を知る

表4：身体活動のメッツ値表

生活

強度	メッツ	活動内容
低強度	0.9	睡眠
	1.0	静かに座って（あるいは寝転がって）テレビ・音楽鑑賞
		車に乗る
	1.2	静かに立つ
	1.3	本や新聞を読む（座位）
		編み物・手芸（座位）
		運転（座位）
		会話（座位）
	1.5	食事（座位）
		動物の世話（座位・軽度）
		読書（座位）
		入浴（座位）
		会話（立位）
	1.8	手芸（立位）
		読書（立位）
		勉強、学校の授業（ノートをとる、討論をする：座位）
		シャワーを浴びる（立位）
		食事（立位）
		洗濯物を洗う、しまう
		タオルで拭く（立位）
	2.0	荷造り（立位）
		身支度（着替え、歯みがき、手洗い、髭剃り）
		ゆっくりした歩行（平地、散歩または家の中、非常に遅い＝54m/分未満）
		料理や食材の準備（立位、座位）
		アイロンがけ
	2.3	皿洗い（立位）
		服・洗濯物の片づけ
		とても軽い活動
		軽い掃除（ごみ掃除、整頓、リネンの交換、ごみ捨て）
		子ども・動物の世話
		子どもと遊ぶ（座位・軽度）
	2.5	子どもを乗せたベビーカーを押すまたは子どもと歩く
		スクーター・オートバイの運転
		ゆっくりした歩行（平地、遅い＝54m/分）
		料理や食材の準備・片づけ（歩行）
	2.8	子どもと遊ぶ（立位・軽度）
中強度		軽い活動
		屋内の掃除
		階段を下りる
	3.0	家財道具の片づけ
		車の荷物の積み下ろし
		子どもの世話（立位）
		普通歩行（平地67m/分、幼い子ども・犬を連れて、買い物など）
		カーペット・フロア掃き
	3.3	歩行（平地81m/分、通勤時など）
	3.5	掃除機・モップがけ
		風呂掃除
	3.8	やや速歩（平地、やや速めに＝94m/分）
		床磨き
		通勤や通学
		車椅子を押す
		高齢者や障害者の介護
	4.0	子どもと遊ぶ・動物の世話（歩く／走る、中強度）
		自転車に乗る（16km/時未満）
		速歩（平地、95～100m/分程度）
		屋根の雪下ろし
	4.5	苗木の植栽
		庭の草むしり
	5.0	子どもと遊ぶ・動物の世話（歩く／走る、活発に）
		かなり速歩（平地、速く＝107m/分）
	5.5	芝刈り（電動芝刈り機を使って、歩きながら）
	6.0	家具・家財道具の移動運搬
		スコップで雪かきをする
高強度		やや活発な活動
	8.0	運搬（重い負荷）
		階段を上がる
	9.0	荷物を運ぶ（上の階へ）
	11.0	活発な活動

仕事

強度	メッツ	活動内容
低強度	1.5	一般的なオフィスワーク（座位）
		座位作業（化学実験・小さな部品の組み立てなど）
	1.8	会話、電話（立位）
	2.0	仕事中の歩行：3.2km/時以下（屋内）、非常にゆっくり
		道路整備：交通の指示（立位）
		一般的なオフィスワーク（立位）
	2.3	製本作業
		立位作業（店員の業務など）
		パンづくり（楽な労力）
		一般的な靴の修理
		一般的な仕立て作業
	2.5	部品製造：機械の使用、板金作業
		大型作業機（クレーン・ブルドーザー）の操縦
		交通整備、監視（警察官）
		客室業務、ベッドメイク（看護師）
		農作業：収穫機の運転、干し草の刈り取り、灌漑の仕事
中強度		看護（軽いまたはややきつい労力）
		機器を用いた床磨き
		劇場の作業場での仕事、映画俳優、舞台裏の仕事
	3.0	梱包作業
		一般的な大工仕事
		農作業：手作業での乳搾り、ややきつい労力
		立位作業（部品の組み立て、溶接など）
		歩行：4.8km/時、11.3kg以下の軽いものを運ぶ
	3.3	仕事中の歩行：4.8km/時（屋内）、やや速い、何も持たずに
	3.5	電気関係の仕事：配管工事
		立位作業（ややきつい労力）
	3.8	仕事中の歩行：5.6km/時（屋内）、きびきびと、何も持たずに
		パンづくり（ややきつい労力）
		スポーツ教室のコーチ（スポーツはしない）
	4.0	歩行：車椅子を押す
		マッサージ（立位）
		立位作業（きつい労力）
		農作業：家畜に餌を与える
	4.5	農作業：耕作、果実園での農作業
	5.0	歩行、階段降り、立位：約11.3～22.2kgのものを持ちながら
	5.5	建設業：屋外の改築
		一般的な採鉱の業務
	6.0	道路整備：解体物の運搬、大きな機械の運転など
		農作業：動物の世話をする（ブラッシング、入浴介助、メディカルケアなど）
		トラックの荷物を積み下ろす（立位）
	6.5	歩行、階段降り、立位：約22.7～33.6kgのものを持ちながら
	7.0	左官（レンガを積む、コンクリートで固める）
高強度	7.5	歩行、階段降り、立位：約34.0～44.0kgのものを持ちながら
		製鋼所での一般的な作業
	8.0	農作業：干し草をまとめる、納屋の掃除、鶏の世話
		林業：一般的な作業
	8.5	歩行、階段降り、立位：約45.4kg以上のものを持ちながら
	12.0	素もぐり、潜水士
		消防活動全般（消防士）

スポーツ・趣味

強度	メッツ	活動内容
低強度	2.0	演奏（クラシックやフォークギター、座位）
		キャッチボール（フットボール・野球）
	2.5	ストレッチング、ヨガ
		演奏（ピアノ、オルガン）
		ビリヤード
中強度		釣り
		ウェイトトレーニング（軽・中等度）
		演奏（ロックギター、立位）
	3.0	ゴルフ（練習場：打ちっぱなし）
		自転車エルゴメーター（50ワット）
		バレーボール（競技：8.0）
		フリスビー
		ボウリング
	3.5	ゴルフ（カートを使って）
		一般的な乗馬
		水中運動、アクアビクス
		体操、器械体操
		速歩（平地、95～100m/分程度）
	4.0	太極拳
		卓球
		演奏（ドラム）
		モトクロス
		陸上競技：砲丸、円盤投げ、ハンマー投げ
		レジャー（一般）
	4.5	ゴルフ（クラブを自分で運ぶ）
		バドミントン（競技：7.0メッツ）
	4.8	ダンス（ジャズ・タップ・ツイスト・モダン）
		バレエ
		子どもの遊び（石蹴り、ドッジボール、遊戯具、ビー玉遊びなど）
	5.0	一輪車に乗る
		野球またはソフトボール
	5.5	自転車エルゴメーター（100ワット）
		ウェイトトレーニング（高強度、パワーリフティング、ボディビル）
		ジョギングと歩行の組み合わせ（ジョギングは10分以下）
	6.0	スイミング（ゆっくりしたストローク）
		釣り（渓流フィッシング）
		バスケットボール（試合：8.0メッツ）
		陸上競技：高跳び、幅跳び、槍投げ、棒高跳び
	6.5	エアロビクス
		サッカー（競技：10.0）
		一般的なジョギング
	7.0	水泳：背泳
		スキー、スケート
		テニス
	7.5	山を登る：約1～2kgの荷物を背負って
		ランニング（134m/分）
		サイクリング（約20km/時）
		水泳：クロール（ゆっくり約45m/分）
		水泳：シンクロナイズドスイミング
高強度	8.0	ハンドボール（競技：12.0メッツ）
		ビーチバレー
		タッチフットボール、フラッグフットボール
		ラクロス
		アイスホッケー
		空手、キックボクシング、テコンドー
		柔道、柔術（格闘技）
		水泳：平泳ぎ
		水球
	10.0	なわとび
		ラグビー
		ランニング（161m/分）
		陸上競技：3000m障害、ハードル
		水泳：クロール（速い約70m/分）
	11.0	水泳：バタフライ
		ロッククライミング（岩に登る）
	12.0	スキューバダイビング
	15.0	ランニング（階段を上がる）

独・国立健康・栄養研究所　健康増進プログラム　エネルギー代謝プロジェクト作成「身体活動のメッツ（METs）表」改変
※1）3メッツ未満の身体活動を低強度、3メッツ以上を中強度、6メッツ以上を高強度の身体活動とした．
※2）それぞれの値は当該活動中の値であり、休憩などは含まない．
※3）スポーツにおいて「競技」と書かれていない場合は、一般的なレクリエーションとして行う時の値を掲載した．

ⓐ チャージの方法
- 通常80kcal程度の消化吸収が緩やかな炭水化物食品（ビスケット，パン，おにぎり，栄養補助食品，携帯用シリアルなど）を食べます．
- ただし，すでに低血糖を起こし，急いで血糖を上げたい場合は，必ずブドウ糖や消化吸収が速やかな糖質食品（あめ玉，ラムネ菓子，ジュースなど）で対応します．

ⓑ チャージのポイント（小学生・中学生・高校生の場合）
- 通学：通学に時間がかかる場合は，学校に着くまでのエネルギー消費を考える必要があるかもしれません．自分の通学方法と時間を式に当てはめ計算してみましょう．
- 体育の授業：体育の授業が3・4限目にある場合は授業前に血糖を測定し，補食をしてから授業に行ったほうがよいでしょう．しかし1限目の場合は，まだ朝食後の血糖が上昇していることが考えられるので，補食は授業後でよいかもしれません．
- 部活動：運動部の練習などで運動時間が長時間にわたる場合は，数時間おきに不足分を考えチャージします．必要に応じて血糖測定を行い，血糖の数値を確認しましょう．
- 特別な行事：通常の授業以外にも，運動会や遠足など身体活動が多い行事があります．お弁当やおやつの他に，低血糖用のビスケット類やキャンディ類を準備します．遠足ではかなりの距離を歩くことがありますので，電車やバスの移動中など時間を決めて定期的なチャージができるとよいでしょう．
- 習い事や塾：放課後や休日，スポーツクラブなどに通っている場合は，クラブの種目や練習メニュー，練習時間に応じて血糖測定や補食をしましょう．また，塾や予備校は身体活動量がそれほどありませんが（1.8メッツ），授業時間がしばしば夕食の時間帯と重なることがあります．習い事や塾がある日は夕食を早めに摂る，休憩時間に軽食を摂るなど食事の時間や方法を工夫したり，低血糖に備え補食を携帯しましょう．

2 ビジネスマンの場合

通勤時，駅まで歩く時間が長かったり電車の乗換えなどでかなりの距離を歩く場合があります．職場に着くまでのエネルギー消費を計算してみましょう．営業など外回りが多い場合も消費エネルギーが多いかもしれません．また，仕事の都合で食事を摂れない，夜遅くまで残業があるなどどうしても食事時間が不規則になることがあります．低血糖を起こさないよう自分で血糖を測定し，不足分を考えチャージしましょう．

3 立ち仕事の場合

店員の業務や工場での勤務など長時間の立ち仕事をする場合は，座って行う事務仕事などに比べ身体活動量が多くなります．また，病院勤務の看護師や管理栄養士なども立ち仕事や力仕事が多いものです．食事を食べてからの時間と勤務による活動量を考え，チャージしましょう．その日の業務内容によっては，エネルギー消費が多い日少ない日がある場合があります．特に食後2時間くらいに力仕事があるような日は低血糖を起こしやすいので，血糖を測定し，不足分をチャージしてから勤務に臨みましょう．

4 肉体労働の場合

　農林水産業，土木建築業，運搬業など肉体労働が多い仕事をしている場合は，エネルギー消費も多くなります．勤務に入る前の食事，休憩中の食事はおろそかにしないことが大切です．また，食後2時間後くらいに力仕事をする場合は低血糖を起こしやすく注意が必要です．事前に血糖を測り，不足分を考えあらかじめチャージしておきましょう．作業中に低血糖を起こしてしまった場合は，ブドウ糖やジュースを飲むなどして速やかに対処しましょう．職場の仲間にサポートを頼んでおくことも必要かもしれません．

5 夜間勤務の場合

　夜勤や24時間勤務など，通常の生活リズムとは異なる時間帯に働く場合は，通常の食事リズムとは異なる時間帯に食事を摂ることになります．勤務に入る前や休憩時間を利用し，血糖測定を行ったり，食事や補食を摂るなど低血糖とならないよう注意しましょう．自分の勤務体制と勤務におけるエネルギー消費を考えて上手にチャージしましょう．

6 専業主婦の場合

　家事や育児などで身体活動量が多いことがあります．食後2時間くらいに掃除などの力仕事や散歩などをする場合は低血糖を起こす可能性があります．自分で血糖測定を行い，必要に応じてチャージしましょう．

やってみよう！

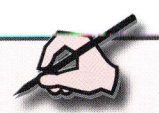

●1日のスケジュールを書いてみよう！
　このように，生活環境や仕事内容など生活パターンは人それぞれです．自分の普段の1日のスケジュールを思い出してみましょう．すると，私たちの生活は，ほぼ毎日同じ行動とその日によって変わる行動があることがわかります．通勤・通学など毎日同じ行動でだいたい何kcal消費しているのか把握しておくことで，そのときにチャージが必要であるかどうかがわかります．メッツ表の値を参考に計算してみましょう．また，その日によって変わる行動（身体活動の種類や時間）によってエネルギー消費が多い場合は，低血糖対策のためチャージするなどの工夫が必要です．

(1) 1日のスケジュール記入表（表5）を参考にして，自分の1日の行動を書き入れてみましょう（表6）．（表は次ページ）
(2) それぞれの消費エネルギーを計算しましょう
(3) 低血糖対策のために，何の食べ物をどのくらいの量チャージするか，決めてみましょう．

表5：1日のスケジュール記入表［例：中学生男子（体重50kg），平日のスケジュール］

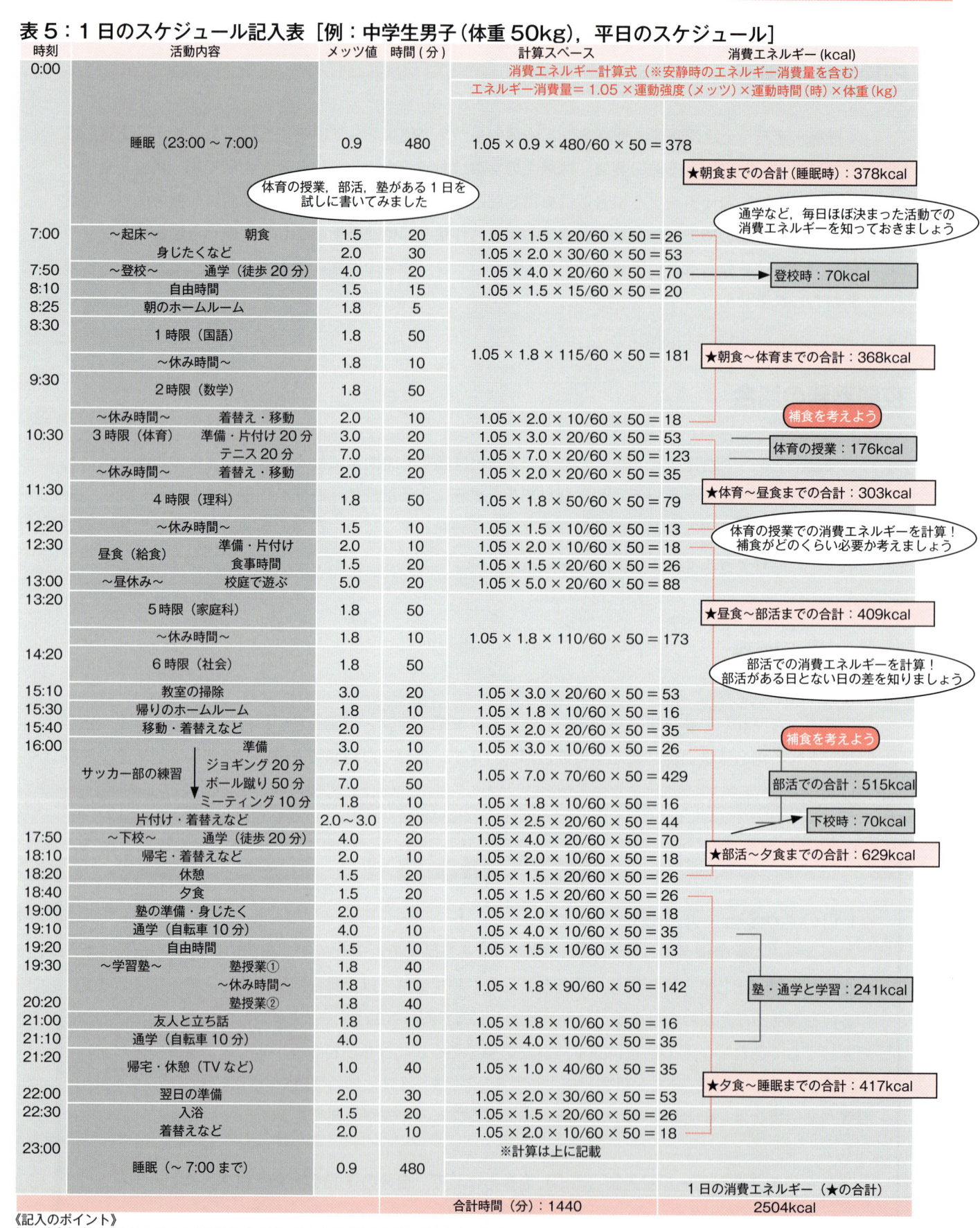

消費エネルギー計算式（※安静時のエネルギー消費量を含む）
エネルギー消費量＝ 1.05 ×運動強度（メッツ）×運動時間（時）×体重（kg）

時刻	活動内容	メッツ値	時間(分)	計算スペース	消費エネルギー(kcal)
0:00	睡眠（23:00～7:00）	0.9	480	1.05×0.9×480/60×50＝378	★朝食までの合計（睡眠時）：378kcal
7:00	～起床～ 朝食	1.5	20	1.05×1.5×20/60×50＝26	
	身じたくなど	2.0	30	1.05×2.0×30/60×50＝53	
7:50	～登校～ 通学（徒歩20分）	4.0	20	1.05×4.0×20/60×50＝70	登校時：70kcal
8:10	自由時間	1.5	15	1.05×1.5×15/60×50＝20	
8:25	朝のホームルーム	1.8	5		
8:30	1時限（国語）	1.8	50		
	～休み時間～	1.8	10	1.05×1.8×115/60×50＝181	★朝食～体育までの合計：368kcal
9:30	2時限（数学）	1.8	50		
	～休み時間～ 着替え・移動	2.0	10	1.05×2.0×10/60×50＝18	
10:30	3時限（体育） 準備・片付け20分	3.0	20	1.05×3.0×20/60×50＝53	体育の授業：176kcal
	テニス20分	7.0	20	1.05×7.0×20/60×50＝123	
	～休み時間～ 着替え・移動	2.0	20	1.05×2.0×20/60×50＝35	
11:30	4時限（理科）	1.8	50	1.05×1.8×50/60×50＝79	★体育～昼食までの合計：303kcal
12:20	～休み時間～	1.5	10	1.05×1.5×10/60×50＝13	
12:30	昼食（給食） 準備・片付け	2.0	10	1.05×2.0×10/60×50＝18	
	食事時間	1.5	20	1.05×1.5×20/60×50＝26	
13:00	～昼休み～ 校庭で遊ぶ	5.0	20	1.05×5.0×20/60×50＝88	
13:20	5時限（家庭科）	1.8	50		★昼食～部活までの合計：409kcal
	～休み時間～	1.8	10	1.05×1.8×110/60×50＝173	
14:20	6時限（社会）	1.8	50		
15:10	教室の掃除	3.0	20	1.05×3.0×20/60×50＝53	
15:30	帰りのホームルーム	1.8	10	1.05×1.8×10/60×50＝16	
15:40	移動・着替えなど	2.0	20	1.05×2.0×20/60×50＝35	
16:00	準備	3.0	10	1.05×3.0×10/60×50＝26	部活での合計：515kcal
	サッカー部の練習 ジョギング20分	7.0	20	1.05×7.0×70/60×50＝429	
	ボール蹴り50分	7.0	50		
	ミーティング10分	1.8	10	1.05×1.8×10/60×50＝16	
	片付け・着替えなど	2.0～3.0	20	1.05×2.5×20/60×50＝44	下校時：70kcal
17:50	～下校～ 通学（徒歩20分）	4.0	20	1.05×4.0×20/60×50＝70	★部活～夕食までの合計：629kcal
18:10	帰宅・着替えなど	2.0	10	1.05×2.0×10/60×50＝18	
18:20	休憩	1.5	20	1.05×1.5×20/60×50＝26	
18:40	夕食	1.5	20	1.05×1.5×20/60×50＝26	
19:00	塾の準備・身じたく	2.0	10	1.05×2.0×10/60×50＝18	
19:10	通学（自転車10分）	4.0	10	1.05×4.0×10/60×50＝35	
19:20	自由時間	1.5	10	1.05×1.5×10/60×50＝13	
19:30	～学習塾～ 塾授業①	1.8	40		塾・通学と学習：241kcal
	～休み時間～	1.8	10	1.05×1.8×90/60×50＝142	
20:20	塾授業②	1.8	40		
21:00	友人と立ち話	1.8	10	1.05×1.8×10/60×50＝16	
21:10	通学（自転車10分）	4.0	10	1.05×4.0×10/60×50＝35	
21:20	帰宅・休憩（TVなど）	1.0	40	1.05×1.0×40/60×50＝35	★夕食～睡眠までの合計：417kcal
22:00	翌日の準備	2.0	30	1.05×2.0×30/60×50＝53	
22:30	入浴	1.5	20	1.05×1.5×20/60×50＝26	
	着替えなど	2.0	10	1.05×2.0×10/60×50＝18	
23:00	睡眠（～7:00まで）	0.9	480	※計算は上に記載	
			合計時間（分）：1440	1日の消費エネルギー（★の合計）	2504kcal

体育の授業，部活，塾がある1日を試しに書いてみました

通学など，毎日ほぼ決まった活動での消費エネルギーを知っておきましょう

補食を考えよう

体育の授業での消費エネルギーを計算！補食がどのくらい必要か考えましょう

部活での消費エネルギーを計算！部活がある日とない日の差を知りましょう

補食を考えよう

《記入のポイント》
細かく全部書いてみるとこのようになりますが，これを必ずやらなければならないわけではありません．
ただ，特に身体活動量の多い部分や毎日決まった活動については一度計算しておくと補食を考えるうえでとても便利です．
また，自分で興味がある活動についての消費エネルギーや，普段やらない特別な活動について計算してみてもおもしろいかもしれません．

7. 運動・労働に見合ったチャージ（補食）の方法を知る

表6：1日のスケジュール記入表

時刻	活動内容		メッツ値	時間（分）	計算スペース	消費エネルギー（kcal）
					消費エネルギー計算式（※安静時のエネルギー消費量を含む）	
					エネルギー消費量＝1.05 × 運動強度（メッツ）× 運動時間（時）× 体重（kg）	
時刻	活動内容		メッツ値	合計時間（分）：		合計： kcal

第2部 B. 実践編❶：治療を始める

8 不足に備えてチャージ（補食）する

1 低血糖でのチャージの目安

　自己インスリン分泌が廃絶した1型糖尿病患者では，食べた量に合わせてインスリンを過不足なく打たないと，高血糖や低血糖となる可能性があります．しかし，それを予測するのが容易でないことや，その他にも活動量，注射部位の状態などさまざまな理由から血糖コントロールは安定しません．特に理想とされるHbA1c（NGSP）7.0％］未満のコントロールを達成しようとすると，高血糖よりも低血糖のほうが問題になってきます［第1部-B-2「治療の目標」図2（p44）参照］．

　日本で使用されている血糖自己測定器に求められている精度はISO15197:2003（体外診断システム―糖尿病管理における自己測定のための血糖モニターシステムに対する要求事項）を参照して厚生労働省が作成した自己検査用グルコース測定器承認基準に従っています．これによると血糖値が75 mg/dL以上で±20%以内，75 mg/dL未満で±15 mg/dL以内の誤差とされています．血糖自己測定器に求められている精度はこの程度であり，あまり数値に惑わされ過ぎないほうがよいでしょう．ただし，ほとんどの血糖測定器メーカーの機種はこの基準よりも高精度であることを謳っています．

　低血糖は定義上，数値的な指標は定められていませんが，臨床的には警告症状と呼ばれるカテコールアミン分泌による症状である手の震えの出現閾値である70 mg/dL未満と考えられます．簡易血糖測定器の誤差範囲を考慮すれば血糖値が79 mg/dLを示していても真の値は70 mg/dL未満の可能性は否定できません．このため80 mg/dL未満の血糖値では，たとえ症状がなくても補食することを勧めています．

2 チャージの際のインスリン量の調節

　「第2部-B-2」p61で説明されたとおり，
　　糖質量（g）＋食物繊維量（g）＝炭水化物量（g）
となります．つまり同じ炭水化物量で考えていると食物繊維が多い食べ物を食べる際には糖質が少ないためインスリンを減らさなければなりません．一方，同じ炭水化物量でも食物繊維が少ない食べ物を食べる際には糖質量が多くなるのでインスリンを増やさなければなりません．このため血糖値を考えるときには炭水化物量ではなく糖質量を考慮する必要があります．そうすると計算式は以下のようになります．
　　糖質量（g）＝炭水化物量（g）－食物繊維量（g）
　この糖質量に応じたインスリンを補う必要があります．食物繊維の中でも不溶性の食物繊維はインスリンの効き目をよくし，可溶性の食物繊維は胃の運動を抑制することによって食後の血糖上昇が緩やかになるとされています．このため大量に食物繊維を含む食べ物を摂るときには少し遅めに効果の

現れるインスリンをやや少なめに使用することが無難です.

3 糖質をどう摂るか

　大まかにどれくらいの糖質をとれば血糖値がどれくらいになるのかイメージを持っておくことが大事です.　一般的にブドウ糖 1g を経口摂取すると血糖値は 5 mg/dL 上昇するとされています.　ただしその前に打ったインスリンがどれほど効いているのかによって解釈を変えなければいけません.　つまり食事のときに追加した超速効型インスリンが十分に作用を示している注射後 1 時間か, それとも効果が消えかけている注射後 4 時間の低血糖かによりブドウ糖の効果は異なります.

　糖質には最も小さな形のブドウ糖から糖質が何個もつながった長鎖のデンプンまでさまざまなサイズの糖質があります.　低血糖のときにブドウ糖がよく使用されるのは, 腸まで届けば消化される必要なく, すぐに吸収される形だからです.　ただしブドウ糖以外の糖質でも, たとえば砂糖はブドウ糖＋果糖というように近い形をしているので, 比較的速やかに吸収されます.

　「グリセミック・インデックス (GI)」という言葉を聞いたことがあるでしょうか.「グリセミック・インデックス」とは食品の炭水化物 50g を摂取した際の血糖値上昇の度合いを, ブドウ糖を 100 とした場合の相対値で表したものです.　総糖質摂取量が同じであればその糖質が長鎖 (多糖類) であっても短鎖 (二糖類, 少糖類) であっても分解してすべてブドウ糖になる糖ならば食後 2 時間の血糖値は同等ですが, 急いで血糖値を上げる必要のある低血糖のときには「グリセミック・インデックス」の高い (つまりすぐ血糖値の上がりやすい) 食べ物を選んで食べなければいけません.

　低血糖のときの空腹感や症状を抑えるためには, 頭では理解していてもついたくさん食べ過ぎてしまうのも事実です.　もしもあなたが低血糖症状から回復するために必要以上にたくさんの糖質を食べてしまったとしましょう.　そのときには余分に食べてしまった糖質量をその時間帯のインスリン 1 単位で処理できる糖質量で割れば追加すべきインスリン量がわかります.　たとえばメロンパンを低血糖のときに食べてしまい, そのあと血糖値が 300 mg/dL を超えていたなどという話はよくあることです.　そのあとで血糖値が上昇し過ぎないように食べ過ぎた分に応じたインスリンを補う必要があります.

4 血糖値が著しく低い場合

　血糖値が低い領域では血糖測定器の精度はあまり高くなく, 測定結果はあまり信頼できません.　先述の厚生労働省の基準では 75 mg/dL 未満, 特に 50 mg/dL 未満の著しく低い血糖領域では, 多くの検体の測定が義務づけられていません.　実際に低血糖領域で病院の中央検査室で測定した結果と, 血糖自己測定器の値はしばしば大きく異なります.　もし低血糖症状があれば, 血糖値を測定することを考えずにブドウ糖 10g 程度を補っておけば, 理論的にはおおむね正常域の血糖値に戻ります.

5 胃腸運動障害がある場合

　胃腸の動きが悪いと低血糖のときに糖質を摂取してもすぐに血糖値は上がらないので, 15 分後に再検しても血糖値は上昇せず, ひどいときには数時間にわたり何回も大量の糖質の摂取が必要になります.　そしてようやく上昇したあと, 数時間経つと血糖値が 500 mg/dL を超えることもしばしば経験

します．胃腸の動きの悪い場合には低血糖の際に大量の糖質をはじめから補い，回復したあとに血糖値が上昇し過ぎないようにするために，血糖補正に要する以上に摂取した糖質量に応じたインスリンを注射します．胃腸運動障害の強い患者さんによく勧める方法は，低血糖の際にはまずブドウ糖30gを摂取して，その後は15分ごとに血糖値を測定し，目標まで戻らないときにはさらにブドウ糖を5gずつの摂取を繰り返すという方法です．正常血糖まで上がったときには摂り過ぎた糖質に対するインスリンを補います．これらの方法を用いることで低血糖後に著しい高血糖になるのを防ぐことができます．実際の対処法は本書「第2部-D. 実践編❸：エキスパートになる」（p127～）を参照してください．

6 グルカゴン注射の使い方

　他人の介助を要するような低血糖のことを重症低血糖といいます．特に意識のないようなときにはグルカゴン[脚注1]注射が必要になります．低血糖で意識障害や昏睡になった場合は，通常すぐ病院へ運ばなければなりません．手元にグルカゴンのセットがあれば，救急車を待つ間にまわりの人に筋肉注射してもらうと，速く回復して病院に運ばなくてよいこともあります．残念ながら日本では少し使いにくいキットしか出回っていません（図1）．具体的には，グルカゴンの粉末製剤と溶解液が入っており，冷蔵庫に保管しておきます．使用するときに2.5mLの注射器を用いて溶解液を吸い取り，それを粉末製剤の瓶の中で溶かします．そしてグルカゴン溶液を吸い取って気泡を抜いて，肩，尻，太もものいずれかに筋肉注射または皮下注射します．効果は1回きりで2回目は期待できません．また，アルコールによる低血糖では効果は期待できないとされています．インスリン注射とは少し違いますから，同居されている方に予め医療機関で指導を受けておいてもらうのが望ましいです．米国にはあらかじめ溶解液が注射器に入っており粉末入りの瓶内で溶かすだけの製剤が使用されています（図2）．低血糖で周囲の人が慌てている最中では，現在の日本のキットは慣れていないまわりの人にとっては使用困難であり，米国のような簡単なキットが日本でも利用できることが望ましいと思います．

> 脚注1：グルカゴンは肝臓に働いてブドウ糖を血中に放出させる作用により，血糖値を上昇させるホルモンです．

■参考文献
1) WeickertMO, Pfeiffer AF : Metabolic Effects of Dietary Fiber Consumption and Prevention of Diabetes. J Nutr **138** : 439-442, 2008
2) www.adaendo.com/davidson/SanAntonio030502frnt.ppt
3) Jenkins DJ et al : Relationship between rate of digestion of foods and post-prandial glycaemia. Diabetologia **22** : 450-455, 1982
4) Hollenbeck CB et al : The effects of variations in percent of naturally occurring complex and simple carbohydrates on plasma glucose and insulin response in individuals with non-insulin-dependent diabetes mellitus. Diabetes **34** : 151-155, 1985

8. 不足に備えてチャージ（補食）する

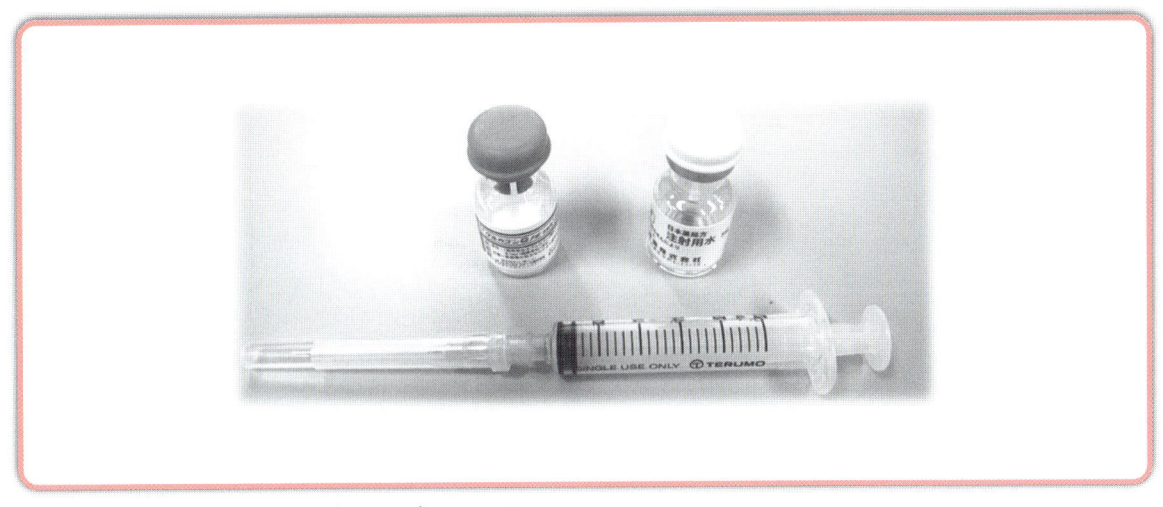

図1：日本で利用可能なグルカゴンキット
　2.5mLの注射器を用いて溶解液を吸い取り，吸い取った溶解液を粉末製剤の瓶の中で溶かします．そしてグルカゴン溶液を吸い取って気泡を抜いて，肩，お尻，太もものいずれかに筋肉注射または皮下注射します．

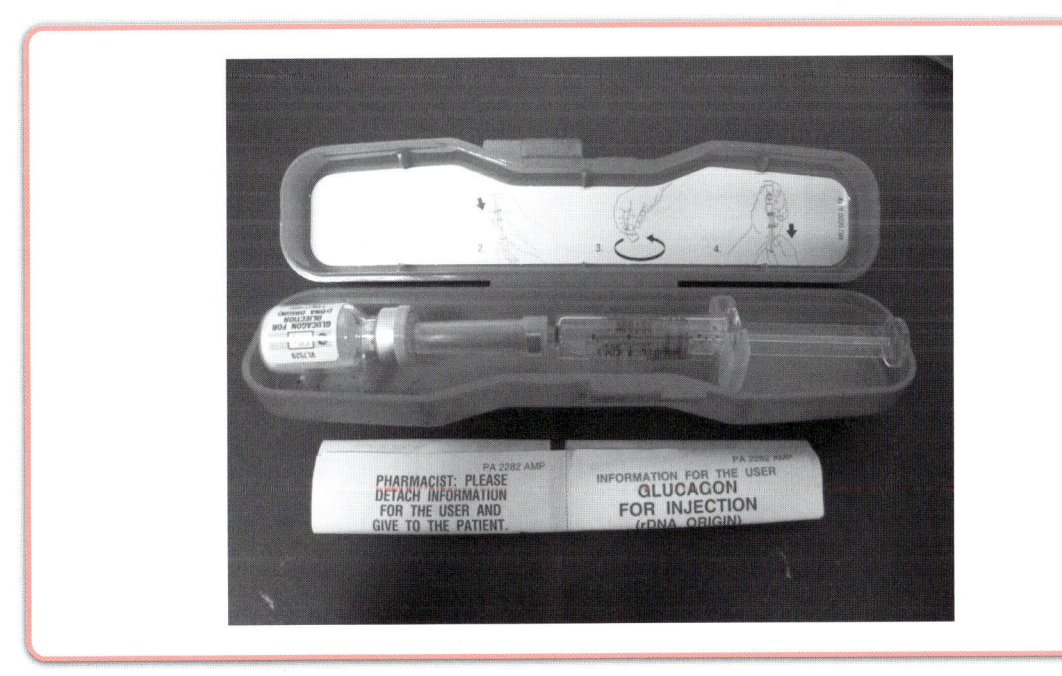

図2：米国のグルカゴンキット
　溶解液は元々注射器に入っており，グルカゴンの粉末を溶かせば使えます．

第2部
病気と取り組む（実践編）

C. 実践編❷：レベルを上げる

第2部　C．実践編❷：レベルを上げる

1　いろいろな食事のパターンがあることを知る

　「第2部-B．実践編❶」では理想的な食事のパターンで食べたときの血糖変動について確かめてみました．これを食事の基本パターンとして，追加インスリン量の目安がほぼわかってきたら，応用編に進みましょう．

　毎回の食事で，主食・主菜・副菜を揃え，各栄養素について過不足なく適正量の食事を摂ることは，生活習慣病予防の観点からも理想的といえます．きっちり決めた栄養素の摂取量にしておけば，インスリン注射量を変えなくてもよいのではないかと思うことでしょう．しかし，実際には，血糖は食事以外の生活や体調によっても変動します．また，日常生活において理想的な食事を摂取し続けることは誰にもできないのではないでしょうか．だからといって当然，欲求のままに食べたいものだけを食べる生活をして，それに合わせてインスリンを打っていけば，他の病気を引き起こしてしまう危険性が高まります．これは誰にでも当てはまることで，1型糖尿病の人だけの問題ではありません．

　仕事の都合で昼食はおにぎり・パンなどで簡単に食事を済ませるときや，接待や飲み会などがあるときでは，理想的な状態とはかけ離れた食べ方になります．また，友達や同僚，家族などと外食をする機会や，楽しみやストレス発散のために好きなものを好きなだけ食べたいときもあるでしょう．

　日常生活を心豊かにすごすためには，基本を踏まえたうえで自由にいろいろなものを食べるときのスキルが役に立ちます．

　自分がこれから食べようとする食事がどのような栄養素をどれだけ含んでいるかを把握して，食後の血糖変動を予測し，食事に見合ったインスリン量や打ち方を自分自身で考えていくことができるようになりましょう．

　図1はいろいろな店のメニューの栄養素量を概算して，横軸に糖質量を，縦軸にエネルギーの含量を示したものです．直線は糖質から供給されるエネルギー量分です．直線より上のエネルギー分は，脂質とタンパク質に由来します．ほぼ同じ糖質量でも，ものによってエネルギーにはかなりの違いがあります．

　図2は横軸に糖質量を，縦軸にタンパク質の含量を示したものです．洋風定食，和風定食はものによってタンパク質の含量がだいぶ違います．丼物も上に載っているもので相当な違いがあるようです．

　図3は横軸に糖質量を，縦軸に脂質の含量を示したものです．

　おにぎり，そば，うどんなどの1品ものは，糖質量の違いに注意しておけばインスリンの量を決められそうです．でもそのほかの料理は同じ名前のメニューでも，糖質量は20〜30g程度の差がありますし，脂質量は20〜40gもの差があります．

　つまり，カーボカウントのみでは血糖コントロールはできそうもありませんし，店の違いや物によって脂質もタンパク質の量も全然違うのでは，どうしたらよいのでしょうか．

1. いろいろな食事のパターンがあることを知る

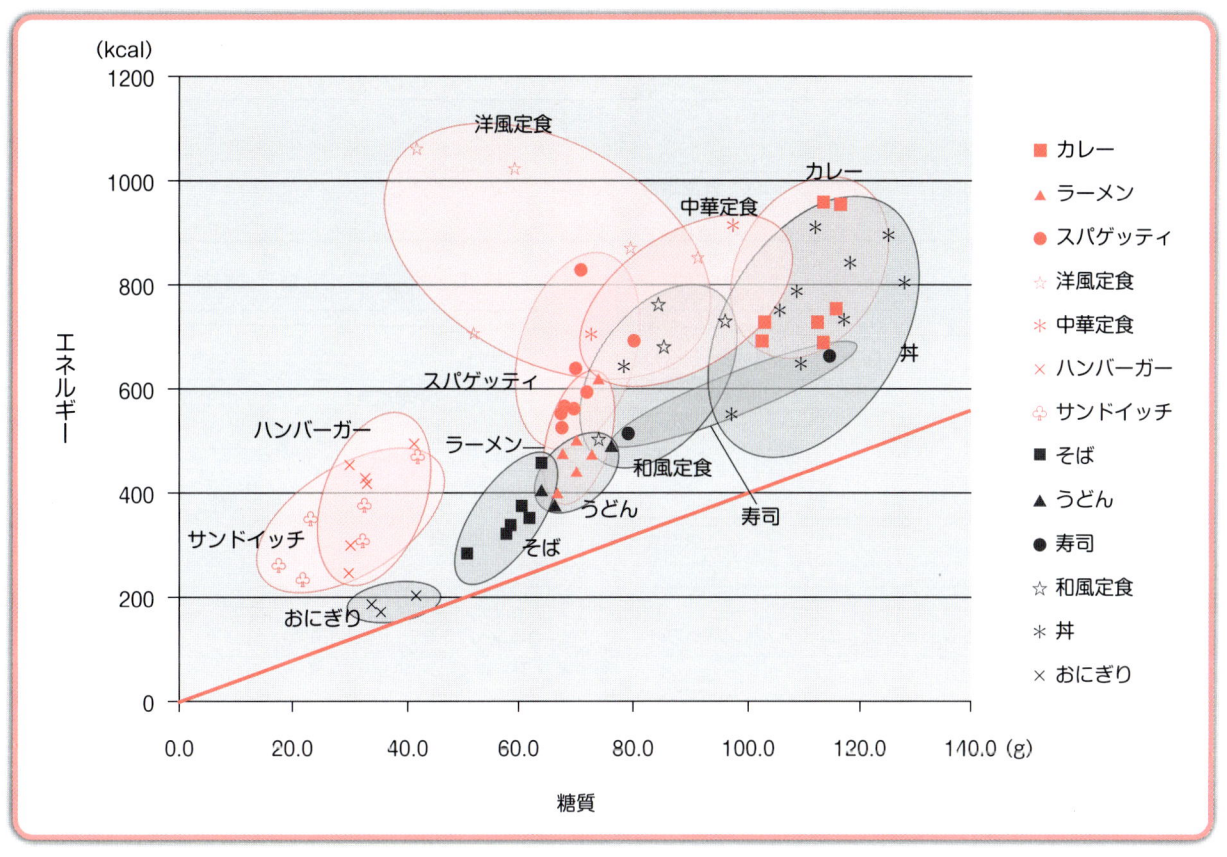

図1：糖質量と総エネルギー量

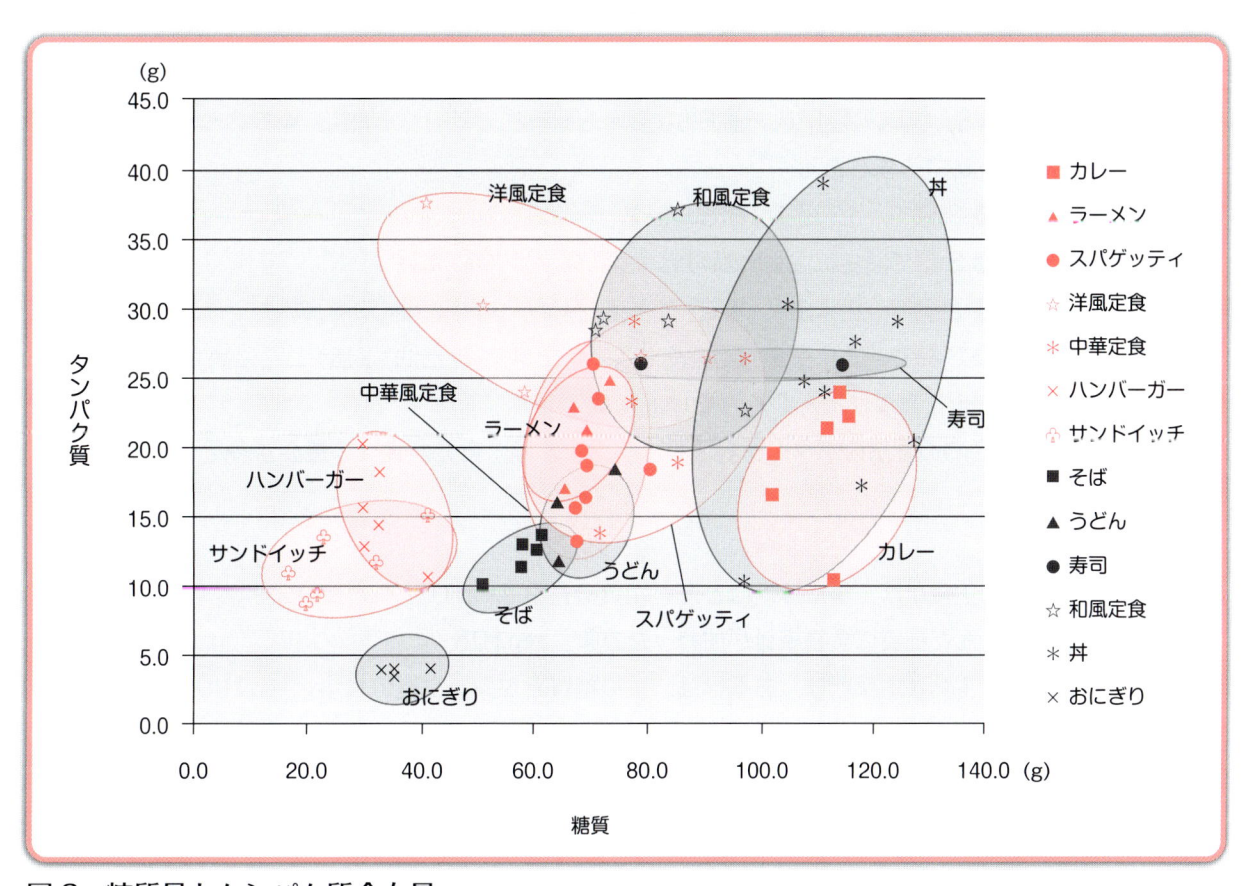

図2：糖質量とタンパク質含有量

第2部　病気と取り組む（実践編）── C．実践編❷：レベルを上げる

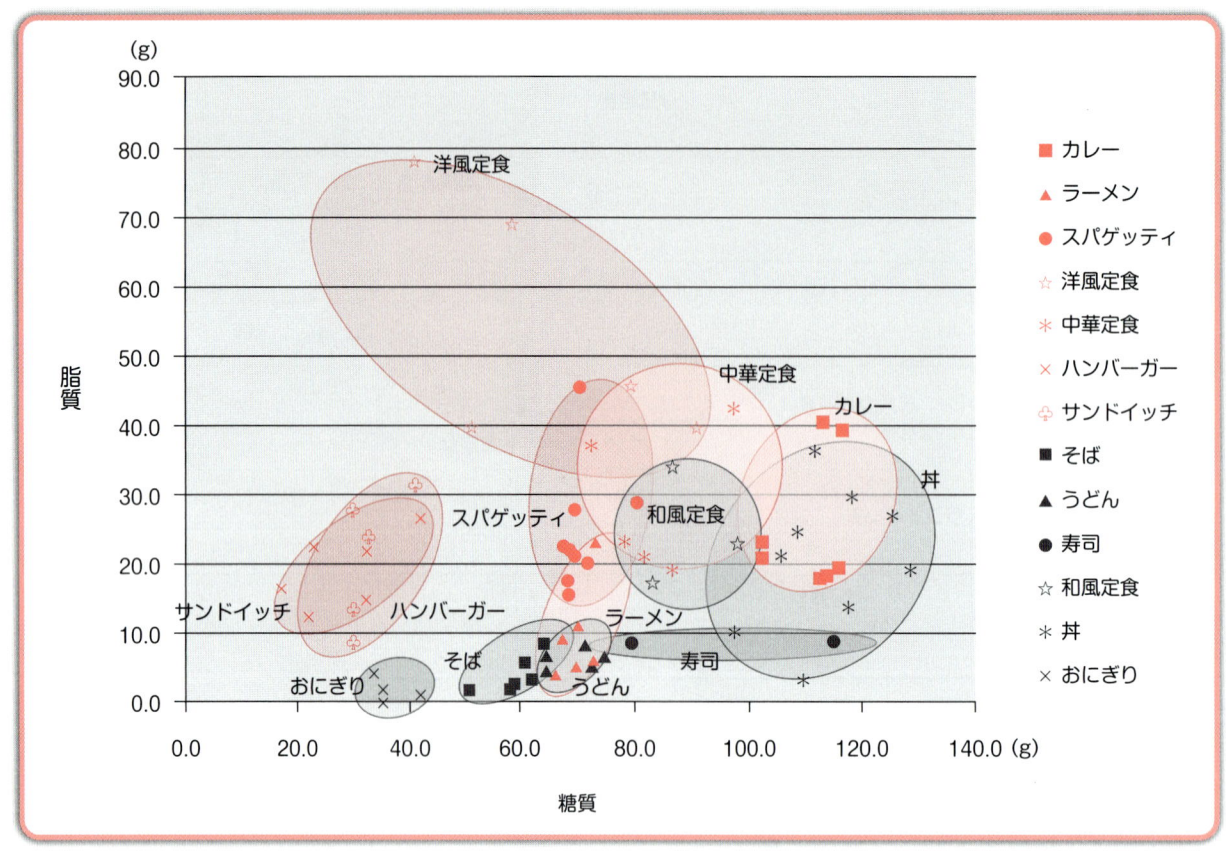

図3：糖質量と脂質含有量

「第2部-B．実践編❶」で，理想的な食事を組み立てていくために，4つのパターンの食事で血糖の変化を確かめてみましたね．

実践編❶-3-1 で，主に主食（糖質）だけ
実践編❶-3-2 で，主に主食（糖質）と主菜（タンパク質）だけ
実践編❶-3-3 で，主に主食（糖質）と主菜（タンパク質）と油（油脂）だけ
実践編❶-3-4 で，主に主食（糖質）と主菜（タンパク質）と油（油脂）と野菜類（食物繊維）

これらに似た食事はどんなものでしょうか．

以下に6つの食事のパターンを示します．まずは，自分が食べる機会が多そうな項目から読んでください．

1) 主に主食だけ，または，ほとんど糖質の食事　⇒p107へ
2) ほとんど糖質に食物繊維が加わった食事　⇒p108へ
3) 主に主食と主菜だけ，あるいは，主に糖質とタンパク質の食事　⇒p109へ
4) 油脂の多い主食だけ，あるいは，糖質と脂質の食事　⇒p110へ
5) 主に主食と主菜と油の食事　⇒p111へ
6) 主に主食と主菜と油と野菜類の食事　⇒p112へ

1. いろいろな食事のパターンがあることを知る

1 主に主食だけ，または，ほとんど糖質の食事

ほとんど糖質の食事とは，穀類，芋類，果物類，糖類，を材料としたものです．
以下の料理を単独または，組み合わせて食べた場合，ほとんど糖質の食事となります．
日ごろ食べることが多いものを，丸で囲みましょう．

やってみよう！

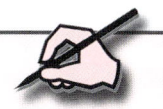

● 食べることが多いものを丸で囲もう！
■ 主食として食べるもので，ほとんど穀類や糖類で作ったもの
　○ おにぎり　など
　○ ざるそば，ざるうどん，かけそば，かけうどん，とろろそば，そうめん　など
　○ パン（何もつけない），ジャムトースト，ロールパン，ブドウパン，アンパン　など

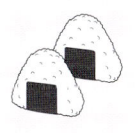

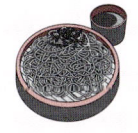

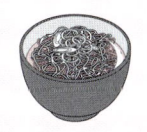

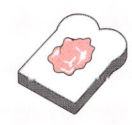

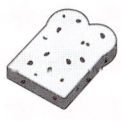

■ 副菜に，豆の煮物や，かぼちゃの煮物，れんこんの煮物など，イモの多い野菜や根菜類，豆，糖質の多い野菜や果物を使った料理を組み合わせたとき　など
　○ （おにぎり＋かぼちゃの煮物），（ざるそば＋芋の煮ころがし）　など
　○ （トースト（何もつけない）と果物），（アンパン＋ジュース），（ロールパン＋バナナ）　など

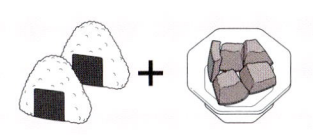

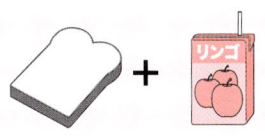

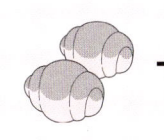

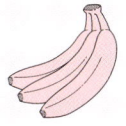

■ 外食するときやコンビニで選びがちな，料理や食品の組み合わせ
　○ （おにぎり＋菓子パン＋ジュース），（おにぎり＋カップラーメン）　など

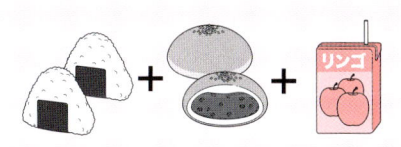

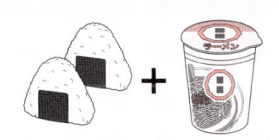

● たまには仕方ないかもしれませんが，糖質の重ね食いを繰り返すと，ビタミンB_1の潜在的欠乏状態や，量が多いと肥満などの原因となるので注意しましょう．
● 食品のパッケージやメニューに記載されている表示や，外食・中食栄養価一覧（p113〜）を参考にして，実践編❶-3-1（p.66）のときと比べて糖質がどれだけ多いか，あるいは少ないかを考えましょう．
⇒糖質の量に対応した追加インスリンの量を計算しましょう．

2 ほとんど糖質に食物繊維が加わった食事

ほとんど糖質の食事に食物繊維の供給源であるきのこや海藻類が加わった料理です．
日ごろ食べることが多いものを，丸で囲みましょう．

やってみよう！

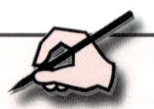

● 食べることが多いものを丸で囲もう！

■ 一品料理
　○ビビンバ（卵なし）　など
　○山菜そば・わかめそば・なめこそば　など

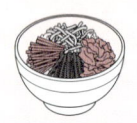

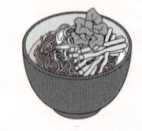

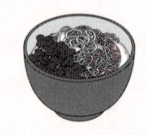

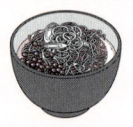

■ 主食と副菜の組み合わせ
　○おにぎりとほうれん草のお浸し，ロールパンとサラダ（ノンオイルドレッシング）　など

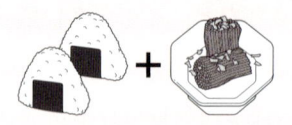

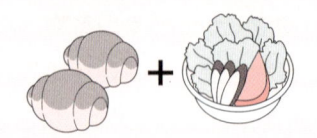

- 表示や，外食・中食栄養価一覧（p113〜）を参考にして，実践編❶-3-■（p.66）のときと比べて糖質がどれだけ多いか，あるいは少ないかを考えましょう．
- 食物繊維がどれだけ多いか，あるいは少ないかを考えましょう．食物繊維の血糖上昇抑制作用は個人差が大きいです．1食に5g以上の食物繊維でないと血糖には影響しないとも考えられています．

⇒糖質と食物繊維の量に対応した追加インスリンの量を計算しましょう．

1. いろいろな食事のパターンがあることを知る

3 主に主食と主菜だけ，あるいは，主に糖質とタンパク質の食事

　糖質＋タンパク質の食事は，**1** の主に糖質の食事に，油を使わないで調理した主菜料理を組み合わせた食事，と考えることができます．実践編❶-3-**2**（p.68）の実践編です．
　食べる機会が多いものに丸印をつけましょう．

やってみよう！

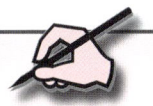

●食べることが多いものを丸で囲もう！

■ 主食と主菜の組み合わせ
　○ごはんと刺身，ごはんと焼き魚，ごはんと赤身肉の焼き肉，ごはんと納豆　など

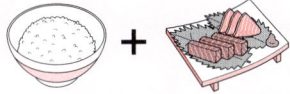

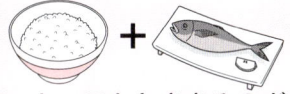

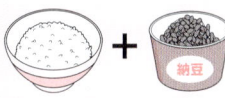

　○トースト（何もつけない）とゆで卵，トーストとささみのボイル　など

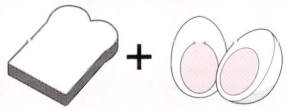

■ 主食と主菜と副菜の組み合わせ
　○上記に，豆の煮物，かぼちゃの煮物，れんこんの煮物，豆，糖質の多い野菜を使った料理を加えたもの　など

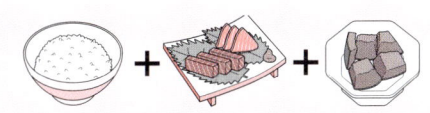

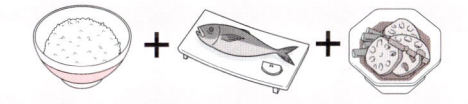

■ 一品料理では，
　○にぎり寿司，ちらし寿司，海鮮丼，親子丼　など
　○ラーメン（野菜や海藻がのっていないもの）　など
　○月見うどん・月見そば，きつねうどん・きつねそば，肉うどん　など
　○チーズトースト　など

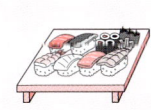

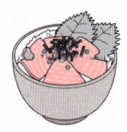

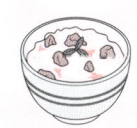

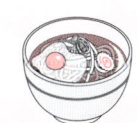

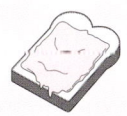

- 食品のパッケージやメニューに記載されている表示や，外食・中食栄養価一覧（p113〜）を参考にして，実践編❶-3-**2**（p.68）のときと比べて糖質がどれだけ多いか，あるいは少ないかを考えましょう．
⇒糖質の量に対応した追加インスリンの量を計算しましょう．
- 実践編❶-3-**2**（p.68）のときと比べてタンパク質がどれだけ多いか，あるいは少ないかを考えましょう．
- タンパク質がかなり多くなければ，これによる血糖への影響はあまり考えなくてよいでしょう．ただし，油脂の多い主菜（後述）の場合は油の影響を考慮しなければなりません．また，このような食事は野菜がないために微量栄養素が欠乏しやすくなります．

4 油脂の多い主食だけ，あるいは，糖質と脂質の食事

　油やバター，生クリームなどは単独で料理となることはないので，**1**の主に糖質の食事に，油を加えたり，揚げたものがこれに該当します．
　食べる機会が多いものに丸印をつけましょう．

やってみよう！

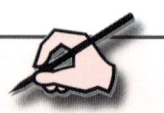

● 食べることが多いものを丸で囲もう！

■ 主食として食べるもの
　○ クロワッサン，バタートースト，カレーパン，クリーム系の菓子パン，デニッシュ　など

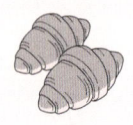

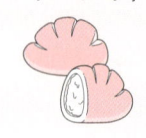

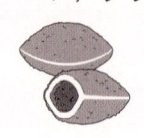

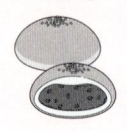

■ 主食と副菜の組み合わせ
　○ クロワッサンとポテトサラダ，チャーハンと大学芋，菓子パンとフライドポテト　など

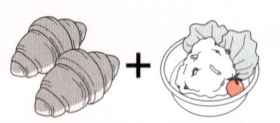

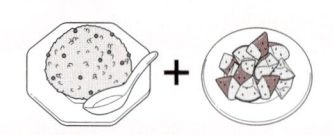

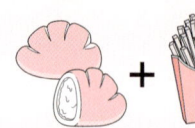

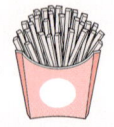

■ 一品料理では，
　○ たぬきそば，たぬきうどん，とんこつラーメン，フライカップラーメン　など
　○ 具の少ないチャーハン，ピラフ　など

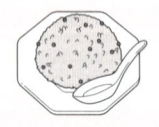

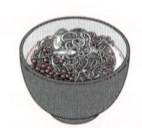

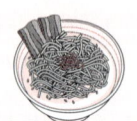

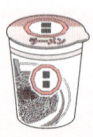

● 食品のパッケージやメニューに記載されている表示や，外食・中食栄養価一覧（p113〜）を参考にして，実践編**1**-3-**3**（p.70）のときと比べて糖質がどれだけ多いか，あるいは少ないかを考えましょう．

⇒糖質の量に対応した追加インスリンの量を計算しましょう．
⇒脂質が多いときには食前のインスリンを少し控えめにしましょう．
⇒脂質の量に対応した追加インスリンの量を計算し，いつ打つか考えましょう．

1. いろいろな食事のパターンがあることを知る

5 主に主食（糖質）と主菜（タンパク質）と油（油脂）の食事

1 の主食を炒めた場合や，揚げ物や洋風の主菜料理を組み合わせた食事がこれに相当します．野菜が少ない実践編❶-3-3（p.70）の実践編です．

食べる機会が多いものに丸印をつけましょう．

やってみよう！

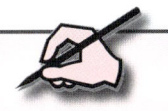

● 食べることが多いものを丸で囲もう！

■ 主食と主菜の組み合わせ
- ごはんとから揚げ，ごはんととんかつ，ごはんと麻婆豆腐，ごはんとエビフライ　など
- パンとハンバーグ，パンとステーキ　など

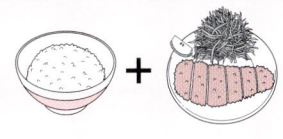

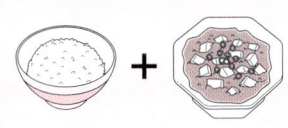

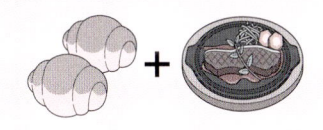

定食の中では，洋風定食は糖質量は40～90gと幅広く，脂質量が多くしかも40gから80gまで量に差があります．つけ合せの芋類や衣の粉類に注意しましょう．野菜などは極少量で，食物繊維や微量栄養素は期待できません．

■ 一品料理では
- かつ丼，天丼，牛丼，カレーライス　など
- 天ぷらうどん・天ぷらそば，ピザ，グラタン，ハンバーガー，カルボナーラスパゲッティ，ミートソーススパゲッティ，ボンゴレスパゲッティ　など

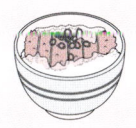

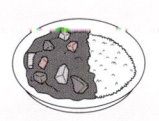

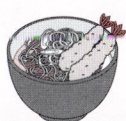

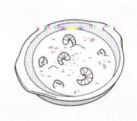

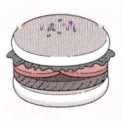

丼物やカレーは，ごはんの盛りつけ量が多いので糖質量が多くなります．そのうえ，脂質が多いものでは40gも含まれています．

■ 外食，市販の弁当
- カツサンド，ホットドッグ，お好み焼き，唐揚げ弁当，ハンバーグ弁当　など
- （ハンバーガーとフライドポテトとシェイク），天ぷら定食，（ラーメン＋チャーハン＋ギョウザ）などの定食セット

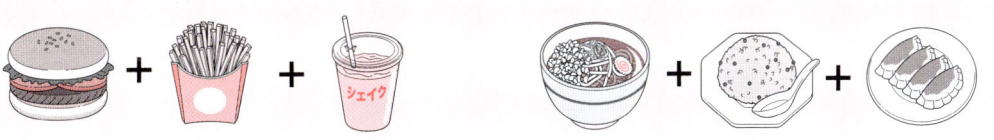

● 脂質を含む料理が1食の中に2品以上あると，脂質の摂り過ぎになります．1食の中に揚げものや炒め物など油を使用した料理が重ならないようにしましょう．また，副菜がないので，微量栄養素

が不足します．このような食事ばかりを続けていると肥満，脂質異常症などの原因となります．
- 食品のパッケージやメニューに記載されている表示や，外食・中食栄養価一覧（p113〜）を参考にして，実践編❶-3-③（p70）のときと比べて糖質がどれだけ多いか，あるいは少ないかを考えましょう．

⇒糖質の量に対応した追加インスリンの量を計算しましょう．
⇒脂質が多いときには食前のインスリンを少し控えめにしましょう．
⇒脂質の量に対応した追加インスリンの量を計算し，いつ打つか考えましょう．

6 主に主食（糖質）と主菜（タンパク質）と油（油脂）と野菜類（食物繊維）の食事

主食，主菜，副菜2皿を少量の油で調理した食事が理想的なパターンです．基本的には，家庭でいつも使う茶碗や皿で，適量を決めて食べるならば，いろいろな組み合わせが考えられます．病院のメニューは基本的にこのパターンの食事です．

外で食べる機会が多いものに丸印をつけましょう．

やってみよう！

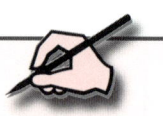

- ●食べることが多いものを丸で囲もう！
  - ★ 野菜がたっぷりで，油のやや控えめな料理です．
  - ■ 外食
    - ○ 野菜炒め定食，野菜あんかけ定食，五目チャーハンとニラ炒め
  - ■ 1品料理では
    - ○ 野菜たっぷりのあんかけ焼きそば，五目ソバ，中華丼　など
  - ★ 主食，主菜，副菜2皿が揃っていて，一見バランスがよいようにみえても，脂質がきわめて多くて食べ過ぎに注意したいもの
    - ○ 焼肉定食，酢豚定食，ステーキ定食，とんかつ定食，コロッケ定食，フライ定食　など

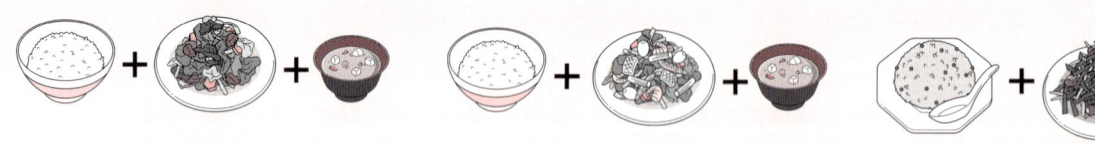

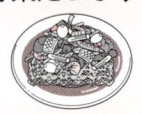

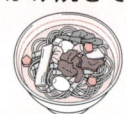

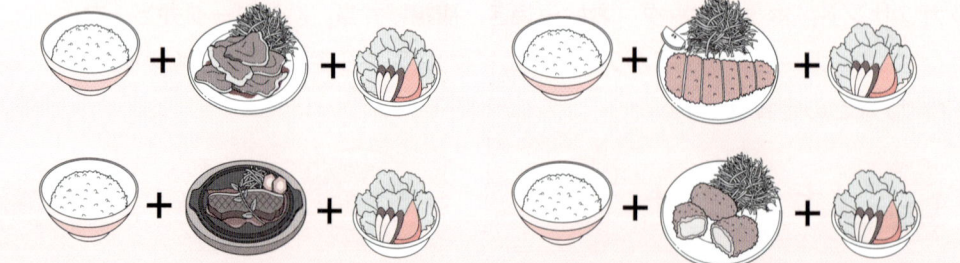

- 店の表示や外食・中食栄養価一覧（p113〜）を参考にして，実践編❶-3-④（p72）のときと比べて糖質がどれだけ多いか，あるいは少ないかを考えましょう．

1. いろいろな食事のパターンがあることを知る

- 食物繊維がどれだけ多いか，あるいは少ないかを考えましょう．

⇒糖質と食物繊維の量に対応した追加インスリンの量を計算しましょう．

- 脂質の量がどれだけ多いか，あるいは少ないかを考えましょう．

⇒脂質の量に対応した追加インスリンの量を計算し，いつ打つか考えましょう．

≪外食・中食　栄養価一覧≫

以下の表は外食や中食で食べる機会が多いと思われる料理の栄養価について，各社にご協力いただき掲載しました．また，一般的に売られている食品について，五訂増補日本食品標準成分表の値を用いて計算しました．料理の分類ごとに炭水化物（糖質ではない）の少ないものから多い順に示しています．糖質は（炭水化物 − 食物繊維）として計算した値です．食物繊維の値が得られていないものは糖質の値を計算できないので（−）で表しています．

注1）掲載のデータは2010年7月現在の情報です．商品のリニューアルや材料変更，店舗により，栄養素量は異なりますので，あくまで大まかな目安として活用してください．

注2）店により使う食材の種類や量が異なっており，必ずしもここに記載の区分に該当しない場合もあります．最新の情報については，各社ホームページやメニューなどで確認してください．

注3）オリジン東秀株式会社の情報については，関東エリアと関西エリアで仕入れ先（食材）の違いなどにより，メニュー内容が異なります．今回掲載の情報はすべて関東エリアの商品（仕様）の情報です．

≪主食≫
●ごはん類

料理名（商品名）	エネルギー(kcal)	タンパク質(g)	脂質(g)	炭水化物(g)	食物繊維(g)	糖質(g)	備考
おにぎり（こんぶ）	166	3.8	0.6	36.4	−	−	株式会社リンガーハット
ジャンボ手づくりおにぎり（鮭）	292	8.4	1.1	60.1	−	−	オリジン東秀株式会社
ごはん（180g）	302	4.5	0.5	66.8	0.5	66.3	食品成分表
チャーハン	478	10.6	15.6	73.4	−	−	株式会社リンガーハット
海鮮ちらし（コチジャン風味マヨ）	426	10.2	8.7	76.7	−	−	株式会社ファミリーマート
特上寿司　盛り合わせ（醤油含まず）	556	32.5	11.8	77.4	1.5	75.9	株式会社大庄
デミオムライス	467	11.3	11.0	80.5	−	−	株式会社ファミリーマート
ビーフカレー	631	12.2	14.1	109.6	−	−	オリジン東秀株式会社

●丼

料理名（商品名）	エネルギー(kcal)	タンパク質(g)	脂質(g)	炭水化物(g)	食物繊維(g)	糖質(g)	備考
ビビンバ	572	13.4	16.6	87.4	−	−	オリジン東秀株式会社
中華丼	454	10.5	4.9	91.5	−	−	株式会社ファミリーマート
海老天重	677	14.7	27.5	92.7	−	−	株式会社ファミリーマート
牛カルビ丼	928	25.5	41.4	104.7	−	−	オリジン東秀株式会社
親子丼	713	32.8	15.9	109.6	−	−	株式会社プレナス
納豆ビビンバ丼	587	18.5	7.2	111.8	−	−	株式会社プレナス
ロースかつ丼	922	34.0	31.6	125.2	−	−	株式会社プレナス

●パン・菓子パン

料理名（商品名）	エネルギー(kcal)	タンパク質(g)	脂質(g)	炭水化物(g)	食物繊維(g)	糖質(g)	備考
クロワッサン（40g）	179	3.2	10.7	17.6	0.7	16.9	食品成分表
ビスケット	194	3.9	8.8	25.0	0.9	24.1	日本ケンタッキー・フライドチキン株式会社
食パン（何もつけない）（60g）	158	5.6	2.6	28.0	1.4	26.6	食品成分表
バタートースト（食パン60g・バター10g）	233	5.7	10.7	28.0	1.4	26.6	食品成分表を用いて計算
チーズトースト（食パン60g・チーズ20g）	226	10.1	7.8	28.3	1.4	26.9	食品成分表を用いて計算
ロールパン（30g：1個）	95	3.0	2.7	14.6	0.6	14.0	食品成分表
カレーパン（90g）	285	6.0	14.5	31.7	1.6	30.1	食品成分表を用いて計算
ブドウパン（70g）	188	5.7	2.5	35.8	1.5	34.3	食品成分表
デニッシュペストリー（80g）	317	5.8	16.6	36.1	1.3	34.8	食品成分表
クリームパン（90g）	275	9.3	9.8	37.3	1.1	36.2	食品成分表
ジャムパン（80g）	238	5.3	4.6	43.6	1.4	42.2	食品成分表
あんぱん（90g）	252	7.1	4.8	45.2	2.4	42.8	食品成分表

●ハンバーガー・サンドイッチ・ホットドッグ

料理名（商品名）	エネルギー(kcal)	タンパク質(g)	脂質(g)	炭水化物(g)	食物繊維(g)	糖質(g)	備考
スパイシーチリドッグ	289	10.6	15.5	26.8	1.9	24.9	株式会社モスフードサービス
オリジナルツイスター（ペッパーマヨ）	344	12.8	18.4	31.2	1.2	30.0	日本ケンタッキー・フライドチキン株式会社
チキンフィレサンド	403	24.3	19.5	31.6	1.6	30.0	日本ケンタッキー・フライドチキン株式会社
ハンバーガー	274	12.3	10.6	32.4	1.5	30.9	日本マクドナルド株式会社
チーズバーガー	322	15.2	14.3	33.3	1.5	31.8	日本マクドナルド株式会社
モスバーガー	374	15.0	18.9	35.9	3.2	32.7	株式会社モスフードサービス
モスチーズバーガー	425	18.1	23.0	36.2	3.2	33.0	株式会社モスフードサービス
チキンカツサンド（サンドイッチ）	378	15.1	19.0	36.5	−	−	株式会社ファミリーマート
テリヤキバーガー	419	14.4	22.8	38.8	2.0	36.8	株式会社モスフードサービス
てりやきマックバーガー	509	14.5	32.3	40.0	1.7	38.3	日本マクドナルド株式会社
Wモスチーズバーガー	568	26.9	32.7	41.2	4.2	37.0	株式会社モスフードサービス
和風チキンカツサンド	483	18.5	25.9	44.0	1.9	42.1	日本ケンタッキー・フライドチキン株式会社
ビッグマック	555	25.4	30.2	45.4	2.5	42.9	日本マクドナルド株式会社
モスライスバーガー　きんぴら	243	4.6	2.7	50.0	3.6	46.6	株式会社モスフードサービス

●ピザ

料理名（商品名）	エネルギー(kcal)	タンパク質(g)	脂質(g)	炭水化物(g)	食物繊維(g)	糖質(g)	備考
きのこたっぷりのピザ	368	17.6	15.5	42.8	5.1	37.7	株式会社大庄

●グラタン

料理名（商品名）	エネルギー(kcal)	タンパク質(g)	脂質(g)	炭水化物(g)	食物繊維(g)	糖質(g)	備考
エビマカロニグラタン（100gあたり）	117	7.1	4.4	11.5	−	−	オリジン東秀株式会社

1. いろいろな食事のパターンがあることを知る

●そば

料理名（商品名）	エネルギー (kcal)	タンパク質 (g)	脂質 (g)	炭水化物 (g)	食物繊維 (g)	糖質 (g)	備考
山菜なめこそば（そばゆで200g使用）	317	11.8	2.1	61.1	5.8	55.3	食品成分表を用いて計算
ざるそば	357	15.8	2.2	68.5	−	−	株式会社ファミリーマート
とろろそば	416	17.2	2.5	81.1	−	−	株式会社ファミリーマート

●うどん

料理名（商品名）	エネルギー (kcal)	タンパク質 (g)	脂質 (g)	炭水化物 (g)	食物繊維 (g)	糖質 (g)	備考
かけうどん（小）	273	7.0	0.9	59.5	−	−	株式会社はなまる
わかめうどん（小）	281	8.0	1.1	61.3	−	−	株式会社はなまる
ざるうどん（小）	284	7.1	0.7	62.4	−	−	株式会社はなまる
ぶっかけうどん（小）	286	6.9	0.8	63.0	−	−	株式会社はなまる
月見うどん（ぶっかけうどん＋温泉卵）	379	14.2	7.9	63.1	−	−	株式会社はなまる
内訳　ぶっかけうどん（小）	286	6.9	0.8	63.0	−	−	
温泉卵	93	7.3	7.1	0.1	−	−	
牛肉うどん（小）	371	11.4	6.5	64.9	−	−	株式会社はなまる
きつねうどん（小）	463	13.8	12.1	68.4	−	−	株式会社はなまる
カレーうどん（小）	487	9.8	17.5	71.7	−	−	株式会社はなまる
冷やしたぬきうどん	510	16.4	14.3	79.1	−	−	株式会社ファミリーマート
かきあげうどん（ぶっかけうどん＋野菜かき揚げ）	508	8.9	16.2	82.3	−	−	株式会社はなまる
内訳　ぶっかけうどん（小）	286	6.9	0.8	63.0	−	−	
野菜かき揚げ	222	2.0	15.4	19.3	−	−	

●スパゲッティ

料理名（商品名）	エネルギー (kcal)	タンパク質 (g)	脂質 (g)	炭水化物 (g)	食物繊維 (g)	糖質 (g)	備考
4種のチーズのカルボナーラ	562	23.8	22.8	65.5	−	−	株式会社ファミリーマート
じっくり煮込んだミートソース	571	23.1	17.4	80.9	−	−	株式会社ファミリーマート
ボンゴレビアンコ	559	22.2	10.3	94.7	−	−	株式会社ファミリーマート ampm管理部

●ラーメン，中華めん

料理名（商品名）	エネルギー (kcal)	タンパク質 (g)	脂質 (g)	炭水化物 (g)	食物繊維 (g)	糖質 (g)	備考
ラーメン（めん生120g使用）	433	20.7	6.2	69.5	2.8	66.7	食品成分表を用いて計算
長崎ちゃんぽん	613	25.2	18.3	83.6	7.2	76.4	株式会社リンガーハット
とんこつみそちゃんぽん	631	27.9	18.9	83.9	7.2	76.7	株式会社リンガーハット
野菜たっぷりちゃんぽん	691	28.9	21.1	94.5	10.7	83.8	株式会社リンガーハット

●即席めん

料理名（商品名）	エネルギー (kcal)	タンパク質 (g)	脂質 (g)	炭水化物 (g)	食物繊維 (g)	糖質 (g)	備考
カップヌードル	357	10.3	15.3	45.4	−	−	日清食品株式会社
カップヌードルカレー	404	8.9	18.4	50.9	−	−	日清食品株式会社
ラーメン　出前一丁どんぶり　しょうゆ味	366	8.1	14.4	51.0	−	−	日清食品株式会社
日清麺職人　味噌（ノンフライ麺）	341	10.5	7.4	58.1	−	−	日清食品株式会社
日清のどん兵衛　きつねうどん（東）	413	10.7	15.2	58.5	−	−	日清食品株式会社
日清のどん兵衛　天ぷらそば（東）	477	10.3	22.5	58.5	−	−	日清食品株式会社
日清焼そば　U.F.O	562	9.2	21.9	82.2	−	−	日清食品株式会社

第2部 病気と取り組む（実践編）── C．実践編❷：レベルを上げる

●その他のめん

料理名（商品名）	エネルギー(kcal)	タンパク質(g)	脂質(g)	炭水化物(g)	食物繊維(g)	糖質(g)	備考
冷やし手延べそうめん	294	9.9	2.2	58.7	−	−	株式会社ファミリーマート ampm 管理部
皿うどん	696	18.9	38.5	69.1	3.7	65.4	株式会社大庄
屋台風ソース焼そば	671	15.9	35.5	69.5	4.0	65.5	株式会社大庄

●その他　粉製品

料理名（商品名）	エネルギー(kcal)	タンパク質(g)	脂質(g)	炭水化物(g)	食物繊維(g)	糖質(g)	備考
モダン焼き	731	27.6	47.0	43.9	1.9	42.0	株式会社大庄
ボリュータっぷりお好み焼き（冷凍食品）（1人前337gあたり）	393	17.0	13.8	50.2	4.0	46.2	日本水産株式会社

《主菜》
●一品料理（主菜）

料理名（商品名）	エネルギー(kcal)	タンパク質(g)	脂質(g)	炭水化物(g)	食物繊維(g)	糖質(g)	備考
さばの塩焼き（100gあたり）	256	13.5	21.0	0.3	0.0	0.3	オリジン東秀株式会社
まぐろ刺身（醤油含まず）	106	20.8	1.2	2.0	0.4	1.6	株式会社大庄
ほっけ焼き（醤油含まず）	310	38.2	14.4	3.5	1.0	2.5	株式会社大庄
四川風麻婆豆腐（100gあたり）	134	8.2	8.5	5.9	−	−	オリジン東秀株式会社
納豆（納豆50g＋しょうゆ2g）	101	8.4	5.0	6.3	3.4	2.9	食品成分表
エビフライ（1本）	63	3.3	2.7	6.5	−	−	オリジン東秀株式会社
肉野菜炒め（おかず）	373	21.1	27.7	10.1	−	−	株式会社プレナス
串焼き盛り合わせ（たれ味）	416	34.1	24.4	10.3	0.2	10.1	株式会社大庄
ぎょうざ（5個）	199	4.7	14.1	13.1	−	−	リンガーハット
磯盛り七点盛り（2人前）（醤油含まず）	377	43.7	16.1	14.7	3.0	11.7	株式会社大庄
酢豚（100gあたり）	224	4.7	15.3	16.5	−	−	オリジン東秀株式会社
御馳走！　牛ステーキ	499	23.6	35.5	17.8	2.2	15.6	株式会社大庄
鶏唐揚げ	696	37.3	49.1	20.8	1.1	19.7	株式会社大庄
豚肉と五目野菜あんかけ（おかず）	236	14.1	10.3	21.5	−	−	株式会社プレナス
肉じゃがコロッケ（100gあたり）	187	4.4	9.0	22.3	−	−	オリジン東秀株式会社
ジュージューハンバーグ	575	22.1	38.1	33.6	3.0	30.6	株式会社大庄
ビッグトンカツ（ソースは含まない）	928	26.7	64.9	45.8	3.6	42.2	株式会社大庄

●フライドチキン

料理名（商品名）	エネルギー(kcal)	タンパク質(g)	脂質(g)	炭水化物(g)	食物繊維(g)	糖質(g)	備考
カーネルクリスピー	130	9.5	7.2	6.9	0.3	6.6	日本ケンタッキー・フライドチキン株式会社
オリジナルチキン	237	18.3	14.7	7.9	0.3	7.6	日本ケンタッキー・フライドチキン株式会社
モスチキン	262	14.8	16.7	13.0	0.5	12.5	株式会社モスフードサービス

●ナゲット

料理名（商品名）	エネルギー(kcal)	タンパク質(g)	脂質(g)	炭水化物(g)	食物繊維(g)	糖質(g)	備考
チキンナゲット（5個入り，BBQ）	254	16.7	14.4	14.5	1.1	13.4	株式会社モスフードサービス
チキンマックナゲット（マスタード）	336	16.6	22.4	16.8	1.0	15.8	日本マクドナルド株式会社

《副菜》
●糖質が多い副菜

料理名（商品名）	エネルギー(kcal)	タンパク質(g)	脂質(g)	炭水化物(g)	食物繊維(g)	糖質(g)	備考
ひじき煮（100gあたり）	70	2.7	2.5	9.2	2.1	7.1	オリジン東秀株式会社
筑前煮（100gあたり）	76	3.4	2.8	9.3	3.2	6.1	オリジン東秀株式会社
コールスロー M	150	1.5	12.2	9.5	1.8	7.7	日本ケンタッキー・フライドチキン株式会社
北海道産男爵のポテトサラダ（100gあたり）	183	2.2	13.7	12.2	–	–	オリジン東秀株式会社
コーンサラダ（M）	82	2.3	0.5	17.8	3.3	14.5	日本ケンタッキー・フライドチキン株式会社
きんぴらごぼう（100gあたり）	133	2.4	4.1	22.5	4.2	18.3	オリジン東秀株式会社
オニポテ（フライドポテト＆オニオンフライ）	180	2.3	8.3	24.1	1.8	22.3	株式会社モスフードサービス
フレンチフライポテト S	194	2.3	8.2	27.5	2.2	25.3	株式会社モスフードサービス
かぼちゃ煮（100gあたり）	134	2.2	0.3	31.1	–	–	オリジン東秀株式会社
マックフライポテト（M）	454	5.3	24.2	53.7	4.9	48.8	日本マクドナルド株式会社
大学いも（（冷凍食品）1袋180gあたり）	544	3.4	15.8	96.8	2.9	93.9	日本水産株式会社

●その他の副菜

料理名（商品名）	エネルギー(kcal)	タンパク質(g)	脂質(g)	炭水化物(g)	食物繊維(g)	糖質(g)	備考
大分産じゃこと柚子の小松菜お浸し	28	2.5	0.2	4.0	–	–	株式会社ファミリーマートampm管理部
グリーンサラダ(和風ドレッシング)	62	0.6	4.7	4.3	1.0	3.3	株式会社モスフードサービス
サイドサラダ（焙煎ごまドレッシング）	117	1.0	10.7	4.6	0.9	3.7	日本マクドナルド株式会社
内訳　サイドサラダ	10	0.5	0.1	2.2	0.8	1.4	
焙煎ごまドレッシング	107	0.5	10.6	2.4	0.1	2.3	
青菜の煮浸し	119	8.8	5.5	6.7	1.9	4.8	株式会社大庄

《その他》
●スープ・汁物類

料理名（商品名）	エネルギー(kcal)	タンパク質(g)	脂質(g)	炭水化物(g)	食物繊維(g)	糖質(g)	備考
コーンスープ	103	2.5	2.1	18.7	1.0	17.7	株式会社モスフードサービス

●飲み物類

料理名（商品名）	エネルギー(kcal)	タンパク質(g)	脂質(g)	炭水化物(g)	食物繊維(g)	糖質(g)	備考
モスシェイク（バニラ）S	194	3.3	5.3	33.6	0.0	33.6	株式会社モスフードサービス
ミニッツメイドオレンジ	146	2.3	0.3	33.8	0.7	33.1	日本マクドナルド株式会社
マックシェイクバニラ（M）	321	8.4	1.6	68.5	0.7	67.8	日本マクドナルド株式会社

●デザート類

料理名（商品名）	エネルギー(kcal)	タンパク質(g)	脂質(g)	炭水化物(g)	食物繊維(g)	糖質(g)	備考
バナナ（100g）	86	1.1	0.2	22.5	1.1	21.4	食品成分表
ホットアップルパイ	211	1.7	10.9	26.3	0.8	25.5	日本マクドナルド株式会社

《弁当》
●弁当

料理名(商品名)	エネルギー(kcal)	タンパク質(g)	脂質(g)	炭水化物(g)	食物繊維(g)	糖質(g)	備考
彩り幕の内弁当	507	17.8	6.9	90.8	−	−	オリジン東秀株式会社
紅鮭弁当	542	22.8	8.1	91.2	−	−	オリジン東秀株式会社
デミグラスハンバーグ弁当	650	23.7	18.5	91.7	3.0	88.7	オリジン東秀株式会社
生姜焼き弁当	834	21.3	34.1	102.7	2.0	100.7	オリジン東秀株式会社
若鶏の唐揚げ弁当	864	29.9	26.9	118.0	−	−	オリジン東秀株式会社

第2部　C．実践編❷：レベルを上げる

2 食事のパターンに合わせて食前に打つインスリンの量を変えることができる

　食後血糖値は，1食に含まれる栄養成分と追加するインスリン量によって規定されます．このため食事に含まれる糖質の種類とその量，脂質量，タンパク質量を推定して，それに見合った適切なインスリンを適量追加する必要があります．さらに食物繊維にも配慮が必要です．一般的に食物は液体のほうが固形物よりも吸収が速いとされています．このため単糖や少糖類が含まれるジュースなどは特に血糖上昇作用が速いです．一方，脂質や食物繊維は胃の動きを低下させることによって血糖上昇作用を遅らせると考えられています．また，血糖値を上昇させる主成分である糖質は小腸で吸収されますので食後血糖変動は胃の動きも考慮する必要があります．

> **＜簡易式カーボカウント計算法＞**
> 　食事に含まれる糖質量は以下に示す簡易計算法を用いることで食品交換表に準拠した食事ではおおむね真の値と±10g以内で推測できます．
> ❶パン・もち……………………表示された重さの50％（g）（糖質量＝全重量×0.5）
> ❷米飯……………………………表示された重さの40％（g）（糖質量＝全重量×0.4）
> ❸ゆで麺・芋……………………表示された重さの20％（g）（糖質量＝全重量×0.2）
> ❹その他（❶～❸以外のすべて）……主菜1皿と副菜2皿および調味料で計20gの糖質として計算．ただし芋類は50g以上摂取しないとカウントしない．
>
> （黒田暁生ほか：食品交換表に基づく新たなカーボカウント指導法．糖尿病 53：391-395, 2010）

　❶～❹の総和が1食に含まれる糖質量となります．この他，参考までにビールは重量の約3％が糖質です．入院中の食事なら主菜1皿と副菜2皿および調味料程度である主食以外を20gの糖質と推定することでうまく計算できます．
　しかし，この章の食事例，つまり外食など巷で食べる料理はバランスがよくはありません．主食以外を20gの糖質を基準にはできる場合と，少しアレンジしたほうがよい場合について考えてみましょう．食品交換表に準拠しない食事でも糖質量の算出方法は意外とうまくいくことが多いです．実際の食品交換表に準拠しないような食事の際のインスリンの打ち方を考えてみましょう．

1 糖質と食物繊維だけ（山菜なめこそば）～少しアレンジしたほうがよい場合

図1と表1を参照.

　山菜なめこそばは，「そば」に「山菜」と「なめこ」だけを乗せたものなので，脂質はほとんどなく，比較的エネルギーが少なく，食物繊維が多めに摂れる麺類です．そば（ゆで）1人前200gには糖質が48g含まれ，汁を全部飲んだとすると糖質合計量は58gです．上の簡易式カーボカウントを用いれば，ゆで麺であるゆでそば200gの20％＋その他20gとして60gと近似推算されます．麺類のなかでも「そば」は食物繊維が多く，「そば」に4g，「山菜」と「なめこ」と「ねぎ」に1.8gで合計5.8gと，1食の量としては多めです．「第2部-B．実践編❶-3」の試験食で食べた野菜2皿よりも多い食物繊維量です．食物繊維は胃の動きを遅らせることによって食後の急激な血糖上昇を緩和する作用があることが知られていますが，この程度の食物繊維では食後の血糖への影響は少ないと思われます．したがって食物繊維が多いけれど脂質がほとんど含まれず約60gの糖質を含む食事用のインスリン注入を行います．麺つゆを飲まない場合は少なめに見積もってもよいでしょう．

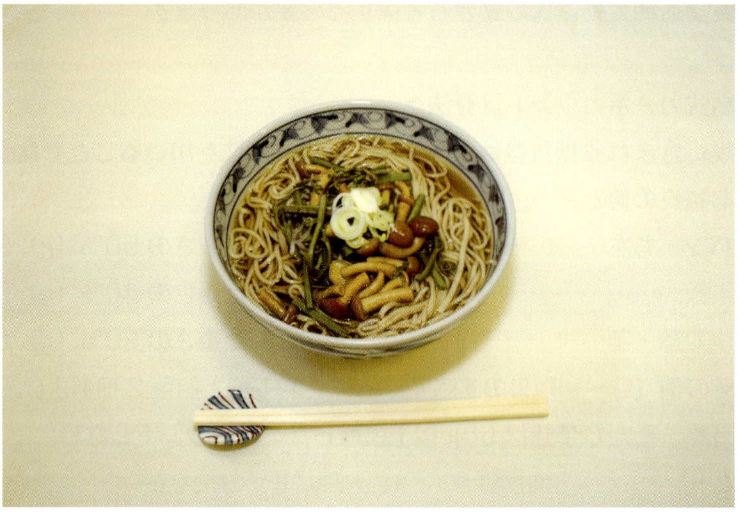

図1：糖質と食物繊維だけの食事例

表1：成分表

料理名	食品名	重量 (g)	エネルギー (kcal)	タンパク質 (g)	脂質 (g)	炭水化物 (g)	食物繊維 (g)	糖質 (g)
山菜なめこそば	そば（ゆで）	200	264	9.6	2.0	52.0	4.0	48.0
	わらび・生わらび（ゆで）	15	2	0.2	0.0	0.5	0.5	0.0
	生ぜんまい・若芽（ゆで）	15	3	0.2	0.1	0.6	0.5	0.1
	なめこ（ゆで）	25	4	0.4	0.0	1.3	0.7	0.6
	根深ねぎ・葉，軟白（生）	5	1	0.0	0.0	0.4	0.1	0.3
	こいくちしょうゆ	18	13	1.4	0.0	1.8	(0)	1.8
	合成清酒	5	5	0.0	0.0	0.3	ー	0.3
	本みりん	15	36	0.0	Tr	6.5	ー	6.5
	かつお・昆布だし	300	6	0.9	Tr	0.9	ー	0.9
	合計	598	334	12.7	2.1	64.3	5.8	58.5

(0)：推定値0，Tr：微量，ー：未測定

2 糖質と脂質（デニッシュペストリー，カレーパン，ジュース）

図2と表2を参照．

　パンとジュースの組み合わせですが，洋風のバターたっぷりの菓子パンと，カレーを入れて揚げたパンですから，脂質が31gと非常に多くなっています．糖質はパンのほか，ジュースから果糖や砂糖などの消化の速い糖が合計85gも供給されます．目にみえる野菜はありませんので食物繊維の少ない糖質と脂質中心のパターンです．上の簡易式カーボカウントを用いれば，パン（80＋45）（カレーパンの半分がパンとします）の50％＋その他（デニッシュペストリーとカレーパンのフィリングとジュースで糖質が多めの副菜2皿分）20gとして83gと推算されます．脂質と単純糖質であるジュースをいっしょに摂取すると脂質による胃の動きを低下させることによる食後血糖の緩やかな上昇作用とジュースによる速やかな血糖値の上昇作用とで相殺されると考えられますので，総合的に考えれば通常の糖質量に応じた食事用のインスリン注入を行います．ただしジュースは先に飲むと速やかに吸収されて血糖値が上昇してしまいます．そのときに血糖値を速やかに上昇させたい状況なのかそうではないかによって飲むタイミングを考慮するべきです．

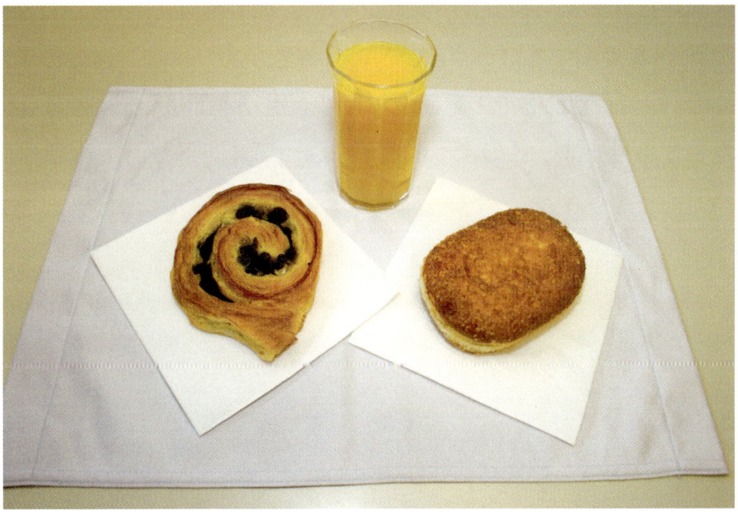

図2：糖質と脂質だけの食事例

表2：成分表

料理名	食品名	重量(g)	エネルギー(kcal)	タンパク質(g)	脂質(g)	炭水化物(g)	食物繊維(g)	糖質(g)
デニッシュペストリー	デニッシュペストリー	80	317	5.8	16.6	36.1	1.3	34.8
カレーパン	カレーパン	90	285	6.0	14.5	31.7	1.7	30.0
ジュース	オレンジジュース・果汁30％	200	82	0.4	Tr	20.0	0.0	20.0
	合計	370	684	12.2	31.1	87.8	3.0	84.8

Tr：微量

3 脂質が多い（洋風定食野菜なし）〜少しアレンジしたほうがよい場合

図3と表3を参照.

　代表的な洋風定食として，パン，バター，ハンバーグ，つけ合せにポテトフライ，サラダを食べる場合を考えてみましょう．糖質はパンとジャガイモに含まれます．一方，脂質は，バター，肉，揚げ油，ドレッシングから合計約45gも供給されます．糖質と脂質の量に対して，食物繊維は1食分としてはきわめて少なく2.9gしか供給されません．脂質が多く，野菜，海藻，きのこなどの副菜が足りない料理パターンです．成分表から算出された含有糖質量は43gです．バランスの悪い食事ですが，上の簡易式カーボカウントを用いれば，パン60gの50％＋その他20gとすると50gと推算され，真の値と7gの差になりました．つけ合せのポテトや野菜サラダの量がバランスの取れた副菜の量の1皿分にも満たないので，このようなほとんど副菜がない食事の場合は副食を少なめに算出するほうがうまくいくので注意しましょう．

　特に脂物が多い洋食定食の場合，通常超速効型インスリンを使用する患者さんなら速効型インスリンに変更してその糖質摂取量に応じた量を注射すればよいと考えますが，速効型を使用しない場合は超速効型インスリンを複数回に分けて注射するとよいでしょう．また，ピザなど上述のように脂質を多く含む食べ物を食べたあとにはその含有脂質による胃の動きが低下することで糖質の吸収の遅れから血糖上昇が遅れます．インスリンポンプ療法ではdual wave bolus［第2部-D．実践編❸-1の図4（p132）参照］を使用するほうがよいという報告があります．自分の場合ではその食事用の追加インスリン全体の60％くらいをその場で投与して，残り40％くらいを3時間程度かけて投与すると，うまくいく場合があります．このように食事によってインスリンの種類や追加方法を変更する必要があります．

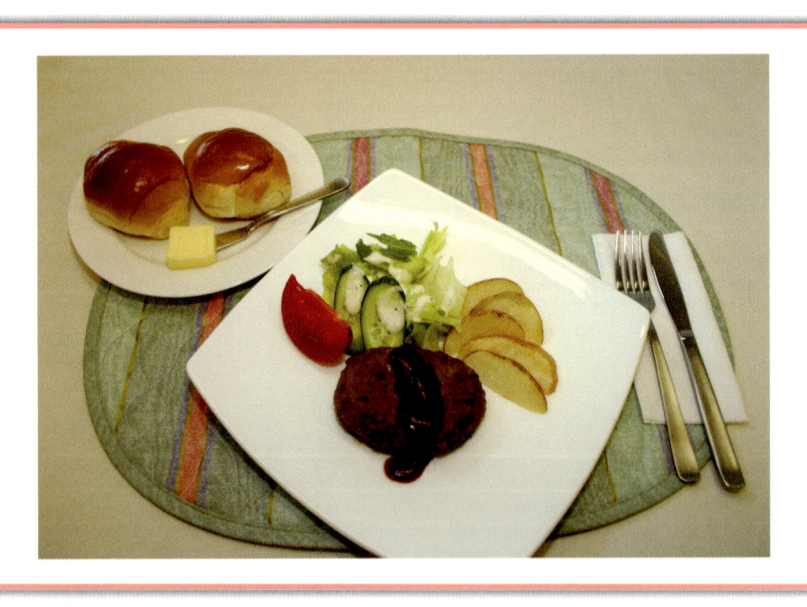

図3：洋食定食野菜なし（野菜の量がきわめて少ない）の食事例

2. 食事のパターンに合わせて食前に打つインスリンの量を変えることができる

表3：成分表

料理名	食品名	重量 (g)	エネルギー (kcal)	タンパク質 (g)	脂質 (g)	炭水化物 (g)	食物繊維 (g)	糖質 (g)
パン	ロールパン2個	60.0	190	6.1	5.4	29.2	1.2	28.0
	有塩バター	10.0	75	0.1	8.1	0.0	(0)	0.0
	小計	70.0	265	6.2	13.5	29.2	1.2	28.0
ハンバーグ	豚・ひき肉	50.0	111	9.3	7.6	0.0	(0)	0.0
	牛・ひき肉	50.0	112	9.5	7.6	0.3	(0)	0.3
	たまねぎ	30.0	11	0.3	0.0	2.6	0.5	2.1
	パン粉	3.0	11	0.4	0.2	1.9	0.1	1.8
	普通牛乳	15.0	10	0.5	0.6	0.7	(0)	0.7
	鶏卵	7.0	11	0.9	0.7	0.0	(0)	0.0
	食塩	1.0	0	0.0	0.0	0.0	(0)	0.0
	こしょう	0.5	0	0.1	0.0	0.3	(0)	0.3
	なたね油	10.0	92	0.0	10.0	0.0	−	0.0
	中濃ソース	5.0	7	0.0	0.0	1.5	0.1	1.4
	トマトケチャップ	10.0	12	0.2	Tr	2.7	0.2	2.5
	小計	181.5	377	21.2	26.7	10.0	0.9	9.1
ポテトフライ	じゃがいも-生	30.0	23	0.5	0.0	5.3	0.4	4.9
	なたね油	2.0	18	0.0	2.0	0.0	0.0	0.0
	食塩	0.3	0	0.0	0.0	0.0	(0)	0.0
	小計	32.3	41	0.5	2.0	5.3	0.4	4.9
サラダ	レタス・リーフレタス	15.0	2	0.2	0.0	0.5	0.3	0.2
	きゅうり	5.0	1	0.1	0.0	0.2	0.1	0.1
	フレンチドレッシング	5.0	20	0.0	2.1	0.3	0.0	0.3
	小計	25.0	23	0.3	2.1	1.0	0.4	0.6
	合計	308.8	706	28.2	44.3	45.5	2.9	42.6

(0)：推定値0，Tr：微量，−：未測定

4 アルコールつき（居酒屋メニュー）～少しアレンジしたほうがよい場合

図4と表4を参照.

アルコールを，飲みながら，枝豆，鳥の唐揚げ，シーザーサラダ，あんかけ焼きそばを食べるとします．ビールジョッキ2杯で30g弱の糖質を飲むことになります．糖質は，焼きそばと唐揚げの衣の粉などから合計56g，食物繊維は枝豆などから少し摂れますが多くはありません．一方，脂質は，揚げ物，サラダのドレッシング，焼きそばの肉と油で合計35gと多目です．居酒屋メニューでは，油脂が多く，野菜料理を食べたとしても食物繊維は不足しがちになることが多いのではないでしょうか．成分表から算出された含有糖質量は56gですが，上の簡易式カーボカウントを用いれば，ゆで麺60gの20%＋副食（唐揚げの主菜1品と，少な目の副菜が3品分）20gとして32g，さらにビール900mLには糖質が重量比で3%程度入っていますので27gとなり合計で59gと推算されます．この量に従って脂質がやや多めなのでゆっくり効いてくるインスリンを注入すればよいと思います．ですから 3 と同様なインスリンの使い方が推奨されます．自分の場合にはビール1杯あるいは一品出てくるごとに2単位程度の少量のインスリンを注入して注入回数が1回の宴会で7～8回になることもしばしばです．アルコールの席では気づかずにたくさん呑んでいるからか，食べているからか，なぜか血糖値が異常に上昇する場合があります．このため少し多めに追加するように心がけています．

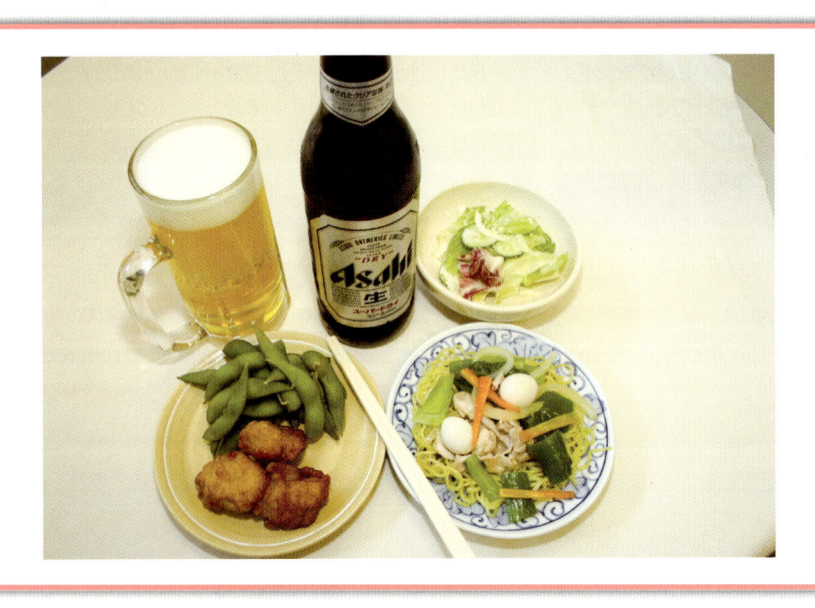

図4：居酒屋メニューセット（糖質，脂質，食物繊維，アルコール）の食事例

ここがポイント

外食ではほとんど成分表がついていません．また成分が異なる食べ物を食べてもインスリン注入方法を変更する必要は意外と少ないです．特に居酒屋メニューではたとえカーボカウントをきちんとできたとしても，予想外の血糖値となることをしばしば経験します．大まかにはカーボカウントを基本としますが，普段と違う食べ物を食べるときこそ血糖をしっかり測って，血糖値の動きを確認する必要があります．それに応じてカーボカウントは参考程度に，決まった食べ物に対しては経験的に決まったインスリン量を投与する「インスリンカウント」を積極的に行うことをお勧めします．

表4：成分表

料理名	食品名	重量 (g)	エネルギー (kcal)	タンパク質 (g)	脂質 (g)	炭水化物 (g)	食物繊維 (g)	糖質 (g)
ビール 中ジョッキ2杯	ビール・淡色	900	360	2.7	Tr	27.9	0	27.9
鶏のから揚げ	若鶏・もも（皮つき）	60	120	9.7	8.4	0.0	(0)	0.0
	しょうが	3	1	0.0	0.0	0.2	0.1	0.1
	こいくちしょうゆ	5	4	0.4	0.0	0.5	(0)	0.5
	合成清酒	5	5	0.0	0.0	0.3	−	0.3
	鶏卵	7	11	0.9	0.7	0.0	(0)	0.0
	じゃがいもでん粉	5	17	0.0	0.0	4.1	(0)	4.1
	なたね油	5	46	0.0	5.0	0.0	0.0	0.0
	小計	90	204	11.0	14.1	5.1	0.1	5.0
枝豆	えだまめ	35	47	4.1	2.2	3.1	1.8	1.3
	食塩	0.3	0	0.0	0.0	0.0	(0)	0.0
	小計	35.3	47	4.1	2.2	3.1	1.8	1.3
シーザーサラダ	レタス・リーフレタス	25	4	0.4	0.0	0.8	0.5	0.3
	きゅうり	10	1	0.1	0.0	0.3	0.1	0.2
	たまねぎ	5	2	0.1	0.0	0.4	0.1	0.3
	シーザードレッシング	10	47	0.3	4.9	0.5	0.0	0.5
	小計	50	54	0.9	4.9	2.0	0.7	1.3
あんかけ焼きそば	中華めん（ゆで）	60	89	2.9	0.4	17.5	0.8	16.7
	豚・ばら（脂身つき）	15	65	2.0	6.0	0.0	(0)	0.0
	チンゲンサイ	15	1	0.1	0.0	0.3	0.2	0.1
	たまねぎ	7	3	0.1	0.0	0.6	0.1	0.5
	にんじん	5	2	0.0	0.0	0.5	0.1	0.4
	うずら卵	20	36	2.5	2.6	0.1	(0)	0.1
	青ピーマン	8	2	0.1	0.0	0.4	0.2	0.2
	じゃがいもでん粉	3	10	0.0	0.0	2.4	0.0	2.4
	こいくちしょうゆ	1	1	0.1	0.0	0.1	(0)	0.1
	顆粒風味調味料	1	2	0.2	0.0	0.3	(0)	0.3
	なたね油	5	46	0.0	5.0	0.0	0.0	0.0
	食塩	1	0	0.0	0.0	0.0	(0)	0.0
	小計	141	257	8.0	14.0	22.2	1.4	20.8
	合計	1216.3	922	26.7	35.2	60.3	4.0	56.3

(0)：推定値0，Tr：微量，−：未測定

■参考文献

1) Camilleri M : Clinical practice : Diabetic gastroparesis. N Engl J Med **356** : 820-829, 2007
2) 黒田暁生ほか：食品交換表に基づく新たなカーボカウント指導法．糖尿病 **53** : 391-395, 2010
3) Weickert MO, Pfeiffer AF : Metabolic effects of dietary fiber consumption and prevention of diabetes. J Nutr **138** : 439-442, 2008
4) Jones SM et al : Optimal insulin pump dosing and postprandial glycemia following a pizza meal using the continuous glucose monitoring system. Diabetes Technol Ther **7** : 233-240, 2005

第2部
病気と取り組む（実践編）

D. 実践編❸：エキスパートになる
　　　　　　　＝病気とつきあう

第2部　D．実践編❸：エキスパートになる＝病気とつきあう

1　血糖値に影響を及ぼす因子を説明できる

血糖値に影響を及ぼす因子はさまざまです．主な原因から考えていきましょう．

1 摂取糖質量

食後2時間ころの血糖値は主に摂取糖質量により規定されます．食後の血糖上昇に最も影響を与える糖質に重点を置いた指導方法のことを「カーボカウント」といいます．カーボカウントを行うと血糖コントロールが完璧になるというわけではなく，食後2時間ころの血糖値の管理が容易になるというものです．それ以外の時間帯の血糖値は食事中に含まれるタンパク質，脂質などそのほかの栄養素に影響されます（これらの栄養素による血糖値への影響は本書第2部-C．実践編❷-2「食事のパターンに合わせて食前に打つインスリンの量を変えることができる」を参照ください）．

2 インスリン注射部位の硬結（図1）

30～50％程度の1型糖尿病患者さんでインスリンを打っているところが硬くなってくることが知られています．インスリン注射部位が硬くなってくると効果が低下することが知られており，これは血糖コントロールが不安定となる要因になります．インスリン注射により皮下硬結が生じるメカニズ

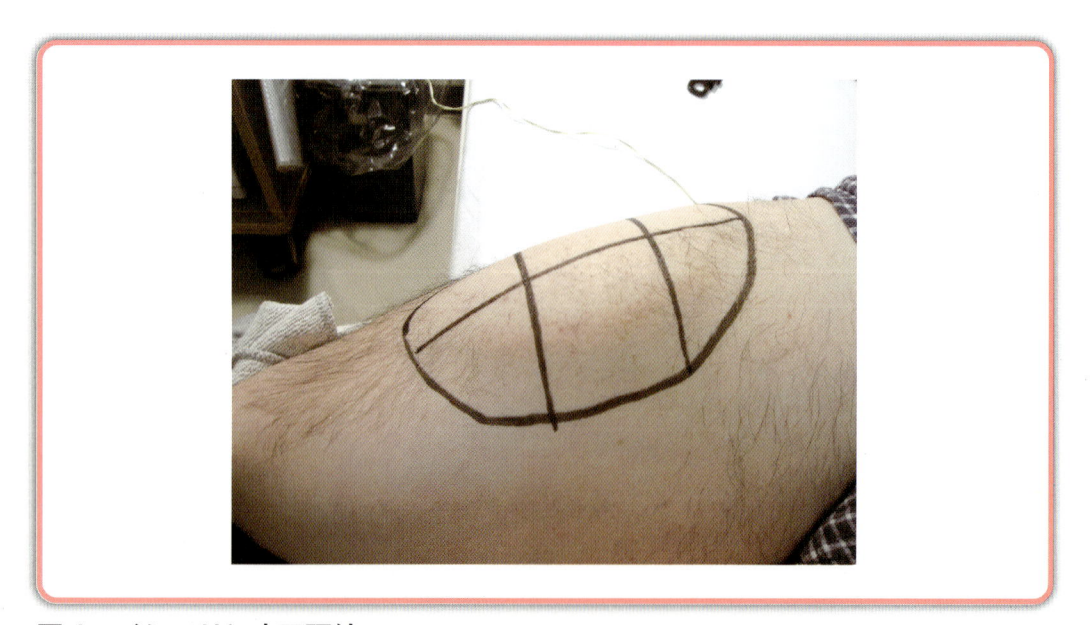

図1：インスリン皮下硬結
立体感をわかりやすくするため，マジックでマーキングしました．

ムは2つあると考えられており，ひとつはインスリンの注射針であり，もうひとつはインスリン自体のホルモン作用によって脂肪細胞が増殖することによります．前者では，注射によって皮下組織に傷害が加えられることで，毛細血管から出血をきたし，線維組織の増殖を引き起こします．

このような部位では多くの場合，痛みを感じることがなくなっており，そのことが毎回同じところへの注射を助長します．患者さんは「習慣」になっているのでついそこに打ってしまいます．皮下硬結への注射をやめることで硬結が消失するとされており，皮下硬結部位への注射をやめるよう継続的に指導する必要があります．

3 不適正な基礎インスリンの補充

皮下注射療法で基礎インスリンとして使用する持効型溶解インスリンと中間型インスリンの作用時間を図2に示します．実際の基礎インスリン必要量は年齢によっても異なることが知られています．図3に示すのはインスリンポンプ療法を行っている1型糖尿病患者さんの各年齢層の基礎インスリン必要量を示したものです．図3のように1型糖尿病の基礎インスリン量は1日中同じというわけでは

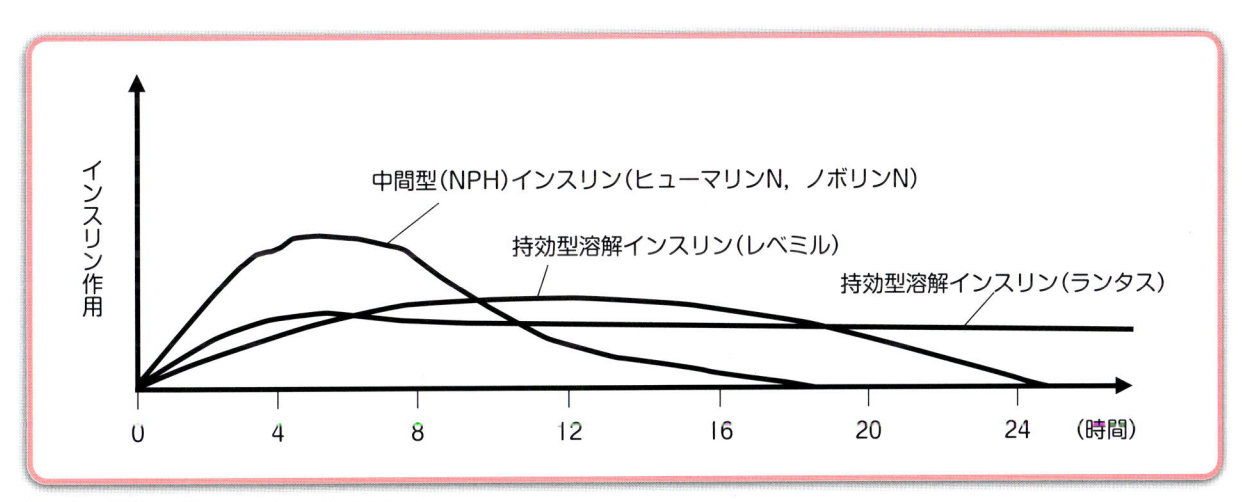

図2：基礎インスリンの作用時間

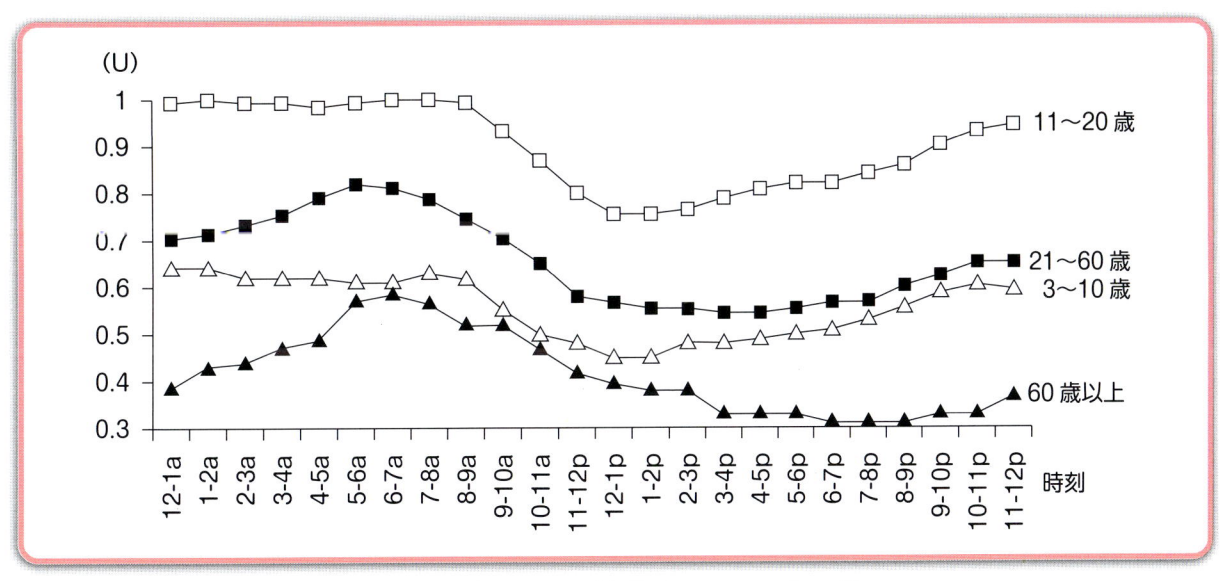

図3：各年齢層でのインスリンポンプ療法での基礎インスリン必要量
(Scheiner G, Boyer BA：Diabetes Res Clin Pract 69：14-21, 2005 より改変)

ありません．21～60歳の一般的な成人1型糖尿病患者さんの平均では夜中から朝方にかけて基礎インスリン必要量が増えてきます．つまり明け方に成長ホルモン，ステロイドホルモンの上昇に伴い血糖値は上がりやすいので，たくさんのインスリンが必要なのです．

　1型糖尿病患者さんで就寝前に中間型インスリンを使い，深夜3時ころに低血糖を起こして朝方には高血糖になっていることがあります．この理由は中間型インスリンを就寝前に打つと深夜の時間帯で最大作用効果となるため低血糖を起こし，そののち効果が低下してくることと，朝方のインスリン必要量の増加のために高血糖になるということで説明されています．2002年に持効型溶解インスリン（ランタス）が利用できるようになり，中間型インスリンが合わない患者さんにみられた深夜の低血糖と朝方の高血糖はかなり改善されました．

　しかし，持効型溶解インスリンを用いても夜間の低血糖と朝方の血糖上昇が抑えられない場合があります．このようなときには，ちくわ，ソーセージ，チーズなどのタンパク質や脂質を多く含む食物を80 kcal程度摂取し，中間型インスリンや持効型溶解インスリンを増量することによって夜間の低血糖と朝方の血糖上昇を避ける方法があります．もうひとつの対処法として，持効型溶解インスリンはそのままで，早朝に起床して速効型インスリンを1～2単位など追加して早朝に血糖が上昇するのを予防するという方法もあります．

　これにても改善が得られなければ基礎インスリンを時間ごとにプログラムすることのできるインスリンポンプを用いることをお勧めします（詳しくはインスリンポンプ療法の項目を参照ください）．

4 活動量の変化

　運動・労働に見合ったエネルギーと糖質量がわかる（消費エネルギーと血糖変動の予測）ことは大事なことです．運動を行ったときには意外と消費するカロリーは少ないです．基本的には運動・労働を考えたときにエネルギー摂取量と運動による消費カロリーとが等しいときには理論上，体重の変化はありません．ただし運動による基礎代謝量の増加は見込めます．運動する量にもよりますが，追加インスリンはあまり極端に減らす必要はありません．たとえば運動の前後には20％引きくらいの80％程度で追加インスリンを設定してみればよい印象です．

　日々の生活での運動量によってインスリンの効き目は変わってきます．通常，活動量が多いとインスリンの効き目がよくなります．特に運動による血糖値への影響は急性効果と慢性効果に分けて考える必要があります．急性効果とは運動するとその場で糖分が筋肉に取り込まれることやインスリンの効き目がよくなることでその結果血糖値が下がることです．また，慢性効果とは運動してから48～72時間までインスリンの効き目がよくなる効果が持続するというものです．特に後者の効果は血液中に十分なインスリンがないと望めません．つまり1型糖尿病患者さんはインスリンを打たないで運動だけしても血糖値は下がらないのです．

　このように書くと運動がとてもよさそうに思えますが，運動を行うと逆に血糖コントロールを乱すという副作用がもれなくついてきます．では，運動療法は1型糖尿病患者に必要なのでしょうか．定期的な運動は末梢血管障害，心臓発作，脳血管障害などの予防のためにはよいのですが，血糖コントロールのためには必須ではありません．毎日運動する人はそのまま続ければよいのですが，体を普段から動かさない人にとって運動療法はインスリンの効き目が予想外によくなり過ぎて，むしろ「逆シックデイ」を惹起するともいえます．

1. 血糖値に影響を及ぼす因子を説明できる

> **ここがポイント**
>
> 私の場合は中間型インスリンを基礎インスリンとして使用していたときには就寝前14単位を打っていました．運動した日には12単位に減らして翌日13単位，その次の日に14単位に戻していました．このように運動してからしばらくしてからも血糖値が下がりやすくなることを頭に留めておく必要があります．

　インスリンポンプ療法を行っている場合には，何も食べていない状況で血糖値が変化しないように基礎インスリン量を設定します．基礎インスリンは変更して1時間後からその設定が血糖値に反映されます．基礎インスリンが正しく設定された患者さんが激しい運動（サッカーやテニスなど）をする場合にはその運動を始める1時間前から基礎インスリンの設定を20～30％に減量する必要があります．このような際にも「食事のパターンに合わせて～」で説明した％基礎インスリンを用いると便利です．激しい運動を行ってから2～3日間の基礎インスリン量は，運動が終わった後80％にし，翌日は90％，その翌日で100％，つまり元の設定に戻すという方法を勧めています．

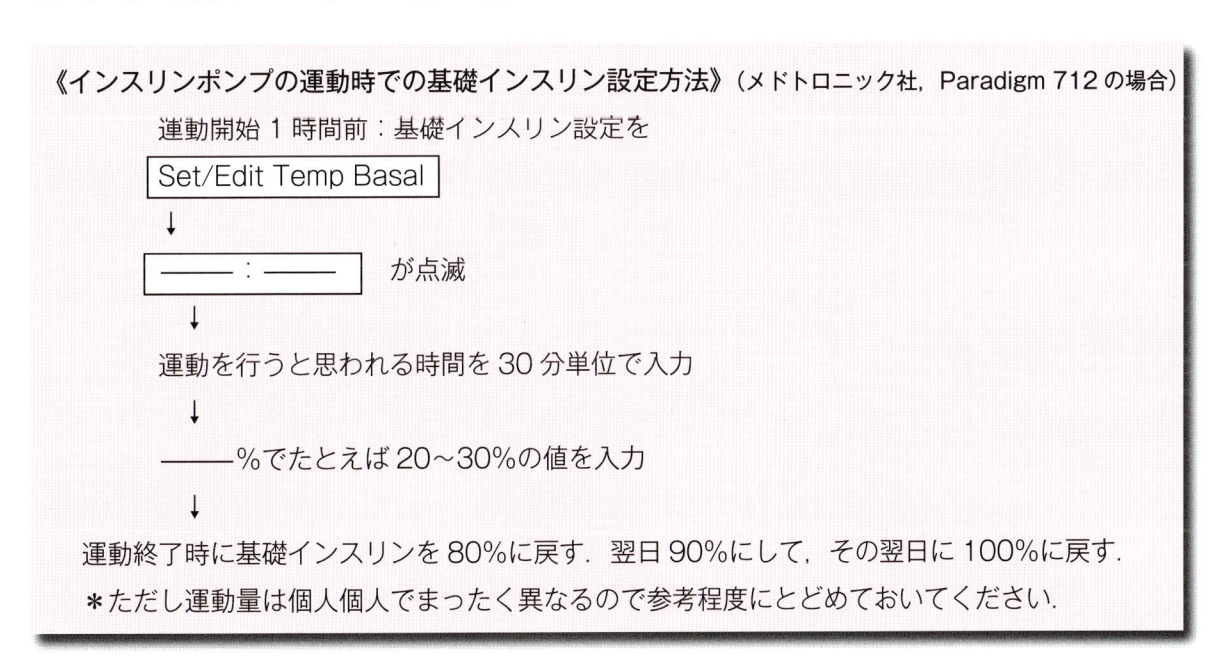

《インスリンポンプの運動時での基礎インスリン設定方法》（メドトロニック社，Paradigm 712の場合）

運動開始1時間前：基礎インスリン設定を

Set/Edit Temp Basal
↓
―――：――― が点滅
↓
運動を行うと思われる時間を30分単位で入力
↓
―――％でたとえば20～30％の値を入力
↓
運動終了時に基礎インスリンを80％に戻す．翌日90％にして，その翌日に100％に戻す．
＊ただし運動量は個人個人でまったく異なるので参考程度にとどめておいてください．

5 胃排泄運動の低下

　糖尿病性自律神経障害のひとつに胃腸運動障害があります．血糖のもとになるブドウ糖はデンプンなどが消化管で分解されて，小腸から吸収されます．胃の動きが悪く食べた炭水化物が小腸に到達しなければ分解・吸収されないため血糖値がすぐに上昇しないことになります．このような状態になると血糖コントロールが困難になることが多く，食事用の追加インスリンも超速効型ではなく速効型のように少し遅めに効果の現れるインスリンを食直前に打つという方法を用いたほうがうまくいくことが多くなります．インスリンポンプ療法中であれば，食事用の追加インスリンをスクエアウェーブ（スクエア）ボーラスという投与法で，30～120分など一定の時間をかけて均一にインスリンを注入する方法を用います（図4）．

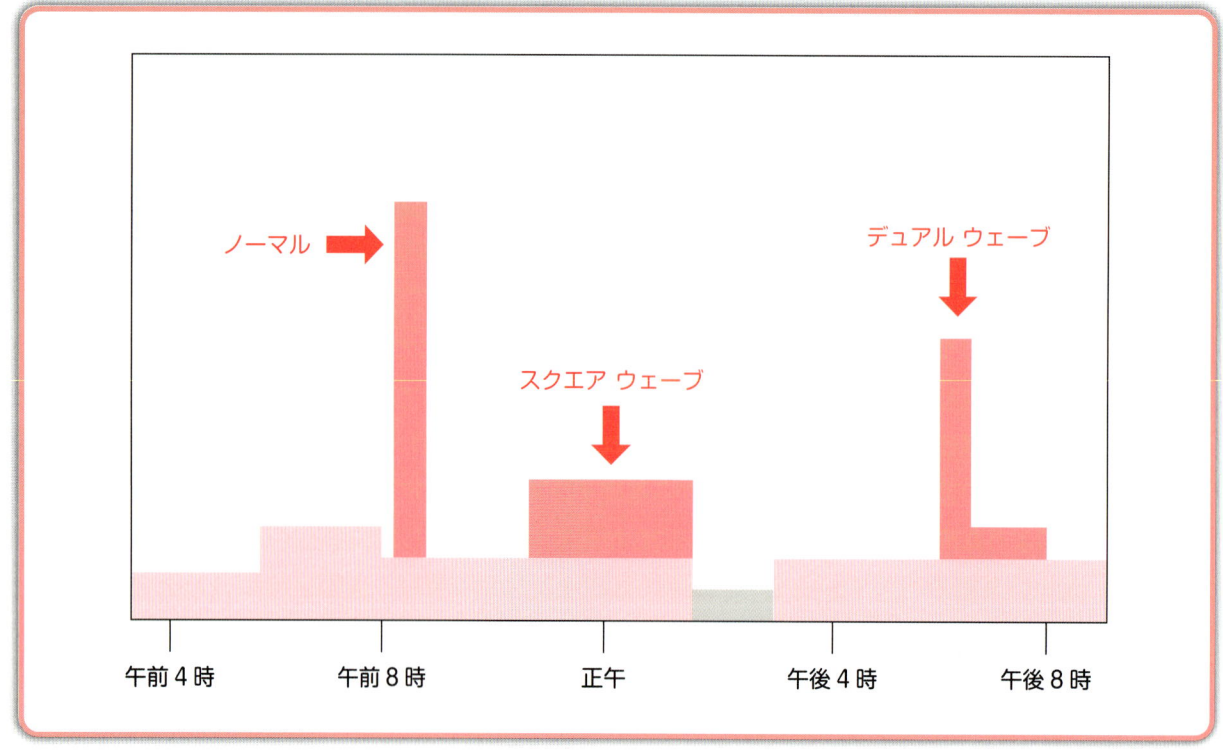

図4：ポンプを用いたいろいろなインスリン注入方法
（Paradigm 712 取扱説明書より引用）

6 低血糖への対応

　低血糖のときには，前に打ったインスリンがどれくらい効いているかにもよりますが，前述のように一般的にブドウ糖1gを経口摂取すると血糖値は5mg/dL上昇すると考えられています．たとえば血糖値が60mg/dLで，目標血糖値が100mg/dLであるとしましょう．このとき上昇させるべき血糖は100−60＝40mg/dLとなります．1gの糖質で5mg/dL上昇することから，このとき目標血糖値に戻すために摂取すべき糖質量は40÷5＝8gとなるわけです．

　では演算です．

やってみよう！

● あなたの血糖値が（　　　）mg/dLの低血糖であったとき，目標血糖値を100mg/dLとして，この値に戻すには？

　　100 −（　　　）mg/dL

の血糖値を上昇させる必要があり，1gの糖質で5mg/dL血糖値が上昇することから，このときあなたは

　　［100 −（　　　）mg/dL］÷ 5mg/dL（g）

の糖質量を摂取すると，血糖値が理論的には100mg/dLに戻ることになります．

もしもあなたが低血糖症状から回復するためにもっとたくさんの糖質を食べてしまったとしましょう．そのときには余分に食べてしまった糖質量をその時間帯のインスリン1単位で処理できる糖質量で割れば，追加すべきインスリン量がわかります．たとえばメロンパンを低血糖のときについ食べてしまったあとには血糖値が300mg/dLを超えていたなどという話はよくあることです．メロンパン1つで70gくらいの糖質を含んでいるとしましょう．単純にすべてが血糖上昇に作用したとすれば70g×5mg/dL＝350mg/dL上昇することになります．食べたあとで血糖が上昇し始めたのを確認して（たとえば80mg/dLを超えたとき，あるいは症状がなくなったとき），そのあとで血糖値が上昇しないように超速効型インスリンを補う必要があります．このとき食べる前の血糖値が65mg/dLであったとしましょう．先ほどの式に当てはめると，

やってみよう！

● あなたの血糖値が65mg/dLの低血糖であったとき，目標血糖値を100mg/dLとして，この値に戻すには？

　　100 – 65mg/dL

の血糖値を上昇させる必要があり，1gのブドウ糖で5mg/dL血糖値が上昇することから，このときあなたは，

　　(100 – 65) mg/dL ÷ 5mg/dL (g) ＝ 7g

のブドウ糖を摂取すると血糖値が理論的には100mg/dLに戻ることになります．

　あなたが1単位のインスリンで15gの糖質を処理できる場合，低血糖の回復を目的として食べ過ぎたときには，

過剰に食べた糖質量 ＝ 70 – 7 ＝ 63g

1単位のインスリンで15g処理できるとすると，過剰に食べた糖質に対し

63 ÷ 15g ＝ 4.2単位 ≒ 4単位

のインスリンを低血糖から回復したときに追加すればよいのです．

　血糖測定器をその場に持ち合わせていないときにはおおむねブドウ糖を10g摂ったら，10×5mg/dL＝50mg/dL上昇するためほぼすべての低血糖状態からは理論上回復できることになります．つまり低血糖のあとで高血糖になってしまうことを防ぐためには，摂取糖質量(g)−10gの過剰摂取した糖質量に対するインスリンを補えばよいということになります．では，この演算をしてみましょう．

やってみよう！

● あなたが強い低血糖症状を感じたとします．たまたま血糖測定器はその場には持ち合わせていませんでした．あなたはいろいろ糖質を摂りますが，症状がおさまりません．やっと症状がおさまってきたときにあなたが取る行動は？

①摂取したすべての糖質量を計算します．

（　　）g ＋（　　）g ＋（　　）g ＋（　　）g ＋（　　）g ＋（　　）g ＝（ ア ）g

②10gの糖質でだいたいの低血糖に対応できると考えると余分に摂取した糖質量は

（ ア − 10 ）g となります．

③あなたが1単位で処理できる糖質量は（ イ ）g であれば，このとき追加すべきインスリン量は，

（ ア − 10 ）g ÷（ イ ）g となります．

④先ほどの人でメロンパンを食べた場合にこの方法を適応すると，

（ 70 − 10 ）g ÷（ 15 ）g ＝ 4単位

となり，ほぼ補正のための注射の単位数は同等となります．

　胃腸の動きが悪いと，低血糖のときに糖質を摂取してもすぐに血糖値は上がらないので，15分後に再検しても血糖値は上昇しません．ひどいときには数時間にわたり何回も大量の糖質の摂取が必要になります．そしてようやく上昇したあと，数時間経つと血糖値が500 mg/dLを超えることもしばしば経験します．このようなときには大量の糖質を最初に補い，あとで余計な血糖上昇を防ぐために，血糖回復に要する以上に摂取した糖質量に相当するインスリン量を補充します．

　よくお勧めする方法は，低血糖の際にはまず糖質30 gを摂取して，そのあとは15分で血糖値を再検し，目標まで血糖値が戻らないときにはさらに糖質を5 gずつ摂取するということを繰り返します．十分血糖値が上がったときには先ほど上で示したような方法で余分な糖質に対するインスリンを補います．

　たとえ低血糖であっても食べ過ぎたときにはインスリンをきっちり打つ必要があるので，以上の方法を用いることで低血糖後に著しい高血糖になるのは防げます．

■ 参考文献

1) Vardar B, Kizilci S : Incidence of lipohypertrophy in diabetic patients and a study of influencing factors. Diabetes Res Clin Pract 77 : 231-236, 2007
2) Johansson UB et al : Impaired absorption of insulin aspart from lipohypertrophic injection sites. Diabetes Care 28 : 2025-2027, 2005
3) Trümper BG et al : Circadian variation of insulin requirement in insulin dependent diabetes mellitus the relationship between circadian change in insulin demand and diurnal patterns of growth hormone, cortisol and glucagon during euglycemia. Horm Metab Res 27 : 141-147, 1995
4) Hildebrandt P et al : Subcutaneous insulin infusion: change in basal infusion rate has no immediate effect on insulin absorption rate. Diabetes Care 9 : 561-564, 1986

第2部　D．実践編❺：エキスパートになる＝病気とつきあう

2 ベテラン患者にきく血糖コントロールのコツと考え方

❶ インスリンはどこに置く

　インスリンは，通常未開封時は冷蔵庫保存ですが，冷蔵庫の中でも食品と同じ棚には置かずインスリン専用棚をもうけています．絶対に凍らないところで冷蔵庫によっては，奥に入れてしまうと状況によって凍ってしまうことがありますので私が一番ベストだと思うのはドアの一番上の棚または卵収納棚あそこは絶対に凍らないでしょう．

　必ず古いインスリンが前に来るよう置きます．薬には，必ず使用期限があるのでインスリンの在庫の管理には，気をつけています．

　注射器（ペン）とセットしたインスリンは，絶対冷蔵庫に戻さないこと．注射器が冷たくなったり暖かくなったりすると結露ができ注射器の故障の原因になるそうです．注射器は，家の中で2箇所と持ち歩くバッグに1セット置いています．

　私は，通常食事は朝昼夜と3食自宅でしますので1セットは1階のキッチンに置き，あと2階の寝室に1セット置きます．それは，眠前の注射を打つためと時々夜中に低血糖で補食を取り過ぎ追加打ちをしないといけなくなるので，いつでも身近にインスリンと補食を置いています．災害時でも身近に置いていたらすぐに持って行けますし，普段の生活で自分の行動範囲には必ず置いてあったほうがよいと思います．職場や友達の家に置いていたりする人もいます．インスリンは通常使う2種類をペンケースに入れて1セットにして置いています．見た目は，中身がインスリンとはわからないです．最初に病院でいただいた注射器専用ケースは，ごつくて持ち歩くのにも不便なので私は小さいペンケースに入れています．コンパクトで持ち歩きにも便利です．知人は，化粧ポーチに入れているとか，男性では胸のポケットに差しているとか，携帯に便利がいちばんです．しかし，注意すべきは，インスリンカートリッジの破損と炎天下の車の中や直射日光のあたる場所への放置です．また，使用中のインスリンは，1ヵ月以内で使っていかないといけないので，各箇所に置いてあるインスリンは，平均してすべて使用するようにしています．旅行に行ったときなどは，手持ちのバッグに1セット旅行バックの中にもう1セット．必ず2セットは持って行きます．

　知人が旅行に行った際，手提げバッグをひったくられてインスリンもいっしょに盗まれてしまい旅先ですごく困った話を聞きました．旅行中お金は，借りればよいですが，インスリンはそんなわけにはいきません．インスリンがなければ，旅行は中止ですから，ましては海外でそういった場面に出くわすとたいへんなことになりかねません．インスリンは，私達には欠かすことのできないモノですから，肌身離さず持つことと行動範囲には必ずおいて置くのがよいと思います．

（内田まゆみ）

医師からのコメント

炎天下の車内放置は絶対にしないようにしましょう．インスリンの効果もなくなりますし，注射器が壊れることもあります．

❷ インスリンはいつ，どこで打つ？（外食時など）

　現在，超速効型のインスリンを使用しているので，食前かまたは食直後で打つことが多いです．その食事の内容とそのときの体調で打つタイミングを考えています．ごはん物やパスタが最初から出てくれば迷いもなく食前で打ちますが，嫌いな料理のときは，食べられる物を確認してから打ちます．体調が悪いときも食欲に応じてインスリンの量を考えながら打ちます．

　インスリンを打つ部位は，速く効かせたいときは，腹部，次に上腕，ゆっくり効かせたいときは，大腿部に打ちます．これを利用して食事のタイミングに合わせたりすることもあります．食前が高血糖だったらインスリンを速く効かせたいので腹部に，逆に低血糖でしたら大腿部に打ちます．外食時ですが，私が糖尿病であることを知っている人たちとの食事はその場で男女かまわず腹部に打ちますが，知らない人たちばかりの外食時は，トイレに行って打ったりしています．しかし一度大勢の中で打てたら平気になり，次からは人の目を気にしなくなります．大勢の中で打っても意外と誰も気づきません．一番困ったことはコース料理で，コース料理は前菜に始まり，魚，肉と途中小さいパンが出てきて最後にデザートが出てきますので，血糖を上げる料理がなかなか出てこないので困ります．コース料理は，ゆっくり食べるので打つタイミングを間違うと低血糖になったり高血糖になったりします．知り合いばかりなら何の問題もなく血糖が上がりそうなときに打てばよいのですが，かしこまった席でのフランス料理，イタリア料理とかの場合は，途中で席を立つのが失礼になるため，とても困ります．その場合，失礼を承知で席を立つときもありますが，どうしても難しいときは食事前に少し補食をしてインスリンを打ちます．慣れないときは，低血糖になったこともありました．そのときは，アルコールの代わりにジュースでごまかしながらその場をつくろったりしたものでした．現在は，私の糖尿病を知った人ばかりなので，そういった苦労はなくなりましたが，外食のときは料理によって超速効型を少ない量での頻回に打ったりもします．アルコールが入るとこれが少し面倒なことになりますが，食前のインスリンを調整して少なく打ち，食事に合わせて追加打ちをしてアルコールを飲み終わってからも追加打ちをすることがあります．アルコールを飲んだときは，すぐには血糖は上がらず時間が経つと徐々に上昇してきますので，追加打ちを忘れると朝が高血糖になります．普段は血糖測定をするのは少ないほうですが，アルコールが入り酔いが回ると感覚が鈍感になるので頻回に血糖測定をしてしまいます．寝る前のN（中間型 NPH 製剤）も少し多めに打ちます．低血糖で補食を摂る際，食品で補った場合は摂り過ぎたりするので，そのときはインスリンの追加打ちをします．間食のときも同じで追加打ちをします．もちろん間食の摂り過ぎは肥満へとつながるので気をつけてください．インスリンの打ち方は三者三様あると思います．どの打ち方が正解だとかはいえない気がしますが，私も毎日同じでは，ありません．

（内田まゆみ）

医師からのコメント

アルコールを飲み過ぎるとアルコール性低血糖が起こることがあります．アルコール性低血糖は障害を残す恐れがあり非常に危険ですから，くれぐれも飲み過ぎないようにしなければなりません．

❸ 血糖はいつ，どこで測定するか？

　基本的には朝食前，昼食前，夕食前，就寝前と指導されていたかと思います．ただし私の場合はそのようなタイミングではほぼ測っておりません．ではどんなときに測るのかというと，①自分の感覚が怪しいとき，②何か特別な状態のときです．①は低血糖なのか高血糖なのかの区別がつかないとき，②は旅行中や結婚式にお呼ばれして列席するとき，いつもしない運動をするときなどを指します．私の場合は，長年，糖尿病患者をやってきたせいか，自分が今どれくらいの血糖値なのかが予測できるようになりました．ただ体調の変化によってはブレることはあるので，そんなときは迷わず測定して予測値とどれくらいかけ離れているのかを把握します．最近は長年罹患している影響もあるのか（神経障害ではないが少し感覚が鈍ってきている？），思いどおりの結果が得られない場合もあります．私の場合，旅行中が最も危険で，恥ずかしながらよく低血糖を起こします．私は普段，朝食を食べないのですが，旅先ではおいしそうなビュッフェ形式だったりするので朝食を食べることが多いのです．日々の生活では朝のインスリン量は「朝食なし」設定になっているので，朝食を食べる日はインスリン量を読み誤ってしまうことが多く，頻繁に血糖を測っています．結婚式はだいたいがコース料理になっているので様子をみながら，血糖を測りながらインスリンを打つようにしています．

　どこで測るかはまちまちですが，ひとりで外食をするときでもそのまま席で測定してしまいます．そこで出会った人とは二度と会うことはないから……と決め込んで．変に思われてもそれっきりですしね．逆に職場では私が糖尿病であることを伝えてある人もいれば，伝えてない人もいますのでケースバイケースです．ただしごくたまに席を外せないとき，でも測定したいと思うときは勇気を奮って自分の席でこっそり測ることはあります．これが案外，気づかれないものなんですね．さらに高ければその場でピッとおなかに注射を打つこともあります．

　以前，病院近くのコーヒーショップで昼食を食べるときにいつものように血糖を測り，注射をしていたら隣の席の男性に声をかけられたことがありました．その男性は糖尿病の方で自宅以外ではトイレで注射を打っているのだそうです．どういう経緯でトイレで打つようになったかはわかりませんが，その人にとっては「トイレで注射を打つ」という行為にすごく抵抗があったそうなのです．そんなときに私をみて「こういう場所で測って打ってもいいんですね！」と喜んでいらした姿が印象的でした．

（坂本真理子）

医師からのコメント

血糖を測る目的はコントロールをよくするため，コントロールの状態を知るためです．血糖コントロールをよくするためには，高くなりそうなところを測って，高いところをなくさなければなりません．食前に測っていても高いところはわかりません．いつ血糖を測ったらよいかは，良好な血糖コントロールを得るために非常に重要です．

❹ 間食を食べるとき

　間食をすると血糖が上がるので，食べた物や摂取量に見合ったインスリンを追加打ちする必要がある．そのときに追加打ちをしないと，いくら血糖が高いからと食事のときにインスリンを増量して打っても血糖との追いかけっこになってしまい，血糖コントロールが上手くいかない場合が多い．

　追加打ちのインスリン量を決めるために，まずは何をどのくらい食べたら血糖がどのくらい上がるのかを調べてみることから始める．

　自分が食べたい物をひとつ決めて，食べる前と食べたあと1〜2時間の血糖を測定し，どのくらい血糖が上がったかの差（上昇値）をみる．それを食品を代えていくつか試してみる．そうすると「アンパンを食べたときは血糖が100 mg/dL 上がった．アイスクリームを食べたときは150 mg/dL だった．」とか「お団子を食べたときは1時間後には上がっていたが，ケーキを食べたときは1時間後にはまだ上がっていなかった」など，ある程度の傾向がみえてくる．

　次に間食する前に超速効型インスリン（ヒューマログ®，ノボラピッド®，アピドラ®）もしくは速効型インスリン（R）を打ってから食べてみて，同じように食前後の上昇値をみる．追加インスリン量は自分の上昇値を基に，たとえば血糖の上昇値が100 mg/dL 台なら2単位，200 mg/dL 以上なら3単位と少量に設定してから打ち始めると，インスリンを打ち過ぎてしまうことによる低血糖の心配がなくてよい．そして実際に試してみて上昇値がいくつだったかによって，追加量が合っていたのか，もう少し増やしたほうがよいのかを考えていく．これは個人差があるので必ず確認することが大切である．

　また間食の内容によって，インスリンの種類を替える，打つタイミングを変えることでも調整することができる．

　炭水化物は吸収が速く，脂質は吸収が遅いので，炭水化物が中心の和菓子を食べるときは食前に超速効型インスリンを打つ，脂質の使用量が多い洋菓子を食べるときは食前に速効型インスリンを打つ，もしくは食後に超速効型インスリンを打つなどの工夫例もある．

　追加インスリン量を決める方法として，カーボカウント法のインスリン/カーボ比（500ルール）や補正因子（1800ルール）を用いて追加インスリン量を求める方法もある．（詳細はカーボカウントの項を参照．）

　これらのことをふまえて，あとは主治医と相談しながらいっしょに考えていくとよい．

　一番大切なのは，自分に合ったインスリン量をみつけることなので，たくさん経験し，失敗して，その経験から導き出した自分なりのルールがつくれるようになることである．

（田村あゆみ）

医師からのコメント

本書には追加インスリンの決定法が書かれていますが，結局は自分で自分の身体を科学する（血糖を測って経験を積む）ことによってしか，追加インスリン量を上手に決められるようにはなりません．頑張りましょう．
なお，1800ルールは1700でもOKです（p30参照）．速効型インスリンを用いるときは1500ルールとなります．

❺ 不規則な食事時間

　食事をすると血糖が上がるので，インスリンを打つことは理解できるが，血糖を適正に保つためにインスリンを打っているということを知らない人が，意外と多い．そのため食事時間が不規則になると，インスリンを打つタイミングもずれてしまい，基礎インスリンの効果も切れてしまうため，血糖が上がってしまう．よく「寝坊して朝ごはんを食べなかったのでインスリンも打たなかった」という人がいるが，これを続けているとインスリン不足のため血糖コントロールは悪化してしまう．

　決まった時間にインスリンを打ち，食事をすることが理想的ではあるが，仕事や学校，部活，塾などで食事時間が不規則になってしまう場合は，補食を入れてインスリンを打つようにし，基礎インスリンの効果が切れる時間をつくらないことである．

　そのためには，使用している基礎インスリン［中間型インスリンもしくは持効型溶解インスリン（ランタス®，レベミル®）］が何時間ぐらい効いているのかを確認する必要がある．超速効型インスリン（ヒューマログ®，ノボラピッド®，アピドラ®）や速効型インスリン（R）は食事をするときに打つが，中間型インスリンや持効型溶解インスリンはある程度時間を決めて打つようにし，食事と関係なく，血糖が高い時間帯がないかを調べてみる．そして，インスリンが切れている時間帯がある程度わかれば，そのときに食事をしているか，できない状態なら追加インスリンを打って補食をすると考えていく．

　たとえば，昼食が不規則な場合は中間型インスリンや持効型溶解インスリンは昼ごろの自分の打ちやすい時間に打つように設定し，食事をしなくてもその時間になったら必ず打つようにする．

　夕食が不規則な場合は夕方以降にインスリンの効果が切れてくる可能性が高いので，その前に追加インスリンを打って補食をするとよい．それもある程度自分が補食しやすい時間に設定すると，支障が少ない．

　また補食をする利点もある．食間が長く空くことで次の食事を食べ過ぎてしまい，高血糖や肥満を招いてしまうことも多いので，補食をし，そのぶん食事（特に夕食）を減らせばカロリーオーバーが防げると考えられる．

　食事時間が不規則になることは，どうしても避けられない部分があると思われるので，補食をしてインスリンの追加打ちをする，インスリンを打つタイミングを変えるなどの工夫を行い，生活に合わせたインスリン調整ができるようになることが大切である．

（田村あゆみ）

医師からのコメント

ここまで，立派に考えて治療をされていることに頭が下がります．1型糖尿病の治療においては患者さんの工夫が大切です．自分の生活にインスリンを合わせる工夫を上手にすることで良好な血糖コントロールを得ることができます．

❻ 会食・宴会のパターン

　この項目では会食での私なりのインスリンの使い方について紹介したいと思います（宴会ではアルコールがつきものになってくるため，この項目は次項で紹介します）．ただし，ミックス製剤をお使いの方は個人的には会食のときだけでも，速効型か超速効型のインスリンを使用したほうがよいかと思いますが…．

　会食といっても形式やいっしょに行く人たちによってさまざまです．私が知る限りでは，バイキング，コース料理，目の前にすべての料理が出ている弁当や会席料理といったところでしょうか？

　まず，バイキングにおいてですが，この場合は好きなものを好きな量食べることができるので，食べる量に応じてインスリン量を調節しています．通常より多く食べる場合には2～4単位多めに，おかずやデザートをしっかり食べる場合は食後2時間くらいして2～4単位追加で打つようにしています．

　次にコース料理についてですが，まずメニュー表があればそれをみて内容を確認します．ただし，よくわからないことも多いのは確かです．通常，時間をかけて前菜から出てくることが多いので，開始時にいつもと同じ量のインスリンを打ってしまうと必ず食事中に低血糖になってしまうので，通常の1/3～1/4の量を打って様子をみます．メインや主食が出てきたら残りのインスリン量を打っています．ただし，炭水化物が少ないとあとで低血糖になってしまったこともあるので，この量に合わせて打つようにしています．多ければ2単位余計に，少なければ2単位少なめに打っています．

　最後に弁当や会席料理のケースですが，食べるときに食事の内容をみます．特に炭水化物（ごはん，パン，うどん，そば，など）の量をみて，インスリン量を調節します．炭水化物の量が意外と少ない場合があるので通常の8割くらいの量を打つようにしています．また，おかずは脂物とタンパク質は意外と多いので，食後2時間くらいしてから2～4単位追加で打つようにしています．

　簡単にインスリンの使い方を紹介しましたが，食事内容や時間を考えてインスリン量や打つタイミングを調節していけば，会食も恐れるに足りないと思います．インスリンを上手に使って食事を楽しく，おいしくいただけることを心よりお祈りしております．

（平山大徹）

医師からのコメント

スーパー患者さんたちの工夫には頭が下がります．混合製剤でもストレスなく治療ができればよいですが，生活の自由度は強化インスリン療法のほうが圧倒的に高いことは間違いありません．速効型や超速効型インスリンを使っていない人はぜひ試してみてください．

❼ アルコールを飲むとき

　1型だからといってアルコールを飲んではいけないかというとそんなことはありません．私のまわりを見わたすと1型の方々はアルコールに強いような気がします（原因ははっきりとわかりませんが…）．そこで，アルコールを飲むときに私なりに気をつけていることを紹介します．

　アルコールを飲むときには，①通常のインスリン量を2〜3回に分けて打つこと，②必ずつまみを食べること，③最後にごはんやうどん，ラーメンなどの炭水化物を摂ることを基本にしています．通常どおりにインスリンを打ってしまうと，アルコールとインスリンの相互作用で重症低血糖になってしまい，救急車の世話になる可能性があるのがその理由です．

　具体的に打つ間隔は，乾杯のときには打たず，つまみを食べ始めてお腹をある程度満たしたら最初のインスリン（通常量の1/3くらいの量）を打つようにしています．次に打つインスリン（このときの量も通常量の1/3くらい）はつまみの食べた量に応じて打つようにしているのですが，お腹がだいぶ満たされたときに打つようにしています．そして，最後に必ずごはんやうどん，ラーメンなどの炭水化物を摂るようにしています．このときにもしめのインスリンを打つようにしています．このときのインスリンの量は通常の1/3くらいを目安にしています．また，アルコールを飲むときのつまみは脂ものが多いので，飲み終わったあとに血糖が上がりそうなら，そのときにも2〜3単位打つようにしています．

　アルコールを飲むときは食べるものも多くなるので，トータルの量は通常の1.2〜1.5倍量のインスリン量になります．

　また，外で飲むときと自宅で飲むときとでは，アルコール量と食べる量が違います．自宅でのほうが，アルコール量が少なくて酔っ払ってしまい，また食べる量も調節できるため，トータルのインスリン量は通常と同じくらいです．ただし，食べる順番は最後に炭水化物を食べるため，2〜3回に分割して打つのは変わりません．

（平山大徹）

医師からのコメント

アルコール性低血糖は脳に障害を残す恐れがあります．くれぐれも飲み過ぎないように注意してください．

❽ 旅行先で（海外旅行など）

　この項目では私が海外旅行に行ったときの体験から，具体的にどのようなことに気をつけたのかを紹介したいと思います．

　私が最も気をつけたことは，基礎分泌のインスリンを切らさずに打つことです．海外に行くとなると時差が生じてきますが，日本で打っている時間を基準にしてそれをもとに基礎のインスリンを打っていました．私は持効型のインスリンを使用しておりますが，あってよかったなあと思いました．

　次に食事のことですが，海外での食事は日本ほど繊細なものではありませんでした（機内食も）．また，食事の中身はタンパク質や脂物が多く炭水化物がごはんではありません．そのため，食事のときのインスリン量と打つタイミングには注意しました．具体的には，まず炭水化物（パンやパスタ，穀物類など）をしっかり食べてお腹を満たし，インスリン量は通常と同じ量で打ちました．しかし，そのまま時間が経つとおかずのせいで血糖が上がってくることが多かったので，上昇したときに2～3単位追加して打つようにしていました．脂物は本当に手強いです…．

　海外旅行に行くときのインスリンの持ち運びですが，インスリンをスーツケースに入れておくと荷物室が冷えるので凍ってしまったり，スーツケースがかなり乱暴に扱われるので破損してしまったりする恐れがあります．そのため，インスリンは予備も含めて，機内に持ち込む手荷物に入れておくのが無難です．

　また，手荷物を機内に持ち込む際には手荷物検査がありますが，私の場合，航空会社に相談して持参したのですが，特に問題なく機内に持ち込めました．しかし，航空会社や渡航先によっては海外旅行用の英文の糖尿病カードをもってないとインスリンを機内に持ち込めないことがあるようなので，必ず航空会社に相談してください．

　最後に海外旅行用の英文の糖尿病カードについて紹介します．このカードは日本糖尿病協会が発行しているもので，主治医に相談すれば記載して無料でもらえるものです．糖尿病を専門で診ている病院にはおいてあると思いますが，ない場合もあると思いますので，早めに主治医に相談してください．中身は自分が糖尿病であることが5箇国語で書かれており，使用している薬や合併症などについて記載されています．万が一に備えて持参していたほうが無難かもしれません．

（平山大徹）

> **医師からのコメント**
>
> 英文の糖尿病カードは必ず持参しましょう．万一のために保険に入るのと同じです．

❾ 車の運転

　車の運転時に一番気をつけなければならないのは，無自覚性低血糖ですね．私も無自覚性低血糖により車の運転中に非常に怖い思いをしました．

　家族とともに高速道路を走っている際，なぜか視界がどんどん狭くなってくるのを感じていました．ところが片道1車線の高速道路であったため，脇に停車することができませんでした．また，その高速道路はトンネルが多く，その日がとても晴れていた日でしたので,「目がくらんだのかな？」とも思いながらも，そのまま走り続けました．視界が非常に狭い状態で高速道路の料金所にたどり着き，ブレーキを踏んだ際にはじめて自分自身がかなりひどい低血糖であることを認識しました．低血糖のためにブレーキを踏む足に力が上手く掛けられず，ひどいノッキングを起こし，なおかつ，前の車に危うくぶつかりそうになりながらも，とりあえずは，無事停車することができました．

　今から思えば，長時間作用型（持効型）インスリンが上市したばかりのころでしたので，どのような作用時間なのか，どれくらいの血糖降下作用があるのかわからない状態でした．非常に緩やかに血糖が低下したため，そのような状態になったのだと思います．

　それ以降，私の場合，必ず運転席から手の届く範囲内にお菓子のラムネ（森永製菓）を置いています．若干酸っぱさがあるので，舐めると唾液が自然と出て，水がない場合でもブドウ糖粉末よりは食べやすいと思います．また1本食べ切っても110キロカロリーだそうです．

　2002年6月より，道路交通法令の改正により，無自覚性の低血糖が,「免許を与えないもしくは保留することができる」として扱われるようになりました．現時点では，われわれ糖尿病患者にとって特に大きな問題とはなっていないと思いますが，インスリンなどの糖尿病薬を使っている患者が相次いで事故を起こすと，当然大きな社会問題となることが予想できます．そうならないように車の運転の際には血糖状態について細心の注意をはらい，事故を起こさないようしましょう．

（荒岡純孝）

医師からのコメント

1. 低血糖かなと思ったら，必ず車を止めましょう．後ろからあおられていて，もう少し広い道で止まろうと思っているうちに事故を起こしてしまった患者さんがいます．
2. 米国糖尿病協会では，運転のためのガイドラインを定めています（Diabetes Care 26：2329-2334, 2003）．守りましょう．
　①運転する前に血糖を測る，長時間運転する間にも測定する．
　②血糖値が90mg/dL（未満）なら運転しない．
　③運転中に低血糖が疑われたら速やかに運転をやめて速効性のある炭水化物を摂取して，血糖が正常範囲であり判断力が正常に戻るまで運転させない．

❿ 夜勤のとき

　私は某病院で看護師として働いています．私の勤務する病院では看護師は3交替勤務制を取っており，日勤（8:30～17:15），準夜勤（16:30～1:15），深夜勤（0:30～9:15）という勤務時間になっています．基本は日勤，深夜勤，準夜勤というローテーションで，深夜勤の場合は，日勤終了後一度帰宅し，翌日の深夜勤勤務に入るような形になります．準夜勤の場合は前日の深夜勤務後から丸1日あき，翌日夕方からの勤務となります．私の所属している病棟は夜勤を6人で行っているため，勤務時間8時間内の中で6人が交替で休憩を取ることになります．そのため，休憩時間はその日の勤務によって異なります．

　まず深夜勤ですが，夕食後，仮眠を取り23:00に起き，血糖測定をします．私の場合，夜勤入りでない日もたいてい23:00には血糖測定をし，インスリン注射をすることを習慣づけているため，ここまでは夜勤入りであっても通常とほぼ同じ行動を取っていることになります．血糖測定後入浴をし，落ち着いたところで持続型のインスリン注射をして出勤します．深夜勤の休憩時間は1:00～6:00のどこかになります．勤務終了は9:15ですが，時間どおりに終わることはほとんどなく，状況によっては昼ごろになることもあります．そのため，この休憩時間の中で一般にいう朝食を摂らなければなりません．1:00～3:00ころの休憩の場合，ときには食べたくないこともあるし，食事よりも仮眠を取りたいと思うこともしばしばです．そのようなときはそのときの血糖値と，自分が食べることができそうなぶんのカロリーに見合ったインスリン量を打ち，食事をしています．そのため深夜勤のときは，普段家で摂る朝食のカロリー分を，おにぎり・ゆで卵といった一目でカロリー計算しやすいものにして持っていきます．まったく何も食べないときにも，血糖測定だけは行うようにしています．

　次に準夜勤ですが，準夜勤に入る日は昼食は12:30～13:00に摂り，そのあと仮眠を取ります．15:00に起き，血糖測定をします．血糖値が70 mg/dL以下の場合は補食をし，血糖値が上がったことを確認して出勤します．私の場合，朝から昼にかけて血糖値が低い状態が続くときはその日は1日通して低くなることが多いため，勤務開始前に再度血糖測定をしています．夕食はお弁当を持っていくので普段どおりにインスリン注射をします．夕食時間は23:00以降になってしまうこともありますが，持続型のインスリンを就寝前と昼食時の2回打ちにしていることで対応できています．

　勤務中，救急車出動をしなくてはならないことがあります．いつ出動要請があるかわからず，食事中に呼び出されることもあるため，出動要員になりそうなときは食前ではなく食後にインスリン注射をすることもあります．また，出動時は処置にどのくらい時間がかかるか予測がつかないため，グルコースサプライやジュースなどを持っていくようにしています．

　最近，食後の血糖上昇は摂取カロリーではなく，摂取する炭水化物の量が影響するといわれており，摂取する炭水化物の量によりインスリン量を調整するカーボカウント法が取り入れられてきています．しかし，私は長年カロリー計算によるインスリン量の調整を行っていたため，現在のところカーボカウント法への完全な切り換えはできていません．そのため，インスリン注射の際は，食後の血糖上昇には炭水化物量が影響するということを，常に念頭に置くよう心掛けています．

　1型糖尿病の患者さん一人一人，生活・食事には違いがあります．そのため自分の生活・食事に合う血糖コントロールができる方法を選択し，負担なく実践できることも大事ではないかと思います．

（中村　泉）

医師からのコメント

1型糖尿病のインスリン療法はその患者さんに合っていれば教科書的である必要はありません．中村さんが最後に書かれたことは非常に大切なコメントだと思います．

⓫ 激しいスポーツをするとき

　私は，会社の同僚とサッカーやスキーを1日中，楽しむことがあります．運動習慣がない私の体にとって，たまの1日のスポーツは，とても爽快ではありますが，激しい運動であるため，いつも以上に低血糖への配慮を必要とします．スポーツの最中に低血糖を起こしてばかりでは，爽快感を味わうどころではないですね．では，できる限り低血糖を起こさないようにスポーツを楽しむには，どうしたらよいのでしょうか？

　私が意識していることは，1に「インスリン量の調整」，2に「補食の携帯」です．

　私は，運動する時間（長さ）に応じて，基礎分泌を補うインスリン（持効型や中間型）の投与量を，高血糖を恐れずに思い切って減らします．今現在，超速効型を朝7U-昼7U-夕9U，持効型を朝15U-夕5Uにて治療していますが，もし，1日中にわたり運動をするなら，持効型の投与量を朝7U-夕3Uと約半量まで減らします．半日の運動であれば，その投与量を朝10U-夕4Uと1/3程度減らします．そして，食事ごとの超速効型は，その日の天候や雪質（雪が重ければ，いつも以上に体力使う）に合わせて，半量から1/4程度減らしています．私の1型糖尿病の知人は，42.195kmのフルマラソンにチャレンジするときには，基礎分泌を補うインスリンを半分に減らすそうです．このように，運動する時間とその強度に合わせてインスリン調整することで，低血糖が起きるのをできるだけ避けるようにします．

　しかし，インスリン量を調整するだけでは低血糖を避けることは，難しいものです．低血糖が起きることも考え，十分な量の補食を用意しておくことも大切でしょう．私は，すぐに血糖値を上げることができるブドウ糖を多く含んだ食品（グルコレスキューなど）やジュース，そして，ゆっくり血糖値を上げてくれるビスケットやチョコレートを必ず携帯するようにしています．スポーツ会場に自販機があるから大丈夫とは思わないでください．血糖値を上げやすいジュースが売り切れることや，釣銭が不足して買えないこともありますので，必ず携帯することをお勧めします．

　そして，1日運動した夜は血糖値がとても下がりやすいことや，筋肉痛で補食が置いてある場所にたどりつくのに苦労することもありますので，枕元にジュースを置いておくこともしています．

　最後に，ここに記載したことは私の35年の経験であって，読者の皆様にそのまま当てはまるものではありません．大切なのは，ご自身の体では，どれくらいインスリンを減らせばよいかを自分で把握していくことです．慣れるまでは，そのひとつひとつを記録して次に生かしていくことが低血糖を恐れずにスポーツを楽しむコツと思います．

（佐々木秀樹）

医師からのコメント

毎日運動をするスポーツマン（特に，プロの選手）の場合は運動する日もしない日も基礎インスリンを変更する必要がないことがあります．毎日の運動習慣でインスリンがよく効く体質になっているためかもしれません．

⓬ 血糖自己測定器の針はいつ替えるのか？

　インスリンの注射針などと同様に，血糖測定器の針（以下，穿刺針）も毎回交換することになっています．2008年には島根県の診療所で，複数の患者に採血用の穿刺針を使い回していたことがあきらかになりました．医療スタッフが器具の使い方を誤認しており，結果として同じ穿刺針を「使い回し」してしまったということです．この事例のように複数での使い回しが問題となり，患者個人で使っているものに関しても一時はうるさくいわれた時期がありました．当然個人が使用しているものは本人のみのものですが，そのうち病気に慣れてくると実際には針の交換を省略されることが多く出てきます．実際に私のまわりにいる人も毎回交換している人はほとんどいませんし，針先を消毒するなどもしていません．私もそうです．穿刺針など何度使っても見た目には鋭く針は刺さりますし一応血液も出ます．では替えるときとはいつでしょうか？

　私は，まず採血している指を変えてみます．長年行っているといつも刺している指先がペンだこのように硬くなっていることがあります．そのため指を変えることによってスムーズに刺さり針を新しく交換しなくても問題なく行えます．実際の調査や研究では，見た目にはわかりませんが一度使った針先は変形しているといわれていますが，採血の際になかなか刺さらないとか，痛みを伴う感じがするなど違和感を持った場合は交換をしようかなと思います．交換しない理由としては「交換しなくても使えてしまう」という点がありますが，もう一点として心なしか1回の使い捨てでは「もったいない」「資源のムダ」という気持ちや，患者として使って当然のものであっても医療ゴミは増えるしあまり感心できないのが本音です．

　また余談ですが回りの友人などといっしょにいたときに血糖測定器を貸したりすることもあります．穿刺具は個人のものなので自分のものを使用したとしても，血糖測定器は使い回しをしても何も問題視されたことはありません．血糖測定時に血液のつく恐れがあるのは穿刺具（穿刺針），試薬（チップ）そして測定器なのです．医療技術・環境が充実し安心安全な生活環境になったかと思いますが，その反面本当に大切なものとは何かを考えてしまうこともあります．

　インスリンの針，血糖測定器の針などは基本的には毎回交換となっています．ここに書かれたことは個人的な見解ですのでお間違えのないように．

（坂本辰蔵）

医師からのコメント

日本では針は交換することになっていますので，複数回の使用はあくまでも個人の自己責任でお願いします．なお，1本の針を複数の人で使うことは絶対に避けてください．
なお，穿刺器についても，病院では感染対策の施された器具を使っています．自分の器具を使うことが原則です．

⓭ 女性ならではの困りごと

　私は，2000年夏に1型糖尿病を発症して10年目になります．もう10年なのか，やっと10年なのか，まだまだ10年なのか，感じ方はその場その場で変わってきますが，最近は少々中だるみ状態です．

　発症当時は，気持ちも生活もガチガチでした．1日10回血糖測定をし，注射を打つのは必ず食事をする30分前，外食時には毎回わざわざトイレまで行って注射をしていました．

　男性に比べると，隠れてするとはいえ，公衆の場で肌を出して注射を打つというのは，やはり女性には抵抗があるのではないでしょうか．

　しかし，元々，大雑把で『超』がつくほど面倒くさがりの私にそんな生活が続くはずもなく，程なくしてテーブルに隠れてお腹に打つようになり，10年経った今ではすっかり慣れ，インスリンを打つ姿よりも少しでもお腹の贅肉をみられたくないという理由でストッキングの上から太ももに打っています．

　最近の私の悩みは，女性ホルモンの影響です．月経前に血糖が高くなり，コントロールしにくくなります．普段なら100前後の朝の血糖値が200前後になり，基礎インスリンを1〜2単位増やしてもなかなか下がらなかったりします．朝の血糖値は，1日の血糖値を決める大切なもので，朝が調子悪いと1日中調子が悪いです．

　もうひとつ，女性ホルモンの影響で月経前の食欲増加があります．私の場合，無性に食べたくなるのは甘いものとお肉．月経前症候群というのでしょうか，時々，異常なまでの食欲に驚いてしまいます．当然，欲求のままに食べてよいはずはありません．でも私の意志は弱く，ひたすら自分との戦いです．どう気分転換をするか……．気持ちのコントロールもまた難しいものです．我慢し過ぎるとストレスがたまるし，ストレスも身体に大きな影響を与えます．手を抜きながら頑張ることの難しさを実感しています．

　しかし，糖尿病になって悪いことばかりではありません．多くの出会いがあり，友達ができて，ときには病気を越えたつき合いもあります．同志ともいえる同じ目標を持った仲間たちの存在は，とても大きく，ありがたいものです．糖尿病になってよかったとはまだいえないけれど，多くのものを与えてくれた糖尿病に少しだけ感謝しています．

　まだまだ血糖値やヘモグロビンA1cの値に一喜一憂していますが，たまには壁にぶつかりながらも糖尿病のある生活を楽しむ余裕を持てたらよいなと思います．

（岩佐多津子）

医師からのコメント

月経前に血糖が高くなるためインスリンを増やさなければ良好な血糖コントロールを得ることができない女性がいます．どの程度インスリンを増やしたらよいかは岩佐さんのようにインスリンを増やしてみて上手く血糖が下がる量を経験的にみつけるしかありません．自分の身体を科学することが大切です．

⓮ 決めておくとよいこと・自分なりのルール

　1型糖尿病コントロールをするうえで，インスリン製剤などの進化によって生活を糖尿病に合わせる方法から，糖尿病を生活に合わせることのできる状況になってきました．そんな中で自由度（生活の質）がアップしたぶん，何気なく気をつけなければならないこともあると思います．基本的なインスリン療法として，健常者と同じように生理的なインスリン分泌に近づける方法として基礎分泌と追加分泌を補っていると思いますが，たとえば追加分泌は毎食前に基礎分泌は就寝前とった形で行われるケースが多いと思いますが，就寝前の打つ時間をしっかりと決めることがとても大切です．就寝前というと，どうしても実際の就寝前と思いがちですが毎日の就寝時間にはバラつきもあり，本来打つ時間を過ぎてしまった場合などは体内の基礎インスリンが切れてしまっているという状況にもなります．基礎分泌は絶えることなく必要とする部分ですので，この場合は実際の就寝時間にかかわらず打つ時間を決めて毎日同じ時間にすることが大切です．逆に追加分泌は，食事の時間に幅を持たせて臨機応変に対応しながら打つことができます．表現で就寝前とは，ある意味曖昧なものです．時間を決めておくのがよいでしょう．

　もう一点として気をつけるのが，補食の量です．特に食前に起こる低血糖のときには血糖を上げるためにどうしても食べ続けてしまうことがあります．ブドウ糖のようなものを摂っても血糖値が上がるには少々の時間が掛かります．ここでまだ血糖値が上がってこないと感じ，「もう少し，もう少し…」といって食べ続けてしまいます．その結果ある程度お腹が満たされるまで食べてしまい，血糖値が上がったかと思ったときにはお腹も満足して結果高血糖になってしまいます．これは補食を摂っているうちに「お腹の満足感」を「低血糖の回復感」と間違えてしまい，起こるものです．人によっても違いますが就寝前に低血糖のときは補食を 0.5 単位から 1 単位くらい摂るとそのあと血糖値は上がりほぼ変わらず翌朝まで問題なく安定しています．また，病気に慣れて自分の都合よく解釈し，日中そのつど補食を摂るようになり，「補食だから…」といって補食と間食を履き違える人もおり補食ならいつでも少しなら食べてもよいなどと解釈している人もいますが，これは間食の間違いでしょう．自分で食べる量を自覚して食べることです．

　これまでに書いてきたことは，患者として基本的な考え方であります．その中でも良好なコントロールを行う心構えとして自分なりのルールです．また経験が豊富でも「みきわめ」ができなければ同じです．自由な生活には自己責任が生じます．その下で生活することを忘れてはいけないと思います．

（坂本辰蔵）

医師からのコメント

深夜の低血糖予防のために補食を摂るときはすぐに血糖が上がるものではなく，低血糖の起こりやすい時間帯に血糖が上がるようなものを摂るのもよい方法です．すぐに血糖が上がるものを摂ると，血糖が高い状態が長い時間続いてしまいますが，ゆっくり血糖が上がるものだと，低血糖を予防しつつも高血糖を起こしません．チーズやちくわ，ヨーグルトなどのほうが，炭水化物よりもよいとされています．

第2部 D. 実践編❸：エキスパートになる＝病気とつきあう

3 トラブルに対応する（周囲のサポート）

　他人の介助を要するような重症低血糖発作は，1型糖尿病患者にとってとても大きな問題です．実際に運転中に無自覚性低血糖をきたして事故を起こした，他人を傷つけた，などが原因で1型糖尿病患者の運転免許を剥奪しようという動きまでありました．このような事態を避けるために個人個人の1型糖尿病患者が重症低血糖をきたさないように自己管理する必要があります．

　この重症低血糖の危険性を予知するものに「先行する低血糖」，次いで「HbA1cが低いこと」があげられています．このためHbA1cが低く低血糖を頻発する人は要注意です．

　あなたは周囲の人に1型糖尿病であることを告げていますか？　個人的な見解ですが，可能な限り周囲の人に伝えておくほうが安全であると考えています．特に重症低血糖をきたしたことのある人はなおさらで，低血糖を起こす可能性があること，そしてそのときの対処方法を周囲に知っておいてもらうほうがよいでしょう．

1 低血糖のときの対処方法

　では低血糖のときにはまわりの人は何ができるのでしょうか？　糖質を含む食べ物を与える，血糖を上昇させるホルモンであるグルカゴン注射をする，病院に連絡する，救急車を呼ぶ，などです．意識がないときには食べ物を与えるとうまく飲みこむことができない可能性があり，誤嚥して肺炎を起こす危険性がありますので，無理をしないほうがよいです．そのようなときは，まず歯と歯ぐきの内側にブドウ糖や砂糖を指でぬりこんで救急車を待ちましょう．

2 周囲の人に知らせることの重要性

　低血糖のときには往々にして自分が低血糖状態であることを否定したがるものです．そして周囲の人があなたに低血糖の対処をさせよう，あるいはしようとすることを否定します．このような「否定的な行動を取るときこそ低血糖である」ことも周囲の人に知らせておいたほうがよいと思います（というよりも周囲の人は気づいています）．医療従事者なら低血糖発作であることがわかっていれば何をすればよいかの判断はできますが，糖尿病でインスリンを打っていることが不明な状況では，まれに低血糖発作は精神的な疾患の発作と誤って診断され，不適切な対応をされる可能性もあります．ましてや周囲の人に知らせておかなければ，周囲の人は低血糖であることを疑う由もありません．1型糖尿病を持っていることを知らせるカード（図1）を携帯していれば，知らないところで低血糖発作のために意識を失ったときでも，その場に居合わせる人がカードをみれば，低血糖発作である可能性を考えてもらえます．このカードは全国の医療機関で，日本糖尿病協会の会員特典として配布されますので，

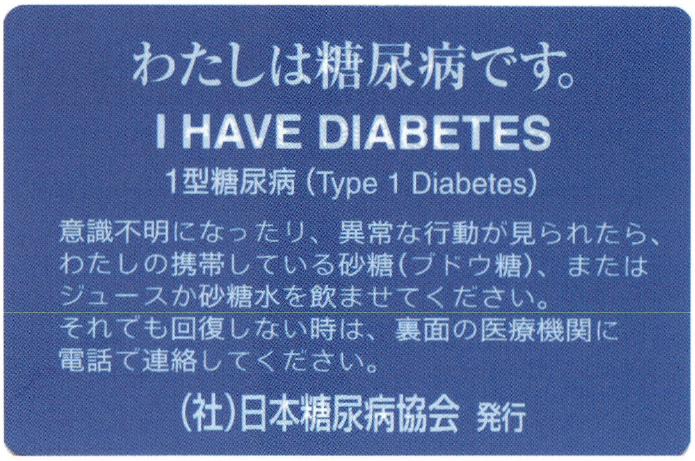

図1：糖尿病患者用携帯カード（日本糖尿病協会ホームページより）
日本糖尿病協会の会員特典として，会員に配布

非常時に備えてまずは1枚携帯しておきましょう．

　自分ひとりの中に糖尿病を閉じ込めてまわりのサポートを受けないで生きたいという方もおられるかもしれません．しかし人は1人で生きているのではなくまわりの人々とともに生きており，困っている人には手を差し伸べたくなるものです．できる限り自己管理を行うことは当然ですが，いざというときは周囲を頼ってもいいんじゃないかと思います．

■参考文献
1) The Diabetes Control and Complications Trial Research Group. Hypoglycemia in the Diabetes Control and Complications Trial. Diabetes **46**：271-286, 1997

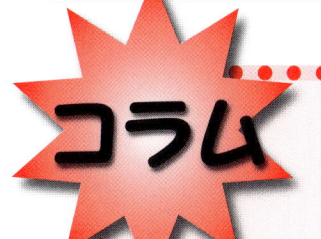

コラム❶ 2型糖尿病の食事療法との共通点・相違点

　糖尿病において，食事療法は良好な血糖コントロールを保ち，健康的な日常生活を送るために誰もが必要な治療です．

　糖尿病食事療法の原則は，①その人の体格や身体活動量に見合ったエネルギー量の中で，②炭水化物，タンパク質，脂質，ビタミン，ミネラルといった栄養素が過不足なく摂取できることです．この原則は，基本的に病型が異なっていても変わりませんが，1型糖尿病と2型糖尿病の場合では，重点の置き方が異なります．

　2型糖尿病で肥満がある場合は，肥満を改善することで良好な血糖コントロールを得られることが多くあります．よって食事療法としては，日常生活を営むことができ，適正体重に近づけるための食事量にすること，つまりエネルギー量の制限に重点が置かれます．2型糖尿病でインスリン治療が必要な患者の場合にも肥満があればエネルギー量の制限を行いますが，肥満がなければ栄養素の摂り方を重視します．

　それに対して，1型糖尿病の食事療法は，食後高血糖や重症低血糖を予防すること，個人に応じて成長や健康維持に必要な栄養素を食事からきちんと摂取することが目的となるため，栄養素の摂り方を重視します．

　たとえば，おにぎりや菓子パンのみといった炭水化物中心の食事は，食後の高血糖を招きます．このような食習慣に応じて，高血糖を解消するためにインスリンの投与量を増やしていると，必要以上の糖を体内に取り込むことになります．体内に取り込まれた余分な糖は，脂肪細胞などに蓄積され，やがて肥満を招きます．肥満によって体内でのインスリンの効きが悪くなると，さらに高血糖の状態を引き起こすことになります．

　逆に食後の高血糖を気にしすぎて，主食を食べずにおかずだけといった食事をしていると脂質やタンパク質が過剰となり，栄養の摂り方に偏りが生じます．このような食生活では脂質異常症やケトーシスなど代謝異常の危険性が高くなり，重症の低血糖発作や慢性疲労など，体調不良の原因になることがあります．

　1型糖尿病の食事では，1日に必要なエネルギー・栄養素を過不足なく摂りながら，どのような食事が血糖値を上げやすいのか，あるいは下がりやすいのかの傾向をつかみ，インスリン注射で血糖値を調整しながら食べたいものを食べることで，よりよいコントロール状態を目指すことが大切です．

　健康的で自由度の高い日常生活を送るために1日に何をどのように食べたらよいかや食品の選び方など，自分に合った食事療法を確立していきましょう．

コラム ❷ 食品交換表をどのように利用するか

　食品交換表は，正しい食事療法を理解し，指示されたエネルギー・栄養素の構成に合った食事を好みに応じて自由に献立にできるツールとして広く使われています．食品交換表は，同じような栄養素を含む食品を1つのグループとし，便宜上，食品を6つのグループに分け，80kcalを1単位とし，食品ごとに1単位あたりの重量が記載されています．

　食品交換表の優れている点としては，簡単に食事のエネルギー計算ができること，同じような栄養素を含む食品がグループ化されていることで，食品と栄養素の関係がわかりやすくなっていることがあげられます．

　カーボカウントを実施するうえでは食品に含まれる糖質量を知る必要がありますが，これに食品交換表を用いることで，摂取する食品中の栄養素含有量を大まかに把握することができます．現在使用されてい

表A：糖尿病食品交換表を用いた食事の栄養素量の評価方法

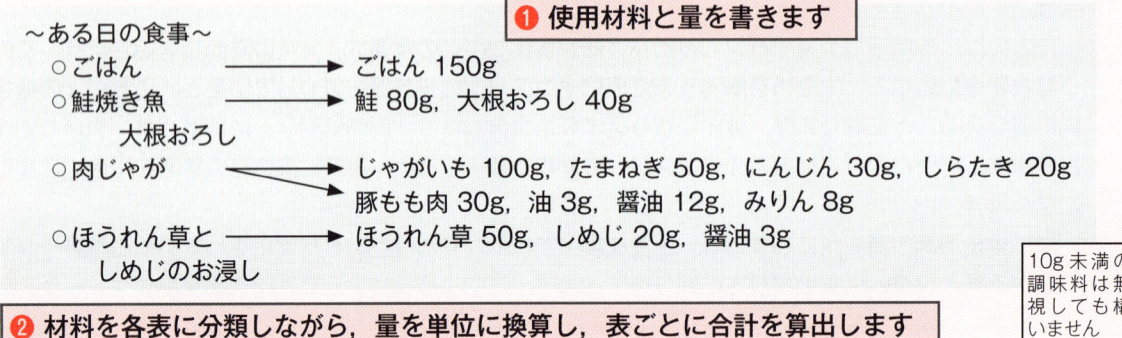

❶ 使用材料と量を書きます

～ある日の食事～
- ごはん → ごはん 150g
- 鮭焼き魚 大根おろし → 鮭 80g，大根おろし 40g
- 肉じゃが → じゃがいも 100g，たまねぎ 50g，にんじん 30g，しらたき 20g，豚もも肉 30g，油 3g，醤油 12g，みりん 8g
- ほうれん草としめじのお浸し → ほうれん草 50g，しめじ 20g，醤油 3g

10g未満の調味料は無視しても構いません

❷ 材料を各表に分類しながら，量を単位に換算し，表ごとに合計を算出します

野菜は300gで1単位となっているため1食の合計量を計算し，単位に換算します

	使用量（g）	表1	表2	表3	表4	表5	表6	調味料
ごはん	150	3						
鮭	80			1.5				
じゃがいも	100	1						
豚もも肉	30			0.5				
油	3					0.3		
みりん	8							＊
野菜	210						0.7	
合計（A）		4	0	2	0	0.3	0.7	

❸ 各表の合計（A）に糖尿病食品交換表・1単位あたりの平均栄養素含有量（B）を乗じます

食品交換表 1単位あたりの栄養素含有量（B）

	表1	表2	表3	表4	表5	表6
炭水化物（g）	18	20	0	6	0	13
タンパク質（g）	2	0	9	4	0	5
脂質（g）	0	0	5	5	9	1

（A）×（B）計

	表1	表2	表3	表4	表5	表6	合計（g）
炭水化物（g）	72	0	0	0	0	9	81
タンパク質（g）	8	0	18	0	0	4	30
脂質（g）	0	0	10	0	3	1	14

る「糖尿病食品交換表－第6版－」では，糖質量ではなく，これに繊維を含む炭水化物量で示されている点に注意しておきましょう．

より正確な糖質摂取量を知るためには，食品成分表を用いるのが一番ですが，私たちが食べる食事は，肉だけ，果物だけといった単一の食品を摂取するよりも，ごはん（主食），肉（主菜），野菜（副菜）といった何種類もの食品で構成されている食事を食べることがほとんどです．この場合には，個々の食品に含まれる糖質量を細かく計算するよりも食品成分表の分類ごとに炭水化物量を大まかに計算するほうが簡便です．表Aに食品交換表を用いた食事の炭水化物量のカウント方法を示します．

食品交換表には各表ごとに1単位あたりの平均栄養素含有量が記載されています．たとえば，表1（主食・いも類・糖質の多い野菜）は，1単位あたりの平均炭水化物含有量が18gとなっています．ごはんを100g（2単位）食べた場合には，炭水化物は18（g）×2（単位）＝約35gという計算方法になります．

同じく血糖値に影響を与えるタンパク質や脂質についてもそれぞれ1単位あたりの平均含有量が記載されているので，同様に計算することができます．一般的な食品成分表は，食品と栄養素の含有量が書かれた細かい表になっていますが，食品交換表は写真などで見やすく構成されているため，普段よく食べる食品については，食品交換表に糖質量を書き込んでおくことで，活用することができます．

ここで，食品交換表でカーボカウントを行う場合の注意点があります．表Bの中には平均栄養素含有量に従わない例外的な食品がありますので，このような食品を日常的に摂取する場合は，食品成分表で炭水化物量をカウントしておきましょう．

食品交換表はメニューを考えたり，エネルギー摂取量や栄養バランスを知りたいときに便利ですが，毎日の食事を食品交換表とにらめっこしながら考えるのはとても大変なことです．食品交換表も工夫して使うことで，自分の食事療法に役立てるとよいでしょう．

表B：糖尿病食品交換表の各表における1単位あたりの平均栄養素含有量と例外食品

食品名	食品交換表記載の1単位重量（g）	炭水化物（g）	タンパク質（g）	脂質（g）
表1		18	2	0
クロワッサン	25	9	2	5
オイルスプレークラッカー	20	13	2	5
表3		0	9	5
たら	100	0	18	0
きす	100	0	19	0
きはだまぐろ・赤身	60	0	15	0
かき	140	7	9	2
蒸しかまぼこ	80	8	10	1
なると	100	12	8	0
はんぺん	80	9	8	1
さつま揚げ	60	8	8	2
焼き竹輪	80	8	7	1
表4		6	4	5
脱脂乳（無脂肪乳）	240	11	8	0
ヨーグルト・脱脂加糖	120	14	5	0
脱脂粉乳	20	11	7	0
表5		0	0	9
ごま	15	3	3	8
アーモンド	15	3	3	8
ピスタチオ	15	3	3	8
落花生	15	3	4	7
ピーナッツバター	15	3	4	8

油脂を使用している食品は，脂質が多い分，炭水化物が多くなります．

練り製品は炭水化物含有量が多い食品です．

表3のうち1単位が100g以上の食品は，タンパク質が多く，脂質が少なくなります．

無脂肪製品は，タンパク質や炭水化物が多くなります．

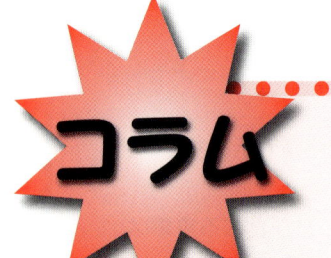

コラム ③ GIとは何か？ 低GIの落とし穴

　グリセミック・インデックス（GI）とは「基準となる食品（一般的にはブドウ糖や白パン）に対して基準食品と同等量の糖質を含む食品を摂取したあとの血糖反応曲線下面積の割合を示すもの」と定義され，食品AのGI（％）＝（糖質50g相当の食品Aの血糖反応曲線下面積）／（50gブドウ糖摂取後の血糖反応曲線下面積）×100として算出します．つまりGIは，単一の食品中に含まれる糖質の血糖上昇可能性を指数化したものです（図A）．

　GIは基本，1種類の食品で糖質量を一定にした状態で測定されるため，主食・主菜・副菜といったいろいろな食品（栄養素）を組み合わせて食べる場合や，1回に食べる量については考慮していない点に注意しましょう．さらにGIを測定している研究のほとんどは，健常者を対象として得られた結果であるため，GIの数値をそのまま糖尿病患者さんに当てはめることはできないことも十分に理解しておきましょう．

　例として，表Aにいくつかの食品のGIを示します．GIは，糖質に着目した血糖上昇度の指標という点から，穀類や果物など糖質を多く含む食品やでんぷん，乳糖などを含む豆類，乳製品，菓子類などは，これら食品だけを多量に食べる場合にGIを血糖上昇度の予測に活用し，インスリン量の調整に役立てられる可能性があります．

　一方で，GIは肉類・魚類など糖質含有量の少ない食品でも測定されています．一般的に糖質量の少ない食品では，GIは低い値を示しますが，GIの低いものを選んで食べることは，炭水化物が少なく，タンパク質や脂質の摂取量が多くなります．そのため，GIの低い食品ばかりの食事は，摂取する食品や栄養素が偏ってしまい，低血糖を引き起こしたり，肥満症や脂質異常症を合併する危険性が高くなります．

　逆にGIの高い食品でも，1回に食べる量が少なければ，食後の血糖値にほとんど影響がないということもあります．たとえば，にんじんはGI＝92ですが，これは一度ににんじんだけを約280g（中2.5本）食べた場合に，ブドウ糖50gを摂取したときと同じくらい血糖値が上昇する可能性があることを意味します．通常はこのようににんじんだけを一度に多量に食べることはほとんどないでしょう．

　GIを食後の血糖上昇の予測に用いる際は，主食など糖質を多く含む食品だけを一度に多く食べる場合に適用できる可能性があるといえます．GIの数字や食後の血糖値のみにとらわれず，規則正しく栄養バランスのとれた食事摂取を基本に食事全体をみるように心がけましょう．

$$GI = \frac{\text{糖質50g相当の食品Aの血糖反応曲線下面積}}{\text{50gブドウ糖摂取後の血糖反応曲線下面積}} \times 100$$

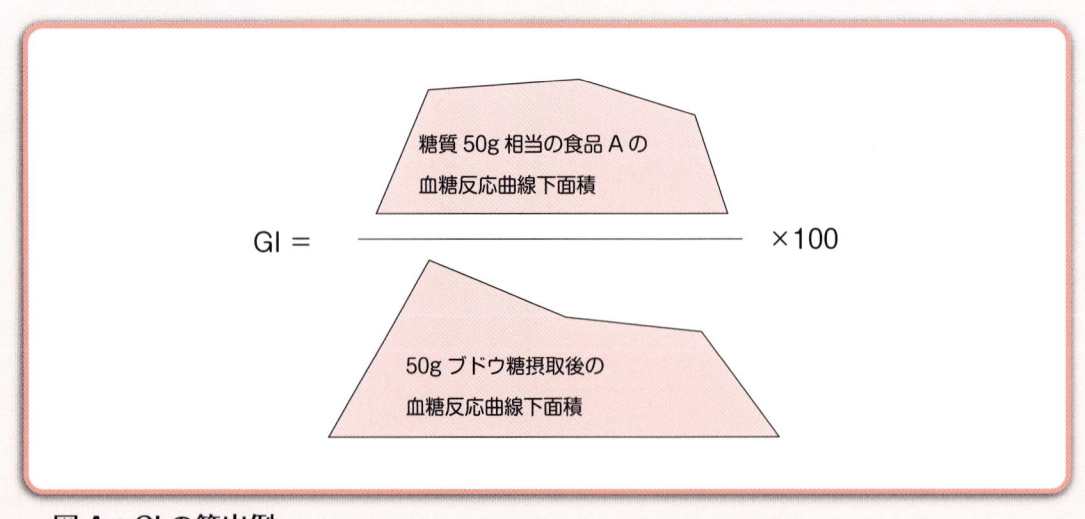

図A：GIの算出例

表A：主な食品のGlycemic Index

穀類, シリアル製品		豆類[b]	
コーンフレーク[a]	80 ± 6	ささげ	33 ± 4
白米[b]	72 ± 9	いんげん豆	29 ± 8
パン（全粒粉）	72 ± 6	大豆	15 ± 5
あわ[b]	71 ± 10	果物	
パン（小麦粉）	69 ± 5	バナナ	62 ± 9
玄米[b]	66 ± 5	オレンジ	40 ± 3
とうもろこし	59 ± 11	りんご	39 ± 3
ペストリー	59 ± 6	乳製品	
そば[b]	51 ± 10	アイスクリーム	36 ± 8
オールブラン[a]	51 ± 5	ヨーグルト	36 ± 4
スパゲッティー（全粒粉）[b]	50 ± 8	普通牛乳	34 ± 6
スパゲッティー（小麦粉）[b]	42 ± 4	スキムミルク	32 ± 5
スポンジケーキ	46 ± 6	その他	
ビスケット		はちみつ	87 ± 8
全粒粉	59 ± 7	レーズン	64 ± 11
オートミール	54 ± 4	ポテトチップス	51 ± 7
野菜		オレンジジュース	46 ± 6
にんじん*	92 ± 20	ソーセージ	28 ± 6
そら豆	79 ± 16	ピーナッツ*	13 ± 6
冷凍えんどう豆	51 ± 6		
いも類			
新じゃがいも	70 ± 8		
山芋	51 ± 12		
さつまいも	48 ± 6		

注）[a]：試験食は300mLのミルクを加えてたもの
　　[b]：試験食は120gのトマト（皮・種を除いたもの）を加えてたもの
・各食品のGIは，5~10人のカナダ人健常者に対して得られた値の平均値と標準偏差を示している
・*以外の食品はすべてブドウ糖50g（*食品はブドウ糖25g）を含む食品で試験
・試験時は試験食とともに50mLのミルクが入ったティーを摂取
・あわ，白米，玄米，豆類，野菜は2gの塩と最小限の水で加熱調理し，試験食とした
（参考資料：Jenkins DJA et al：Glycemic index of foods：a physiological basis for carbohydrate exchange. Am J Clin Nutr 34：362-366, 1981）

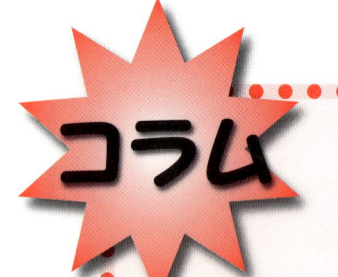

コラム4 カーボカウントの有用性と注意点

カーボカウント（carbohydrate counting）には有用性も注意点もさまざまあります．ここでは，状況などに応じてそれらをまとめてみました．

1）食事のバランス

カーボカウントをすることで，好きなものを好き時間に好きな量だけ食べることができる，という食事の自由度が上がることがまずあげられます．しかし，食事のバランスを考えないで食べると，体重増加といった健康管理に害を及ぼし生活習慣病につながってしまう可能性が出てきます．また，インスリンの注射回数を減らしたいために糖質を抜いてしまうと，偏った食事になってしまいます．よって，食事のバランスを保つことはたいへん重要です．これは，カーボカウントをするうえで，栄養成分表を読むことは必須となりますので，炭水化物以外の栄養素の摂取量にも目を留めてみるとよいでしょう．

2）栄養成分表

加工品を利用する際は，栄養成分表の読解に特に注意が必要になります．たとえば，表示は100gあたりか，一人前か，一袋か．表示の一人前と自分が実際に食べる量は同じでしょうか．もし，炭水化物10gを1カーボとしてインスリン量を決めている場合は，表示のグラム数を10で割ることを忘れてはいけません．加工食品で調理が必要な場合，他に加える食品で炭水化物を含むものはないでしょうか（例：インスタントの粉からココアをつくる際に，牛乳や砂糖を加える場合はそれらの炭水化物の量も加えることを忘れてはなりません）．また，低GIがたくさん含まれている食品は，超速効型インスリンの量を減らしたほうがよいことも多いですし，糖アルコール（人口甘味料）は炭水化物として栄養成分表に表示されますが，インスリンを注射する必要はありません．と，英国では指導しています．

3）困難な状況でのカーボカウント

カーボカウントは慣れないうちは，外食やブッフェ，飲酒時，脂肪やタンパク質の多い食事，GIなど，難しい状況もあります．しかし，自宅で計りを使って練習することで，かさからカーボの量が推測できるようになり，外食時に応用できます．その他にも，外食の際はスプーンを使ってだいたいのカーボ量を計ることもできますし，自分のこぶしや手の大きさを参考にするのもよいでしょう．自分のカーボ量をメモ書きで持ち歩いたり，携帯電話を使ってインターネットにアクセスして，カーボカウントの情報サイトにアクセスするといった方法もあります．カーボ量を覚えにくいブッフェではナプキンの端っこなどを1カーボずつちぎっていくといった工夫をすることでいろいろな状況にも対処しやすくなります．外食や調理済食品のカーボカウントした際に，もしインスリン量に疑いがあるようであれば，低血糖を起こすリスクを考慮すると，患者さんの今までの経験を優先したほうが間違いが少なくなります．

4）計量

カーボカウントを実施するにあたって，自宅で計量したほうが正確度は高くなります．計量は面倒なように感じられますが，毎日食べる炭水化物の量は変動は少ないですし同じ食器を使いますので，1回計って目で覚えることが継続のコツです．計量の際は，調理前に計量したほうが誤差が少なく正確です．これは，米や麺，パスタ，芋といった，調理する際に水を用いる食品において特にいえることです．

5）間食と夜食

混合型のインスリンを使っていた患者さんで，補食や夜食をしないと低血糖を起こしやすかった方は，強化インスリン療法とカーボカウントをすることで低血糖予防のための補食をする必要がなくなります．つまり，間食は個人の自由ということになります．

6）血糖自己測定と記録

　カーボカウントを始めたばかりのころは，毎食前と就寝時，また睡眠中に低血糖を起こしている場合は深夜3時ころに血糖値の測定と記録が必要です．これらを継続することで，まずは基礎インスリンの過不足の判明の手助けになり，そしてカーボ：インスリン比（本書では，糖質：インスリン比）もわかってきます．また，平日と休日では血糖値のコントロールが違うことに気づき，基礎インスリン量やカーボ：インスリン比を変化させたりと，自分の血糖コントロールに積極的に取り組めるようにもなります．血糖測定と記録は，慣れてきても定期的に繰り返すことで，長期的なコントロールの改善にもつながるでしょう．血糖自己測定で気をつけていただきたいことは，カーボカウントがうまくいったか確かめるために，必要以上に測定をすることです．これは，もし血糖値が予想以上に高かった場合に，超速効型がまだ働いているにもかかわらず余計に超速効型を摂取してしまう恐れがあります．血糖値は食事以外にも影響を受ける因子がたくさんあるので，なぜ血糖値が高くなってしまったか，と原因を考えることがまず必要になります．

7）インスリン

　英国では，超速効型は食後に打つよう指導しています．外食のときは，食後に超速効型インスリンを注射することで，全部食べ切れなかった場合でも食べ残したカーボのだいたいの量を食前に算出したカーボの量から引くことで，低血糖を懸念して無理して炭水化物を食べきる必要がなくなります．

8）その他

　あたり前のことですが，カーボカウントを実践するには計算能力が必要になります．今は携帯電話に電卓がついてるのでその機能を利用すると便利でしょう．

　また，1型糖尿病を発症したしたばかりのころはハネムーンピリオドである方も多いと思います．この時期は，インスリン注射を始めたことで，インスリンが生産される膵臓のβ（ベータ）細胞機能が回復されることがあります．よって，インスリン注射が不要になったり，少量しか必要でない場合もあります．インスリン自己分泌量や，ハネムーンピリオドの継続期間には，個人差があります．ハネムーンピリオドを抜けると，インスリン必要量は上がりますので，カーボ：インスリン比を見直すとよいでしょう．

　個人差がありますが，ケーキなど甘い食べ物のカーボは実際のカーボ量よりも多く想像しがちです．ですので，想像ではなく可能な限り栄養成分を読むことは重要になります．

　最後に，どんな治療でもいえることですが，カーボカウントと強化インスリン療法の併用がすべての1型糖尿病患者さんに適しているわけではありません．適正の判断は，患者さん本人とこれらの治療法の経験豊富な糖尿病専門医，看護師，管理栄養士とのチームでの話し合いをもとに決められるのが最適ですし，これらの治療法を始める際は，そのチームからの教育とサポートが必要不可欠です．あくまでも，これらの治療は糖尿病の治療の選択肢のひとつとして捉えることが重要です．

コラム ⑤ 英国の教育カリキュラム

　英国と日本の教育カリキュラムの大きな違いは，英国では日本のような教育入院というシステムを取っていないことにあります．その背景には，National Health Service (NHS) という英国の特殊な医療サービスの経済的負担に理由があります．つまり，英国では本人負担がゼロで医療が受けられるからです．

1) DSN による介入

　英国で1型糖尿病を発症し，治療のために入院が必要な場合は，入院中に糖尿病専門医が診断し治療方針が決められます．その治療方針に沿って糖尿病専門看護師 (Diabetes Specialist Nurse：DSN) により，インスリン注射方法，血糖自己測定 (SMBG) 機器の使用方法と血糖値の意味，低血糖の症状および治療法，食事指導に関しては炭水化物の重要性といった最低限の基本的な教育がベッドサイドもしくは DSN の外来で行われます．退院の際は，DSN との次の外来日を退院から数日後くらいで予約しますが，その際，血糖値記録帳に糖尿病専門ユニットの連絡先が必ず書かれてわたされます．また，Nottingham University Hospitals のような病院では，糖尿病専門ユニットで平日の午後に当日予約可能な医師と DSN による緊急外来も行われていますので，次の外来までの間に糖尿病が原因で緊急を要した場合はそこで診察を仰ぐこともできます．DSN は外来で患者さんの必要に応じて，病気をした場合，ケトン体について，運転する場合についてなどの教育を定期的に行い，また精神面でのサポートもしていきます．DSN との外来は，DSN と患者さんの話し合いのもと，患者さんが糖尿病の自己管理が可能と判断された場合に終わりますが，患者さんは糖尿病専門医にかかっている限り，DSN との外来での予約が可能です．患者さんが基本的なことに慣れてきたころ，DSN の判断で食事指導のために管理栄養士との外来予約が入れられます．必要に応じて，管理栄養士と患者さん以外にも DSN や患者さんの家族が参加する場合もあります．また，1型糖尿病のほとんどの患者さんは糖尿病専門ユニットのある病院で，糖尿病専門医から定期的に診察を受けています．

　一方，入院を必要とせず，General Practitioner (GP，家庭医) で1型糖尿病と診断された場合は，GP より糖尿病専門医の勤務する糖尿病専門ユニットに紹介状がわたされ，糖尿病専門医が入院の必要がないと判断した場合は，入院時と同じような教育が糖尿病専門ユニットの外来で行われています．

2) DAFNE のトレーニングコース

　英国の集団教育カリキュラムに，英国の治療方針を決定する National Institute for Clinical Excellence (NICE) が発行する糖尿病治療ガイドラインで公認されている Dose Adjustment For Normal Eating (DAFNE) があります．これは，ドイツのデュッセルドルフで 1980 年代から実施されたカリキュラムが始まりで，英国では 2002 年から7つの病院で実施され始め，2008 年2月21日現在，59 の病院で 1160 の DAFNE が実施され，8,494 人の患者さんが DAFNE を修了しています．対象は，強化インスリン治療を行っている1型糖尿病既往歴最低1年，年齢は 17 歳から 65 歳で重度の合併症やコミュニケーション能力に障害のない患者さんです．ドイツでは教育入院だったのに対し，英国では外来で朝9時から夕方5時くらいまでの平日5日間にわたり，1グループ8人の患者さんを DAFNE の専門家トレーニングコースを修了した DSN および管理栄養士が教育にあたっています．内容は，カーボカウントと超速効型インスリンの注射量の調節に重きを置いており，目的は1週間の教育終了後，患者さんが自身の生活の変動に対応してインスリン量を自分で調節できるようになることです．その他にも，DSN は"糖尿病とは"といった基本的なことから，シックデイルール，合併症，低血糖などについても教育します．また一方，管理栄養士は運動の際，飲酒の際と多岐にわたって糖尿病との関連について指導する内容となっています．DAFNE 研究の結果から，HbA1c の改善だけでなく患者さんの食事の自由度が高まり，QOL の改善につながったことがわかっています．

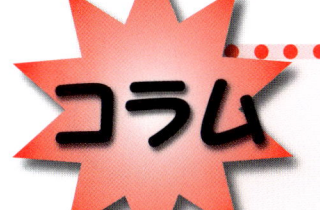

インクレチン療法について

1) まず，インクレチンとは？

食事摂取に伴って，人間の消化管から分泌されるホルモンの総称であり，膵臓 β 細胞に作用してインスリン分泌を促進する働きがあります．

インクレチンには，上部小腸に存在する K 細胞から分泌される GIP（グルコース依存性インスリン分泌刺激ペプチド）と，下部小腸に存在する L 細胞から分泌される GLP-1（グルカゴン様ペプチド-1）の 2 つがあります．

2 型糖尿病患者においては，GIP によるインスリン分泌促進能は低下するのですが，GLP-1 のインスリン分泌促進能は比較的保持されているということがわかっています．したがって GLP-1 を補充する治療法がいろいろ開発されてきました．GLP-1 はグルカゴン類似のペプチドホルモンで，膵臓の β 細胞表面にある GLP-1 受容体に接合し，インスリンの分泌を促します．以下に GLP-1 の主な働きをまとめました．

①グルカゴンの分泌を抑制（グルカゴンは血糖値を高める作用があるため血糖値上昇を防ぐ）
②ブドウ糖濃度依存性インスリン分泌抑制（ブドウ糖濃度が高い時のみ，インスリンの分泌を促進）
③中枢性食欲抑制作用
④膵臓ランゲルハンス島 β 細胞増殖作用（現在マウスにおいてのみ実証）

2) GLP-1 受容体作動薬と DPP-4 阻害薬

現在，GLP-1 の働きを利用した薬剤が国内外で開発され，一部はすでに使われています．GLP-1 は分解酵素である DPP-4 により分解されます．この DPP-4 に分解されにくいような工夫を加えた GLP-1 受動体作動薬と，DPP-4 の作用を阻害することで GIP と GLP-1 の分解を抑制する DPP-4 阻害薬の 2 種類があります．現在の GLP-1 受動体作動薬は注射剤，DPP-4 阻害薬は経口薬です．

これらが従来の経口糖尿病薬と大きく違うことは，血糖値の高いときだけ，インスリン分泌を促すので，低血糖になる危険性が少ないこと．また，インスリンを分泌する膵臓ランゲルハンス島 β 細胞を増殖する可能性があることです．したがって糖尿病の患者さんにとって理想的な薬といえます．

また，中枢性の食欲抑制作用があるため，摂食過多を抑制し，体重減少効果も期待されます．そのうえ，GLP-1 受動体作動薬には有意に血圧を降下させる効果と，GLP-1 の直接作用から心筋梗塞などを抑制する可能性も示唆されています．

ただし，副作用は，GLP-1 受動体作動薬は胃運動低下作用があることから嘔気があります．また，米国において GLP-1 受容体作動薬や DPP-4 阻害薬投与患者で，急性膵炎の報告もあります．しかし，2 型糖尿病患者では膵炎が多くみられるということから，膵炎の副作用が GLP-1 受容体作動薬や DPP-4 阻害薬との因果関係は今後検討されるべき問題のひとつです．

コラム⑦ CGM とは？

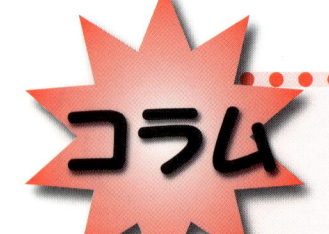

　CGM（continuous glucose monitoring：持続血糖モニター）とは，グルコースに反応する酵素を含むセンサーと電極を皮下に挿入しておき，皮下間質液中のブドウ糖を持続的に測定する方法として米国で開発されました．

　皮下間質のブドウ糖濃度はほぼ血糖値と同じ値を示しますので，血糖値の代用とすることができます．従来の血糖自己測定では，測定時点の血糖値の把握はできますが，あくまでも一時点での血糖値であり，血糖値の変動がどのように起こっているか把握することは難しいです．CGMでは1〜5分ごとに血糖値を測り，血糖値の変動をグラフにすることができます．したがってこれまで知ることができなかった血糖値の変動を簡単に知ることができるようになりました．

　昨年に日本でも発売されたメドトロニック社のCGMS goldは，血糖値は本体には表示されずパソコンに接続してはじめてグラフにすることができます．この機種でもインスリン療法の選択や調整にたいへん有用です．欧米の最新のCGMでは，現在の血糖値をリアルタイムにみることができます．そして血糖値の今の変動をもとに，患者さん自身がインスリン量を適宜調整できるので治療の成果がより向上することが報告されています．

　さらに将来，インスリンポンプとこのCGMの技術を組み合わせて，CGMで得られた血糖のデータをワイヤレスでインスリンポンプに送信して，血糖値の情報にしたがってインスリン注入量の調整や停止を自動的に制御することができるような研究が行われています．そうなれば外付けの人工膵臓の実現も夢ではなくなりますので楽しみです．

索引

欧文索引

数字
1700 ルール　30

A
advanced carbohydrate counting　31

B
basal-bolus 療法　17
basic carbohydrate counting　31

C
continuous glucose monitoring（CGM）　160
continuous subctaneous insulin infusion（CSII）　16, 34
C-ペプチド　12

D
dawn phenomenon　18, 26
Diabetes Specialist Nurse（DSN）　158
Dose Adjustment For Normal Eating（DAFNE）　158
DPP-4 阻害薬　159

G
GI　99, 154
GLP-1 受容体作動薬　159

H
HbA1c　9

L
lipoatrophy　33
lipohypertrophy　33

M
multiple insulin injection　16

N
National Health Service（NHS）　158

S
self-monitoring of blood glucose（SMBG）　9, 17
Somogii effect　26

T
TCA サイクル　60

和文索引

あ
暁現象　18, 26
アシドーシス　7
アルコール　63

い
1 型糖尿病　2
　—— におけるインスリン療法　12
　緩徐進行——　3
　急性発症——　3
　劇症——　3
胃腸運動障害　131
インクレチン療法　159
インスリン　4
　—— 作用不足　6
　—— 注射手技　33
　—— の日内変動　5
　—— の働き　4
　—— の不足　4
　運動と —— の関係　29
　食事と —— の関係　28
インスリン拮抗ホルモン　6
インスリン産生細胞　2
インスリン抵抗性　42
インスリンポンプ療法　34

索引

え
栄養素　59
エネルギー栄養素　60

か
カーボカウント　28, 128, 152, 156
可食部　76
簡易式カーボカウント計算法　119
緩徐進行1型糖尿病　3

き
基礎インスリン　5, 18, 56
急性発症1型糖尿病　3
強化インスリン療法　17

く
果物　84
グリコヘモグロビン　9
グリセミック・インデックス　99, 154
グルカゴン注射　100

け
劇症1型糖尿病　3
血糖コントロールの指標と評価　10
血糖自己測定　9, 17, 157
ケトアシドーシス　7
ケトーシス　7

こ
高血糖の対処法　30

さ
細小血管症　8
3型糖尿病　42

し
持効溶解型インスリン　16
自己抗体　3
自己免疫　3
脂質　62
持続血糖モニター　160
持続皮下インスリン注入法　16, 34
シックデイ　32
脂肪萎縮　33
脂肪肥大　33
重症低血糖発作　149
主菜　84
主食　84
食事療法　151
食品交換表　152
食物繊維　61

す
膵島関連自己抗体　3
膵島β細胞　2
スライディングスケール法　56

せ
生活習慣病　42
責任インスリン　24
摂取糖質量　128
絶食試験　27

そ
速効型インスリン　16
ソモジー効果　26

た
炭水化物　60
タンパク質　62
　——の異化　6

ち
チャージ　92
中間型インスリン　16
超速効型インスリン　16

つ
追加インスリン　5, 21, 56

て
低血糖　98, 132, 149
　——の対処法　30

と
糖尿病昏睡　7
糖尿病神経障害　8
糖尿病腎症　8
糖尿病専門看護師　158

糖尿病網膜症　8

に
乳製品　84

ひ
皮下硬結　128
悲嘆の五段階　49
頻回インスリン注射法　16

ふ
副菜　84
ブドウ糖　4

へ
ヘモグロビン A1c　9

ほ
補食　92

む
無自覚性低血糖　31

め
メッツ　92

ゆ
油脂　84

り
理想的な食事　83

1型糖尿病の治療マニュアル

2010年12月25日　第1刷発行	編集者　丸山太郎, 丸山千寿子
2022年12月10日　第8刷発行	発行者　小立健太
	発行所　株式会社 南江堂
	〒113-8410 東京都文京区本郷三丁目42番6号
	☎(出版)03-3811-7236　(営業)03-3811-7239
	ホームページ http://www.nankodo.co.jp/
	印刷・製本　大日本印刷

© Taro Maruyama, Chizuko Maruyama, 2010

定価は表紙に表示してあります．
落丁・乱丁の場合はお取り替えいたします．

Printed and Bound in Japan
ISBN978-4-524-26306-6

本書の無断複製を禁じます．
JCOPY〈出版者著作権管理機構 委託出版物〉

本書の無断複製は，著作権法上での例外を除き禁じられています．複製される場合は，そのつど事前に，出版者著作権管理機構(TEL 03-5244-5088, FAX 03-5244-5089, e-mail: info@jcopy.or.jp)の許諾を得てください．

本書の複製（複写，スキャン，デジタルデータ化等）を無許諾で行う行為は，著作権法上での限られた例外（「私的使用のための複製」等）を除き禁じられています．大学，病院，企業等の内部において，業務上使用する目的で上記の行為を行うことは私的使用には該当せず違法です．また私的使用であっても，代行業者等の第三者に依頼して上記の行為を行うことは違法です．